Kay Bartrow

50 Workouts fürs Fitnessstudio

Kraft, Ausdauer, Beweglichkeit – die besten Übungsreihen für ein abwechslungsreiches Training

riva

Bibliografische Information der Deutschen Nationalbibliothek:
Die Deutsche Nationalbibliothek verzeichnet diese Publikation in der Deutschen Nationalbibliografie. Detaillierte bibliografische Daten sind im Internet über http://dnb.de abrufbar.

Für Fragen und Anregungen
info@m-vg.de

Wichtige Hinweise
Dieses Buch ist für Lernzwecke gedacht. Es stellt keinen Ersatz für eine individuelle medizinische Beratung dar und sollte auch nicht als solcher benutzt werden. Wenn Sie medizinischen Rat einholen wollen, konsultieren Sie bitte einen qualifizierten Arzt. Der Verlag und der Autor haften für keine nachteiligen Auswirkungen, die in einem direkten oder indirekten Zusammenhang mit den Informationen stehen, die in diesem Buch enthalten sind.

Ausschließlich zum Zweck der besseren Lesbarkeit wurde auf eine genderspezifische Schreibweise sowie eine Mehrfachbezeichnung verzichtet. Alle personenbezogenen Bezeichnungen sind somit geschlechtsneutral zu verstehen.

Originalausgabe
2. Auflage 2025

Türkenstraße 89
80799 München
Tel.: 089 651285-0

Redaktion: Ronit Jariv, www.derschoenstesatz.de
Umschlaggestaltung: Manuela Amode
Layout: Meike Herzog, www.alpsee-design.de
Satz: Daniel Förster, Belgern
Bildnachweis: Illustrationen auf dem Umschlag und im Innenteil: evoletics – ein Produkt der science on field GmbH
Druck: Florjancic Tisk d.o.o., Slowenien
Printed in the EU

ISBN Print 978-3-7423-2461-0
ISBN E-Book (EPUB, Mobi) 978-3-7453-2229-3

Wir produzieren nachhaltig
www.m-vg.de

Weitere Informationen zum Verlag finden Sie unter

www.rivaverlag.de

Beachten Sie auch unsere weiteren Verlage unter www.m-vg.de

Inhalt

4 Das Wichtigste über dein Training und deinen Körper

6 Allzweckwaffe Fitnesstraining

6 Das Training gezielt planen

6 Die Leistungsfaktoren Ausdauer, Kraftausdauer, Beweglichkeit, Schnelligkeit, Kraft und Koordination

9 Belastungssteuerung – die modifizierte Borg-Skala

10 Trainingsaufbau

11 Trainingsprinzipien

14 Trainingsmethoden und Trainingshäufigkeit

15 Push- und Pull-Übungen

15 Trainingslevel der Workouts

16 Die Workouts

118 Die Übungen

120 Übungen für Schulter und Nacken

125 Übungen für die Beine

129 Übungen für den Rücken

131 Übungen für die Arme

133 Übungen für den Bauch

136 Übungen für die Brust

139 Mobilitätsübungen

142 Übungsregister

Das Wichtigste über dein Training und deinen Körper

1

Allzweckwaffe Fitnesstraining

Das Streben nach einem kräftigen und gesunden Körper ist so alt wie die Menschheit selbst und geht mindestens zurück bis in die Antike. Mit einem Training kann man die verschiedensten Ziele verfolgen. Dass Fitnesstraining positive gesundheitliche Effekte hat, ist längst kein Geheimnis mehr. Von der Prävention bestimmter Erkrankungen über eine Verbesserung der Atmung und Durchblutung bis hin zur Gewichtskontrolle und Gelenkpflege: Es gibt haufenweise wissenschaftliche Belege für die Effektivität von Fitnesstraining. Manchen geht es auch primär um ästhetische Resultate oder schlicht um mehr Körperkraft. Doch ganz gleich, ob ein schmerzfreier Rücken, stabile Knie, eine bewegliche Schulter oder ein symmetrisch gewachsener Bizeps gewünscht sind: Training im Fitnessstudio bietet für alle vielfältige Möglichkeiten, die eigenen Wünsche und Vorstellungen umzusetzen.

Das Training gezielt planen

Training besteht aus gezielten und geplanten Maßnahmen zur Verbesserung der körperlichen und psychischen Leistungsfähigkeit. Die wichtigen Schlagworte hier sind »gezielt« und »geplant«. Ab jetzt kommt es nur noch auf deine Ziele und deine Motivation an. Du brauchst ein Bild oder eine Vorstellung von dir und deinen Zielen, also davon, was du erreichen oder verändern willst. Spezifische Trainingsreize bewirken auch spezifische Anpassungsreaktionen deines Körpers. Dein Körper verfügt über sogenannte Leistungsfaktoren. Dies sind Ausdauer, Kraftausdauer, Kraft, Beweglichkeit, Schnelligkeit und Koordination. Damit wird sowohl in der Therapie als auch in einem sportlichen Training gearbeitet. Die Leistungsfaktoren sind die Bereiche, in denen sich dein Körper an die Trainingsbelastungen anpassen wird. Diese Bereiche sind trainierbar, unterscheiden sich aber in der Art und Weise des Trainings.

Die Leistungsfaktoren Ausdauer, Kraftausdauer, Beweglichkeit, Schnelligkeit, Kraft und Koordination

Wenn du ein Ausdauertraining machst, wird sich in erster Linie deine Ausdauer verbessern, also die Durchblutung, die Atmung und die Energiebereitstellung für körperliche Aktivität. In einem Ausdauertraining im Fitnessstudio absolvierst du viele Wiederholungen mit eher niedriger bis mittlerer Intensität und legst dabei wenige und kurze Pausen ein. Ein Ausdauertraining kann beispielsweise so aussehen: 4-mal 40 Wiederholungen mit je 30 Sekunden Pause zwischen den Sätzen. Durch ein Krafttraining sind Steigerungen deiner Kraftwerte zu erwarten – du wirst dabei weniger Wiederholungen mit hoher Intensität und eher längere Pausen machen. Hier kann ein Trainingsaufbau folgendermaßen aussehen: 3-mal zwölf Wiederholungen mit je drei Minuten Pause zwischen den Sätzen. Ein Beweglichkeitstraining steigert zunächst die Beweglichkeit der Gelenke und die dynamische Elastizität der Weichteile (Faszien und Muskeln). Allerdings gibt es zwischen den verschiedenen Leistungsfaktoren auch Synergieeffekte und die Verbesserungen in einem Bereich wirken sich auch immer steigernd auf die anderen Faktoren aus.

Ausdauer

Die Ermüdungswiderstandsfähigkeit wird durch Ausdauer trainiert. Dabei definiert sich Ausdauer als eine grundlegende Fähigkeit, einem Belastungsreiz möglichst lange ohne Ermüdung zu widerstehen. Ausdauertraining kann auch im Kraftbereich an den Geräten stattfinden. Mit einer Intensität von 30 bis 40 Prozent deiner Maximalkraft kannst du im Ausdauerbereich immer wieder Trainingseinheiten oder einzelne Sätze mit 30 bis 50 Wiederholungen ins Training einbauen. Der Hauptnutzen dabei besteht darin, dass sich dein Stoffwechsel verbessert – und der ist die alles bestimmende Größe bei deiner körperlichen Leistungsfähigkeit. Es werden sich Atmung, Durchblutung, Sauerstofftransport und Energiebereitstellung, die Bildung neuer kleiner Blutgefäße und die Regeneration verbessern. Damit schaffst du stabile Grundlagen für steigende Belastungen im Training. Du solltest immer wieder Ausdauereinheiten in dein Training einbauen. Das kann auch mal am Ende einer Krafteinheit in Form von 30 bis 40 Minuten Kardiotraining stattfinden oder du gönnst dir einen kompletten Kardiotag.

Kraftausdauer

Deine Kraftausdauer trainierst du am besten mit drei bis sechs Sätzen mit je 18 bis 30 Wiederholungen pro Übung. Das entspricht 40 bis 60 Prozent deiner Maximalkraft und verbessert die Ermüdungswiderstandsfähigkeit deiner Kraftleistungen. Von dieser Fähigkeit profitiert dein Körper in jedem Training.

Beweglichkeit

Dabei handelt es sich einerseits um die Fähigkeit, Gelenke in einem Normbereich bewegen zu können. Gleichzeitig gehört auch die Fähigkeit aller Gewebe (Muskeln, Knochen, Faszien, Sehnen oder Bänder), sich gegeneinander verschieben und gegeneinander gleiten zu können, dazu. Diese Fähigkeit wird bei allen Übungen, auch an den Geräten, gefordert und verbessert. Zur Verbesserung deiner Beweglichkeit kannst du auch Mobilisationsübungen und Dehnungsübungen in deinen Trainingsplan einbeziehen.

Schnelligkeit

Zur Schnelligkeit gehört, eine möglichst große Kraft in einer kurzen Zeiteinheit zu generieren. Dazu müssen deine Muskeln lernen, sich möglichst schnell und kräftig anzuspannen. Dies kann unter anderem durch variable Bewegungsgeschwindigkeiten trainiert werden.

Kraft

Über das Training deiner Kraft kannst du mehr Muskelmasse bekommen. Das Dickenwachstum (Hypertrophie) stimulierst du am besten mit einem Trainingsablauf von drei bis sechs Sätzen mit je 8 bis 15 Wiederholungen – immer pro Übung. Im Bereich von 65 bis 85 Prozent deiner Maximalkraft kommen die Stoffwechselprozesse, die das Muskelwachstum auslösen, sehr effektiv auf Touren. Dazu gehören Laktatanhäufung, Ausschüttung von Wachstumshormonen und intensive mechanische Belastung der Muskelfilamente. Hierbei handelt es sich um die kleinen Bauteile eines Muskels, zum Beispiel Titin, Aktin und Myosin. Um das Muskelwachstum besonders anzuregen, eignen sich sogenannte exzentrische Kraftanforderungen. »Exzentrisch« bedeutet nachlassend, das heißt, die Trainingsgewichte werden kontrolliert und auch etwas langsamer in die Ausgangsposition zurückgebracht. Wird dieser Teil des Bewegungsweges betont, verstärken sich die Anpassungsreaktionen und die Muskeln wachsen. Du kannst diese Muskelarbeitsweise einfach durch eine zeitliche Anpassung deiner Trainingsbewegungen verstärken, zum Beispiel eine Sekunde für das Anheben, zwei Sekunden für das Ablassen des Trainingsgewichts.

Koordination

Eine gesteigerte Anpassung deines Nervensystems, also eine verbesserte Koordination zwischen Muskeln und Nerven, erreichst du mit einem sogenannten IK-Training (IK steht für intramuskuläre Koordination). Dabei handelt es sich um ein inter- und intramuskuläres Training, das vor allem die Zusammenarbeit der Muskelfasern in einem Muskel und die Kooperation zwischen den einzelnen Muskeln und Muskelgruppen fördert und optimiert. Im Bereich der Kraftsteigerung kommt Prozessen wie Rekrutierung (Aktivieren von möglichst vielen Muskelfasern), Frequenzierung (ausreichende Häufigkeit von Nervenimpulsen zur Aktivierung der Muskulatur) und Synchronisation (gleichzeitige Aktivierung der Muskelfasern) eine enorme Bedeutung zu. Optimal ist hier eine Belastung von 85 bis 98 Prozent der Maximalkraft. Bei drei bis sechs Sätzen mit je drei bis sechs Wiederholungen pro Übung kommen die Muskeln an ihre Grenzen. Nur mit einer solch hohen Intensität lassen sich die Anpassungen des Nervensystems zur Kraftsteigerung auslösen. Hohe Trainingsgewichte sind dabei hilfreich. In der nachfolgenden Tabelle sind die optimalen Trainingsbelastungen der Leistungsfaktoren für ideale Erfolge dargestellt.

Trainingsbereich	Sätze	Wdh.	Pause in Sek.	% der Maximalkraft
Ausdauer	4–10	30–50	10–30	30–40
Kraftausdauer	3–6	18–30	30–60	40–60
Kraft	3–6	8–15	60–180	65–85
Koordination	3–6	3–6	120–240	85–98

Belastungssteuerung – die modifizierte Borg-Skala

Die Intensität eines Trainings wird im Wesentlichen durch zwei Parameter bestimmt: das Trainingsgewicht in Kilo und die Pausendauer zwischen den Sätzen oder den einzelnen Übungen. Je höher das Trainingsgewicht ist, desto anstrengender und intensiver wird das Training. Deine Trainingsintensität macht sich vor allem bei den letzten drei deiner angestrebten Wiederholungen bemerkbar. Je kürzer die Pause zwischen den Sätzen oder Übungen ist, desto weniger Zeit bleibt dem Körper für die laufende Regeneration und desto intensiver wird wiederum das Training. Also: Je höher das Trainingsgewicht und je kürzer die Pausen während des Trainings, desto höher ist die Intensität – und desto stärker wird die Ermüdung sein. Umgekehrt bedeutet dies: Je niedriger das Trainingsgewicht und je länger die Pausen, desto geringer die Trainingsintensität.

Die Trainingsbelastung kann mit einem einfachen System, der sogenannten Borg-Skala, bewertet und gesteuert werden. Dabei geht es um das subjektive Empfinden. Die letzten drei Wiederholungen eines Satzes sind dafür entscheidend. Je nachdem, wie du die Belastung oder Anstrengung empfindest, kannst du diese auf einer Skala von 1 bis 10 bewerten.

Bewertungsphase	% der Maximalkraft	Subjektives Empfinden		Physiologie
Die letzten drei Wiederholungen	85–98	10	total erschöpfend	Veränderung der Kraftwerte und der Reaktionsschnelligkeit des Nervensystems
	65–85	9 8	intensiv ermüdend	enorm effektive Anpassungsreaktionen im Bereich des Muskelwachstums
	40–60	7 6	sehr anstrengend	
		5	mäßig anstrengend	gute Trainingsintensität für tolle Erfolge
	30–40	4 3	etwas anstrengend	guter Ausdauer- und Grundlagenbereich; perfekt für Neueinsteiger und Wiedereinsteiger geeignet
	20–30	2 1	leicht	

Trainingsaufbau

Ein optimales Training besteht aus drei Teilen: Warm-up, Training und Cool-down. Das Warm-up bereitet den Körper auf die bevorstehende Trainingsbelastung vor und versetzt ihn in die Bereitschaft, Leistung zu erbringen. Ein gezieltes Cool-down leitet die Regeneration ein und beruhigt den Körper wieder. Warm-up und Cool-down erfüllen wichtige körperliche Funktionen und bringen direkte Trainingsvorteile.

Warm-up-Effekte	Cool-down-Effekte
• Steigerung der zirkulierenden Blutmenge (aus Organdepots) • Steigerung von Haut- und Muskeldurchblutung • Anstieg von Blutdruck und Herzfrequenz • Verbesserter Transport von Atemgasen, Energieträgern und Nährstoffen • Beschleunigte Atmung (mehr Sauerstoff, weniger Übersäuerung) • Nervenaktivierung für mehr Muskelkontrolle und Kraft • Verformung von Faszien und Gelenkkapseln (Mobilität) • Mentale Vorbereitung auf die Belastung	• Einleiten der Regeneration • Langsame Senkung von Durchblutung, Blutdruck und Herzfrequenz • Abtransport von Stoffwechselendprodukten (zum Beispiel Laktat) • Absenken von Reizschwellen (reduzierte Muskel- und Nervenerregung) • Aufbau von Energieträgern und Flüssigkeit im Gewebe

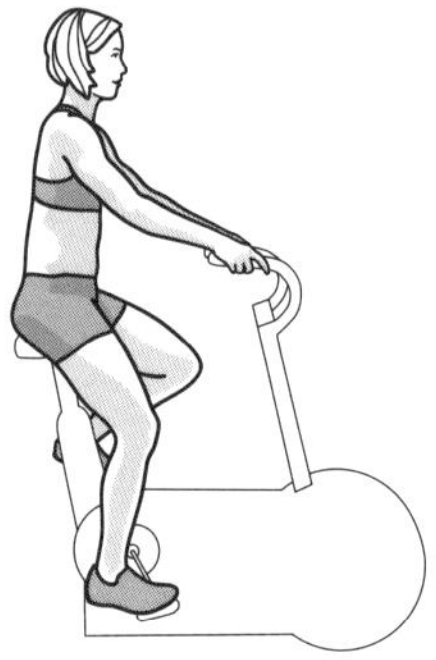

Radergometer

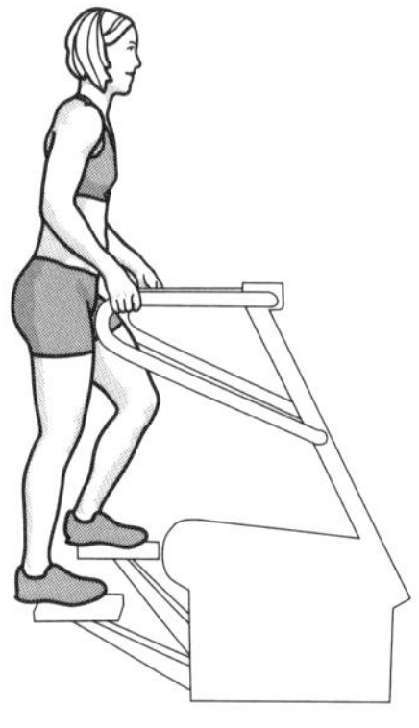

Stepper

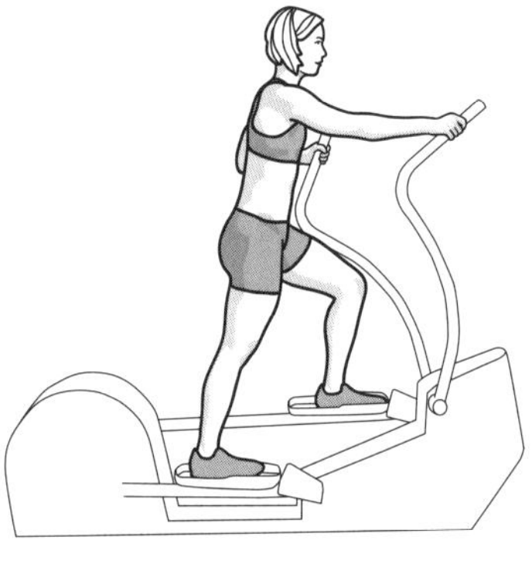

Crosstrainer

Das Ergometertraining stellt eine sehr gute Möglichkeit für ein allgemeines Warm-up dar. Dafür kommen alle Ergometer in Betracht, die in einem Fitnessstudio vorhanden sind. Klassisch sind Radergometer, Crosstrainer, Stepper, Rudergerät oder Laufband. Acht bis zwölf Minuten sollten vor dem Training ausreichen, um den Körper auf die anstehenden Belastungen vorzubereiten und die in der Tabelle aufgeführten Anpassungsreaktionen in Gang zu bringen. Eine abwechslungsreiche Variante fürs Warm-up kann auch aus Functional-Training-Übungen mit dem eigenen Körpergewicht oder Seilspringen bestehen.

Dieselben Geräte eignen sich auch nach dem Training für das Cool-down. Hier sollten ebenfalls acht bis zwölf Minuten für einen optimalen Start in die Regeneration ausreichen.

Trainingsprinzipien

Training sollte nie langweilig sein oder werden. Du kannst dein Training mit Leichtigkeit variieren und anpassen. Lass dich nicht in ein Schema pressen. Kein Trainingsplan ist unveränderlich, du kannst ihn ständig deinen Bedürfnissen, deiner Tagesform und deinem aktuellen Leistungsstand anpassen. So machst du aus einem Training dein individuelles Workouterlebnis. Die folgenden Trainingsprinzipien helfen dir dabei.

Ermüdung und Erholung

Jedes Training ermüdet – zumindest sollte es das. Ohne Ermüdung kannst du dich nicht steigern, weil sich dein Körper nicht gezwungen fühlt, etwas zu verändern. Dein Training braucht also immer eine gewisse Intensität. Damit schubst du deinen Körper aus der Komfortzone. Nach dem Training benötigst du eine ausreichend lange Pause zur Regeneration. Je nach Trainingszustand braucht dein Körper unterschiedlich lang, um sich von der Belastung zu erholen. Einen Überblick dazu findest du in der nachfolgenden Tabelle.

Trainingsstand	Erholungszeiten
Anfänger/Wiedereinsteiger (keine Trainingserfahrung)	bis zu 72 Stunden = 2-mal Training pro Woche
Aufbausportler (drei bis sechs Monate Trainingserfahrung)	48 Stunden = 3-mal Training pro Woche
Gewohnheitssportler (sechs bis zwölf Monate Trainingserfahrung)	24–36 Stunden = bis zu 4-mal Training pro Woche
Leistungssportler (mehr als ein Jahr Trainingserfahrung)	12–24 Stunden = tägliches Training möglich

Wiederholungen und Sätze

Beginne die Übungen mit der geringsten Anzahl an Sätzen und der höchsten Anzahl an Wiederholungen (zum Beispiel 4 × 18 Wiederholungen) und passe dein Trainingsgewicht dafür mithilfe der Borg-Skala (Seite 9) an. Im weiteren Verlauf deines Trainings steigerst du nun zuerst die Anzahl der Sätze, bevor du mehr Gewicht nimmst.

Umfang vor Intensität

Steigere zunächst deinen Trainingsumfang (mehr Wiederholungen und mehr Sätze), bevor du die Intensität (Trainingsgewichte, geringere Pausen) erhöhst. Eine Umfangsteigerung bringt dir eine stabile Basis in den Bereichen Ausdauer, Kraft und Beweglichkeit und somit eine optimale Grundlage für ein Training mit höheren Intensitäten. Deine Muskelfasern reagieren auf Trainingsreize schnell mit einer Kraftsteigerung. Das führt dazu, dass du bereits nach wenigen Trainingseinheiten höhere Gewichte bewegen kannst. Die bindegewebigen Anteile deines Körpers (Gelenkkapseln, Bänder, Faszien) benötigen für diese Anpassung allerdings etwa sechsmal so lang wie die Muskelfasern. Lass dir also etwas Zeit mit der Steigerung der Trainingsgewichte.

Ständig neue Trainingsreize setzen

Nichts im Training ist schlimmer, als das Gefühl zu haben, dass nichts mehr vorwärtsgeht. Training lebt von der Veränderung, von neuen Reizen. Dein Körper gewöhnt sich an eine Trainingsabfolge (feste Trainingstage oder die Reihenfolge der Übungen) und auch an ein bestimmtes Belastungsgefüge (zum Beispiel 4 × 18 Wiederholungen). Nach einer gewissen Zeit, spätestens nach sechs bis acht Wochen, braucht es neue Reize, um weitere Verbesserungen zu erzielen. Folgende Aspekte des Trainings kannst du variieren, damit dein Training abwechslungsreich bleibt:

1. **Die Übungsreihenfolge:** Verändere einfach die Reihenfolge der Übungen in den Workouts. Führe sie mal von vorn nach hinten aus, dann umgekehrt oder wild durcheinander. Jedes Mal wenn du die Reihenfolge veränderst, ergeben sich neue und interessantere Reize für deinen Körper und dein Training wird wieder effektiver. Überrasche deinen Körper.
2. **Die Art der Muskelarbeit:** Deine Muskeln können konzentrisch, exzentrisch und statisch arbeiten. Das machen sie im Alltag je nach Anforderung: beim Anheben (konzentrisch), beim Abstellen oder Abbremsen (exzentrisch) oder beim längeren stabilen Halten (statisch). Setze diese drei Phasen auch beim Training bewusst ein. Betone bei den Übungen einmal das Anheben der Gewichte, dann wieder vermehrt das Bremsen der Gewichte oder halte eine Position im Bewegungsablauf für einige Sekunden.

Muskelarbeit	Definition	Anforderung an den Muskel	Beispiel
konzentrisch	einen Widerstand überwinden	anspannen während der Verkürzung	Gewicht anheben
exzentrisch	einem Widerstand nachgeben	anspannen während der Verlängerung	Gewicht ablassen
statisch	haltend	anspannen ohne Längenänderung	Gewicht halten

Diese drei Arbeitsformen kommen bei jeder Trainingsübung vor. Welchen Teil der Muskelarbeit du besonders betonen möchtest, bestimmst du über die Frequenz deiner Bewegungen. Eine normale Frequenz ist 1/0/1. Das bedeutet, 1 Sekunde konzentrisch (Hinweg: Gewicht anheben), 0 Sekunden Pause und 1 Sekunde exzentrisch (Rückweg: Gewicht ablassen). Möchtest du nun die konzentrische Arbeit deiner Muskeln betonen, verlängerst du einfach die Zeit in der Konzentrik: 2/0/1. So müssen deine Muskeln nun 2 Sekunden konzentrische Arbeit leisten. Soll die exzentrische Arbeitsweise verstärkt eingesetzt werden, wird dieser Teil vergrößert: zum Beispiel 1/0/3. Das sind 3 Sekunden exzentrische Muskelarbeit bei einer Wiederholung. Durch diese Spielarten steigt die Belastungszeit, also die Dauer eines Trainingsreizes, und dazu gilt auch: Je länger die Dauer einer Wiederholung, desto geringer die Häufigkeit. Dabei lernen die Muskeln, eine Belastung länger auszuhalten. Auch dies ist ein bewährtes Mittel zur Steigerung der sportlichen Leistungsfähigkeit und Ermüdungswiderstandsfähigkeit.

1. **Die Größe der Übungsbewegungen:** Auch die Bewegungsgröße bei den Übungen ist eine Variable, mit der du spielen kannst. So lässt sich eine Übung mit dem größtmöglichen Bewegungsweg durchführen, oder man kann die Bewegung kleiner machen, indem man zum Beispiel die Bewegung auf die erste Hälfte der Trainingsbewegung begrenzt oder am Ende mit sogenannten Endkontraktionen kleine Bewegungen durchführt. Jede Veränderung der Bewegungsgröße bei den Übungen bringt neue Trainingsreize und damit auch neue Trainingsimpulse für deinen Körper.
2. **Die Pause zwischen den Sätzen oder Übungen:** Im Ausdauertraining kann die Pause kurz gehalten werden, im Krafttraining sind die Pausen länger anzusetzen, um eine größere Erholung für die nächste Belastung zu generieren. Allgemein kann man sagen: Je höher die Intensität in einem Training, desto länger sollte die Pause sein. Je geringer die Intensität, desto kürzer kann die Pause gewählt werden. Je schneller die Trainingsreize (bei kurzen Pausen) aufeinanderfolgen, desto schneller werden Ermüdungserscheinungen auftreten. Über kleine Veränderungen an deinen Pausenzeiten hast du die Möglichkeit, die Intensität deines Trainings zu beeinflussen.

	Übung	Sätze	Wdh.	Pause in Sek.	Muskelarbeit/ Frequenz	Seite
1	Butterfly	4	20	60	konzentrisch/1–0–1	137

In der Tabelle sind die wichtigsten Angaben für dein Workout zusammengestellt. Bei jeder Übung ist die Anzahl der Sätze und Wiederholungen sowie die Pausendauer zwischen den Sätzen angegeben. Für mehr Variabilität und Effektivität werden auch Vorschläge zur Art der Muskelarbeit (konzentrisch, statisch oder exzentrisch) sowie zur Frequenz der Bewegung gemacht. Mit der Zeit kannst du die bevorzugte Muskelarbeitsform bei den Workouts auch verändern und so neue Reize für deinen Trainingserfolg setzen. Über die Frequenz veränderst du den zeitlichen Ablauf einer Übungsbewegung. Mit zunehmender Trainingserfahrung kannst du auch die Frequenz ändern. Das passende Trainingsgewicht findest du anhand der Borg-Skala auf Seite 9 und deiner Bewertung der letzten drei Wiederholungen.

Trainingsmethoden und Trainingshäufigkeit

Ein **Blocksatztraining** besteht aus drei bis sechs Sätzen mit der jeweils gleichen Anzahl an Wiederholungen und in der Regel auch mit demselben Trainingsgewicht, zum Beispiel 4-mal 20 Wiederholungen mit 20 Kilo. Bei einem **Pyramidentraining** verändern sich die Anzahl der Wiederholungen und das Trainingsgewicht. Die Wiederholungen passen sich dem Trainingsgewicht an. Somit ändert sich auch die Intensität innerhalb der Sätze, zum Beispiel: erster Satz: 15-mal 15 Kilo; zweiter Satz: 12-mal 18 Kilo; dritter Satz: 8-mal 25 Kilo. Allerdings solltest du darauf achten, dass alle Sätze im selben Trainingsbereich liegen: zum Beispiel vier Sätze im Hypertrophiebereich mit 65 bis 85 Prozent der Maximalkraft.

Die Trainingshäufigkeit hängt vom individuellen Trainingszustand und der benötigten Zeit für eine optimale Regeneration nach dem Training ab. Da du in einer Trainingswoche möglichst alle Muskelgruppen bearbeiten solltest, musst du für deine Trainingseinheiten jeweils eine Auswahl treffen. Hast du zwei Trainingstage pro Woche zur Verfügung, spricht man von einem sogenannten **Zweiersplit**. Dann werden die Muskelgruppen auf zwei Trainingseinheiten verteilt. Bei drei Tagen **(Dreiersplit)** verteilen sie sich entsprechend auf drei Einheiten.

Push- und Pull-Übungen

Bei einer Push-Übung finden sogenannte Drückbewegungen (Push) vom Körper weg statt, um das Trainingsgewicht anzuheben. Dazu gehören unter anderem Trizepsdrücken, Schulter- oder Nackendrücken und Brustdrücken. Bei einer Pull-Übung wird mit einer Zugbewegung zum Körper hin das Trainingsgewicht angehoben. Dazu gehören unter anderem Übungen wie Latziehen, Rudern oder Bizeps-Curl.

Trainingslevel der Workouts

Die Workouts sind nach Anspruch der Übungen und Intensität in drei Trainingslevel eingeteilt, die mit einer Zahl neben dem Workoutnamen angegeben sind.

- Level 1: Basisworkouts sind gut geeignet für Anfänger und Wiedereinsteiger.
- Level 2: Diese Workouts haben eine mittlere Intensität.
- Level 3: Hier geht es zur Sache. Diese Workouts werden mit hoher Intensität ausgeführt.

Wenn du mit dem Fitnesstraining gerade erst begonnen hast, empfiehlt es sich, mit den Basisworkouts zu starten. Hier kannst du erste Trainingserfahrungen sammeln, die Bewegungsabläufe und die Reaktionen deines Körpers kennenlernen. Gib deinem Körper jeweils acht bis zwölf Wochen Zeit, sich anzupassen, bevor du zum nächsten Trainingslevel übergehst. Mit der Zeit kannst du auch Workouts kombinieren und erstellst dir so ein individuelles Trainingsprogramm mit deinen Lieblingsübungen.

Die Workouts

2

1 Ganzkörperworkout für Anfänger 1

Trainingsdauer: 49 Minuten
Trainingsziel: Geräte und Bewegungen kennenlernen, Muskelaktivierung und Kraftsteigerung

1 2 3

	Übung	Sätze	Wdh.	Pause in Sek.	Muskelarbeit/ Frequenz	Seite
1	Latzug vor den Kopf	4	20	60	konzentrisch/1–0–1	122
2	Rudern am Gerät	4	20	60	konzentrisch/1–0–1	122
3	Beinpresse an der Maschine	4	20	60	konzentrisch/1–0–1	127
4	Beinstrecken sitzend an der Maschine	4	20	60	konzentrisch/1–0–1	126
5	Rückenstrecken sitzend an der Maschine	4	20	60	konzentrisch/1–0–1	129
6	Brustdrücken am Gerät	4	20	60	konzentrisch/1–0–1	137
7	Butterfly	4	20	60	konzentrisch/1–0–1	137

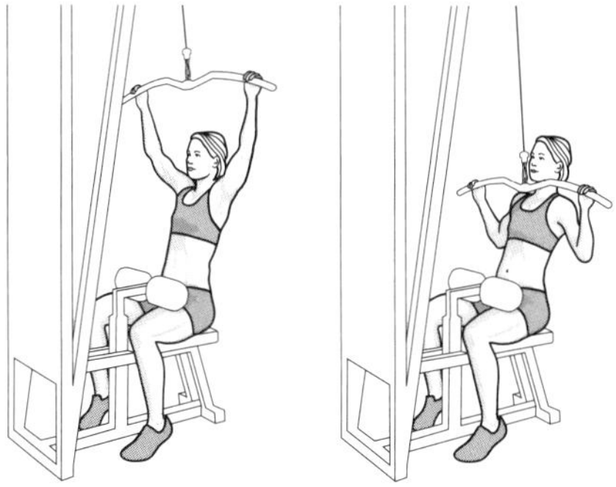

1 Latzug vor den Kopf

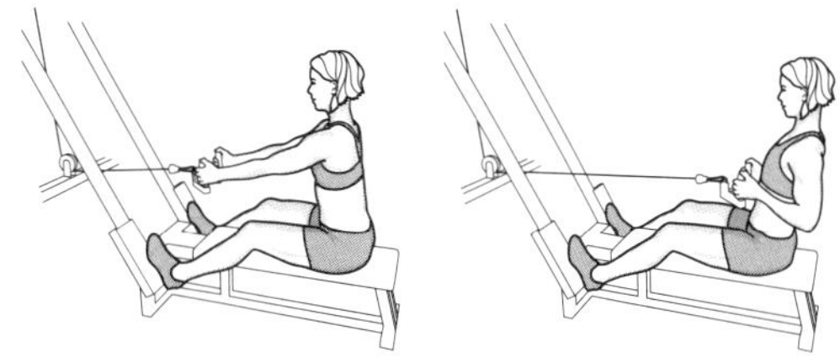

2 Rudern am Gerät

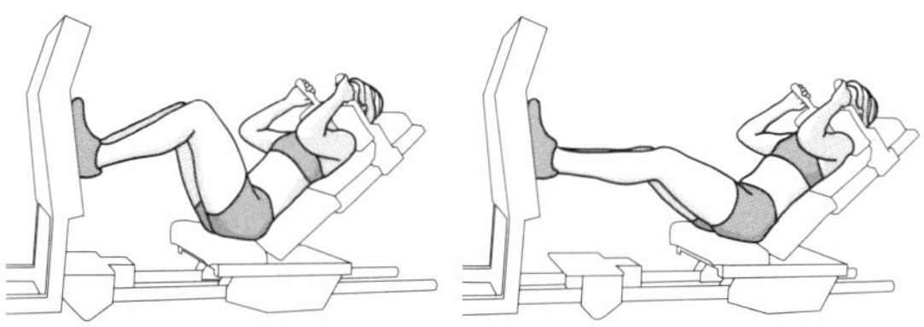

3 Beinpresse an der Maschine

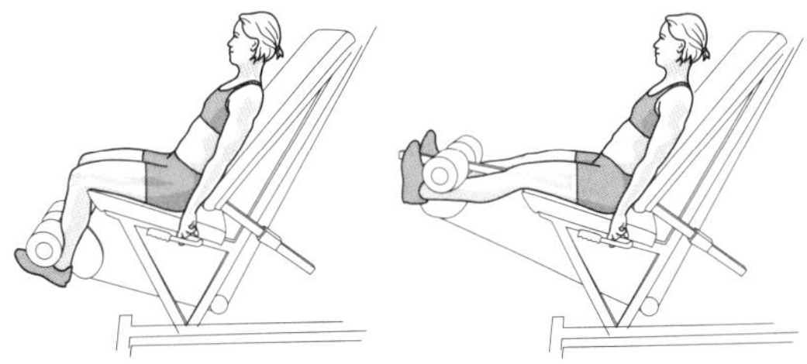

4 Beinstrecken sitzend an der Maschine

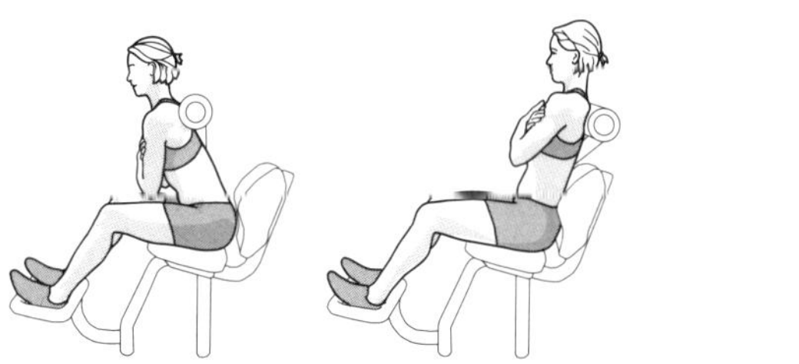

5 Rückenstrecken sitzend an der Maschine

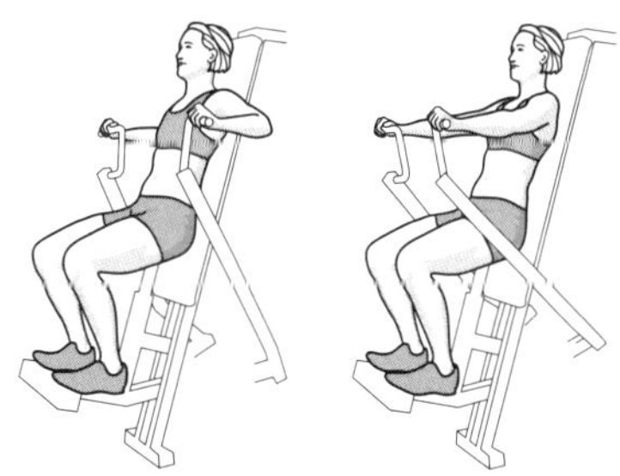

6 Brustdrücken am Gerät

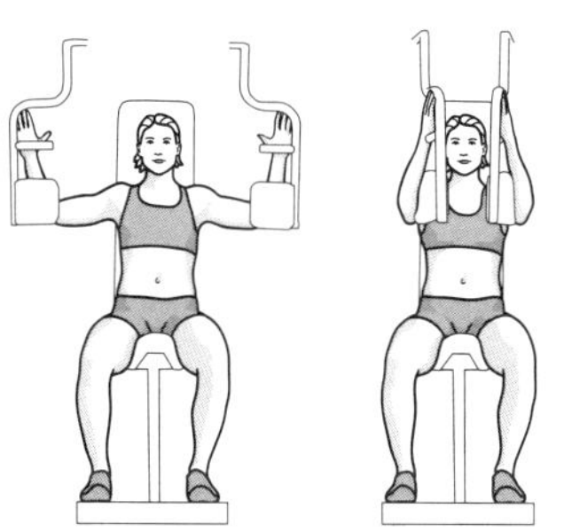

7 Butterfly

2 Ganzkörperworkout für Anfänger 2

Trainingsdauer: 55–58 Minuten
Trainingsziel: Bewegungskontrolle verbessern, Muskelaktivierung und Kraftsteigerung
Zusätzliches Equipment: Kurzhanteln, Langhantel

1 2 3

	Übung	Sätze	Wdh.	Pause in Sek.	Muskelarbeit/ Frequenz	Seite
1	Flachbankdrücken mit Langhantel	3	18–20	60	konzentrisch/1-0-1	138
2	Fliegende am Seilzug	3	18–20	60	konzentrisch/1-0-1	138
3	Schultermobilisation	2	18–20	60	konzentrisch/1-0-1	141
4	Trizepsdrücken am Seilzug	4	18–20	60	konzentrisch/1-0-1	133
5	Bizeps-Curl mit Kurzhanteln	4	18–20	60	konzentrisch/1-0-1	132
6	Rückenstrecken am Gerät	4	18–20	60	konzentrisch/1-0-1	129
7	Beinbeugen liegend an der Maschine	4	18–20	60	konzentrisch/1-0-1	126
8	Gerader Crunch	4	18–20	60	konzentrisch/1-0-1	133
9	Schulterdrücken am Gerät	3	18–20	60	konzentrisch/1-0-1	123
10	Seitheben mit Kurzhanteln	3	18–20	60	konzentrisch/1-0-1	120

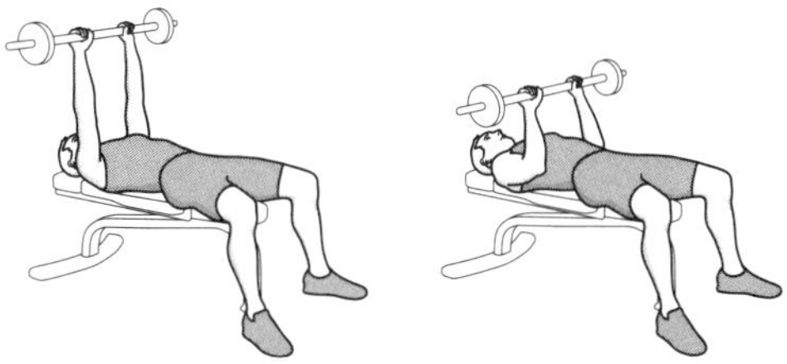

1 Flachbankdrücken mit Langhantel

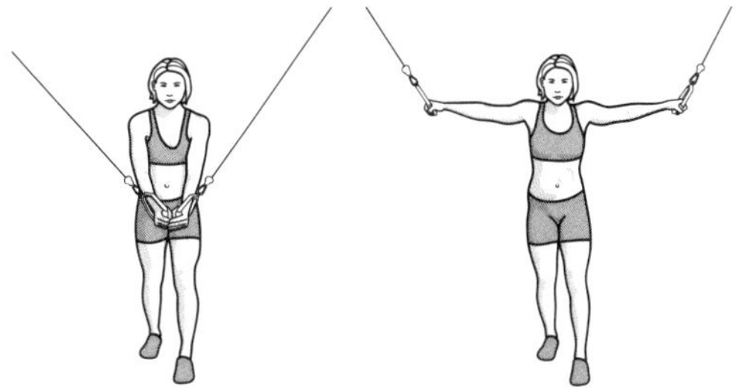

2 Fliegende am Seilzug

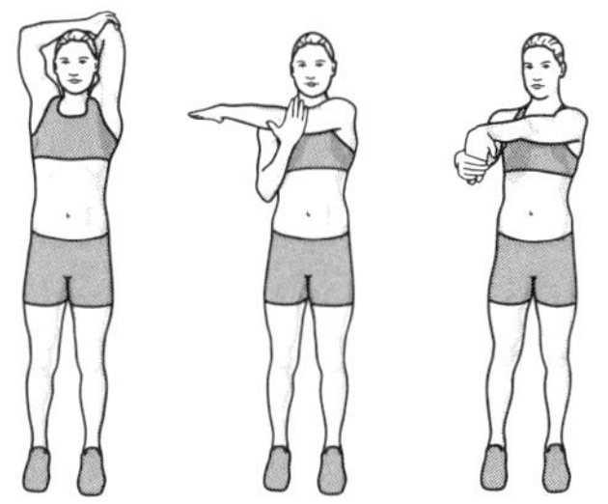

3 Schultermobilisation

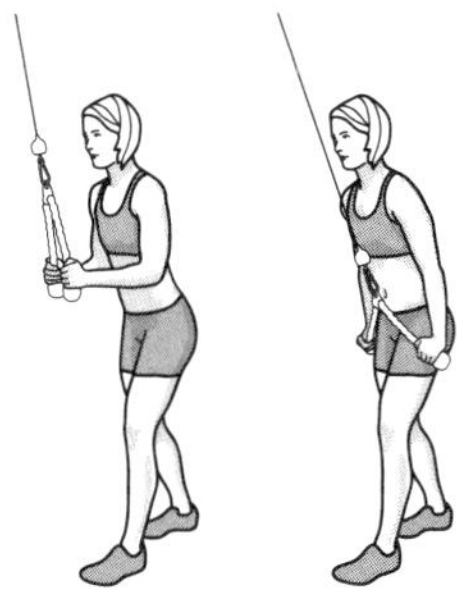

4 Trizepsdrücken am Seilzug

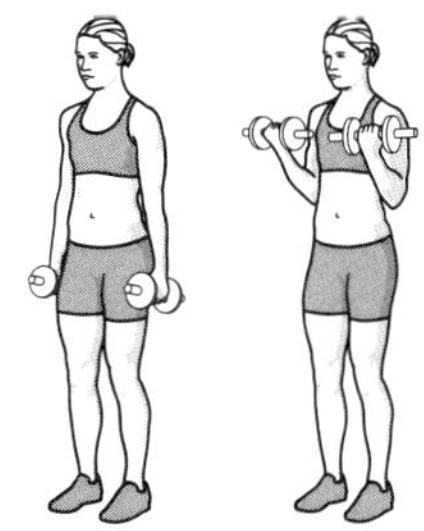

5 Bizeps-Curl mit Kurzhanteln

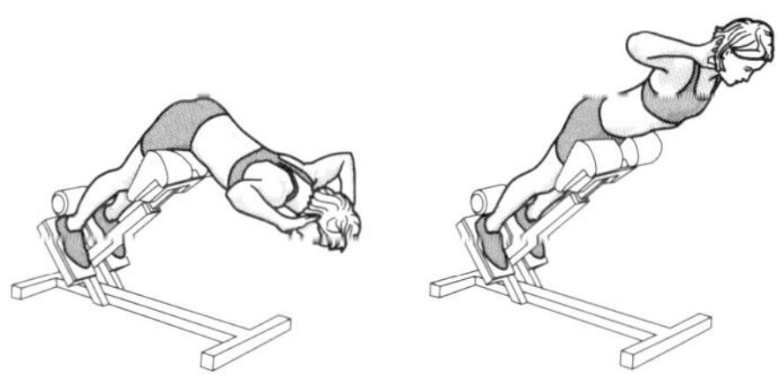

6 Rückenstrecken am Gerät

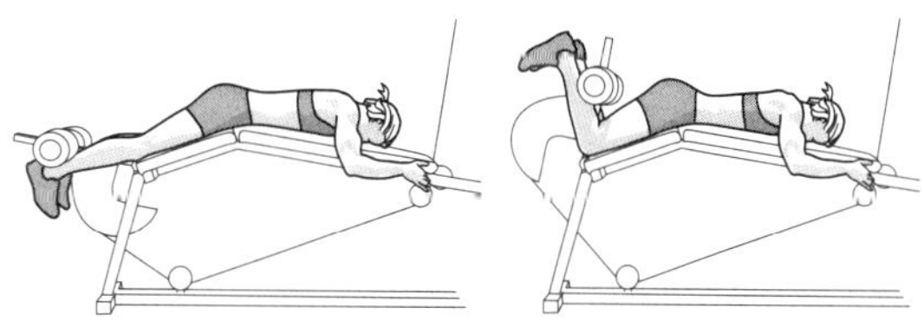

7 Beinbeugen liegend an der Maschine

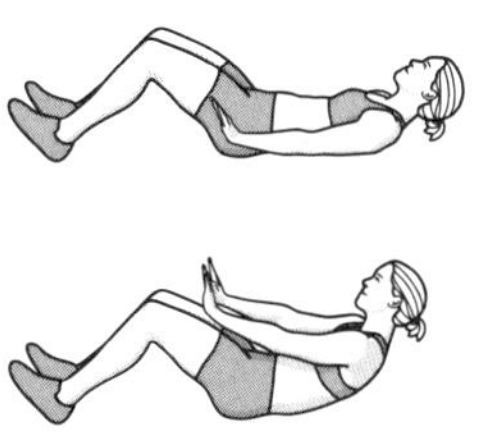

8 Gerader Crunch

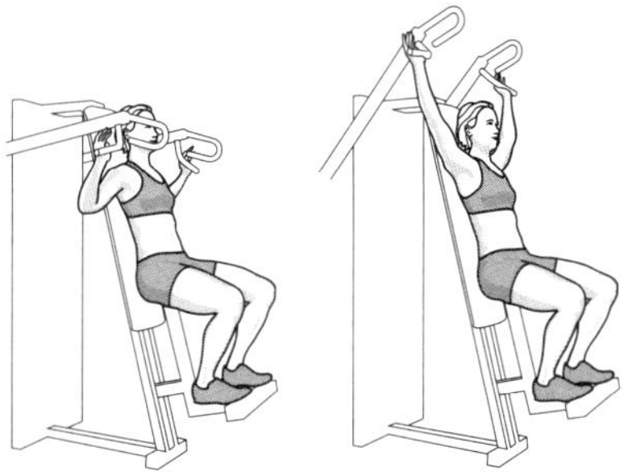

9 Schulterdrücken am Gerät

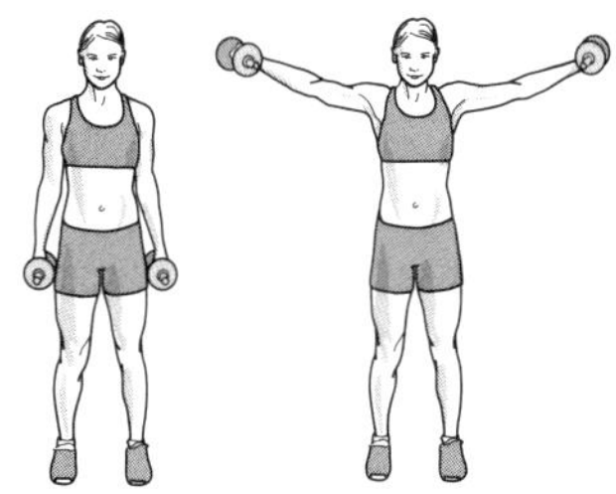

10 Seitheben mit Kurzhanteln

3 Workout für eine dynamische Körperhaltung

Trainingsdauer: 54 Minuten
Trainingsziel: Stärkung der Haltungsmuskulatur, Verbesserung der Körperwahrnehmung
Zusätzliches Equipment: Langhantel

1 2 3

	Übung	Sätze	Wdh.	Pause in Sek.	Muskelarbeit/ Frequenz	Seite
1	Rudern am Gerät	4	25	50	konzentrisch/1-0-1	122
2	Butterfly Reverse	4	25	50	konzentrisch/1-0-1	123
3	Kniebeuge mit Langhantel	4	25	50	konzentrisch/1-0-1	125
4	Abduktion an der Maschine	4	25	50	konzentrisch/1-0-1	127
5	Boxsprung	4	25	50	konzentrisch/1-0-1	128
6	Rückenstrecken am Gerät	4	25	50	konzentrisch/1-0-1	129
7	Rückenstrecken sitzend an der Maschine	4	25	50	konzentrisch/1-0-1	129
8	Rückenstreckung	4	25	50	konzentrisch/1-0-1	140

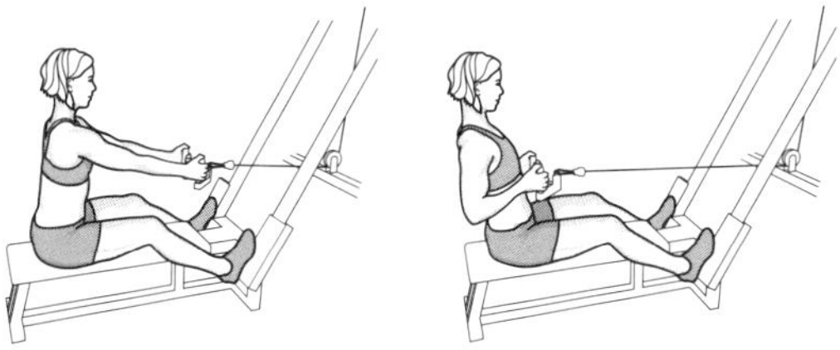

1 Rudern am Gerät

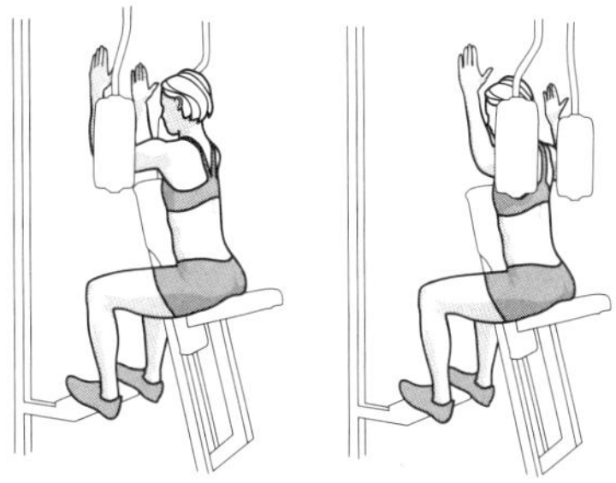

2 Butterfly Reverse

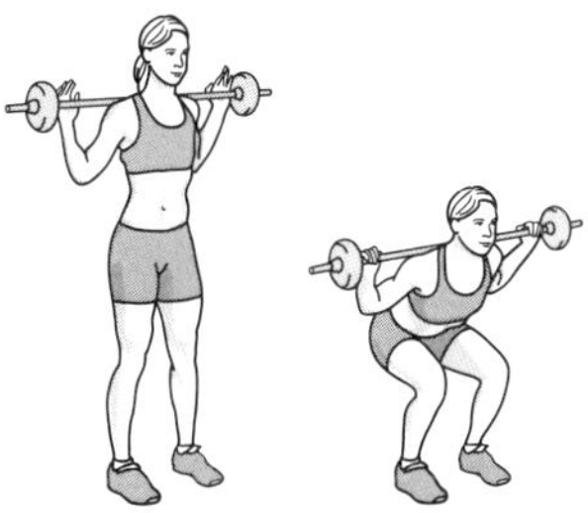

3 Kniebeuge mit Langhantel

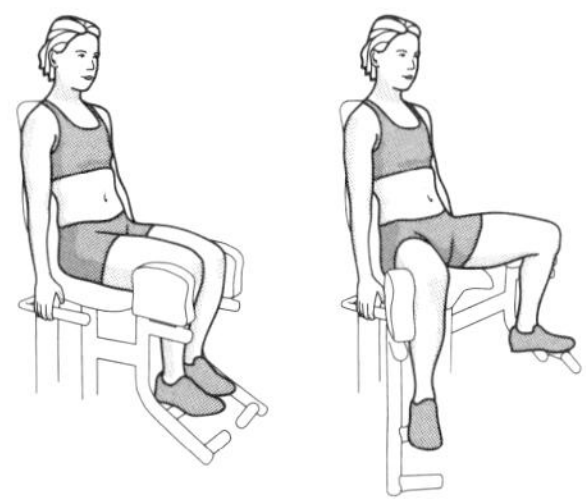

4 Abduktion an der Maschine

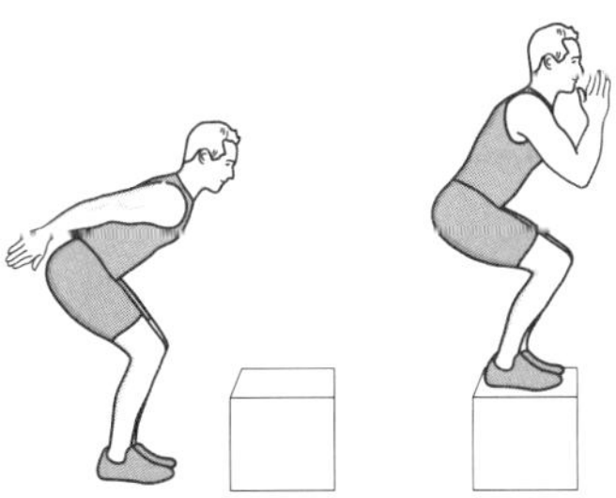

5 Boxsprung

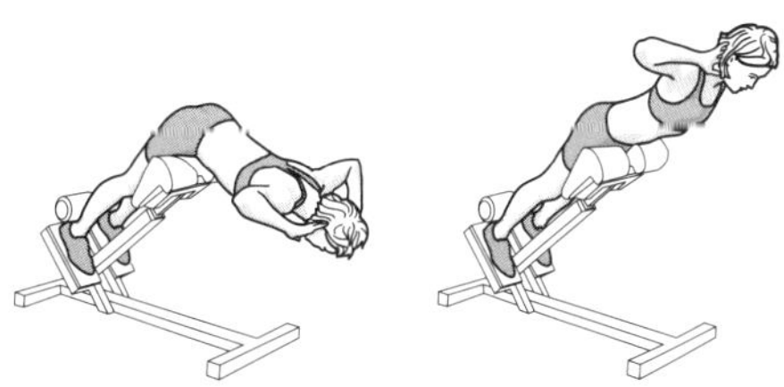

6 Rückenstrecken am Gerät

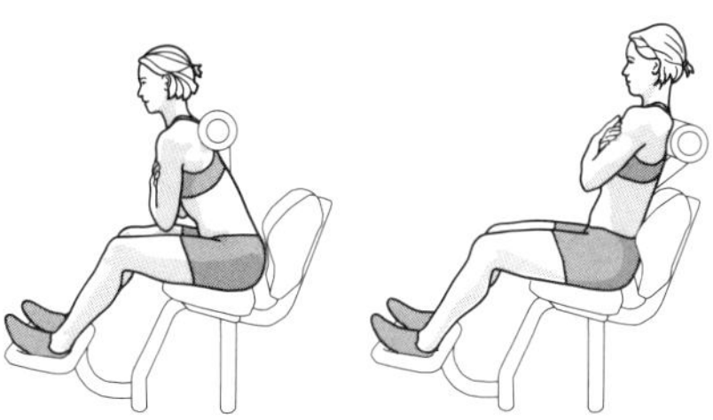

7 Rückenstrecken sitzend an der Maschine

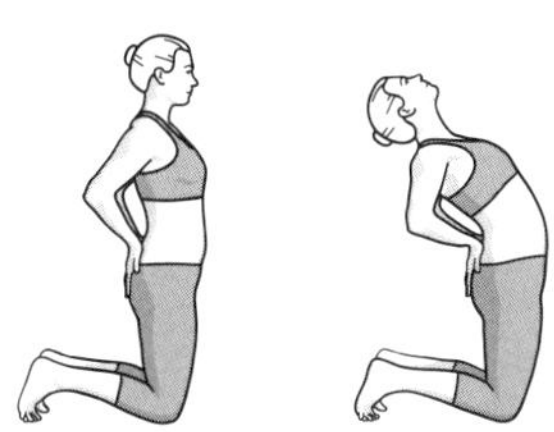

8 Rückenstreckung

4 Workout für Arme und Rücken

Trainingsdauer: 33 Minuten
Trainingsziel: Steigerung der Kraftausdauer, Verbesserung der Bewegungskontrolle
Zusätzliches Equipment: Kurzhanteln, Langhantel

1 2 3

	Übung	Sätze	Wdh.	Pause in Sek.	Muskelarbeit/ Frequenz	Seite
1	Latzug vor den Kopf	3	18	50	konzentrisch/1-0-1	122
2	Rudern am Gerät	3	18	50	konzentrisch/1-0-1	122
3	Rückenstrecken am Gerät	3	18	50	konzentrisch/1-0-1	129
4	Schultermobilisation	3	18	50	konzentrisch/1-0-1	141
5	Einarmiges Trizepsdrücken mit Kurzhantel	3	18	50	konzentrisch/1-0-1	131
6	Bizeps-Curl mit Kurzhanteln	3	18	50	konzentrisch/1-0-1	132
7	Trizepsdrücken am Seilzug	3	18	50	konzentrisch/1-0-1	133

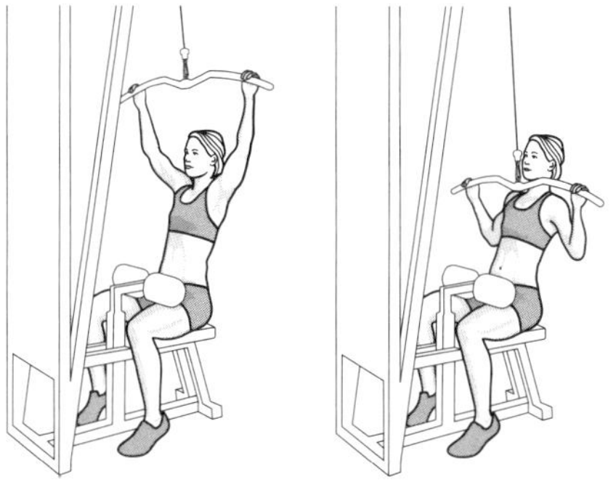

1 Latzug vor den Kopf

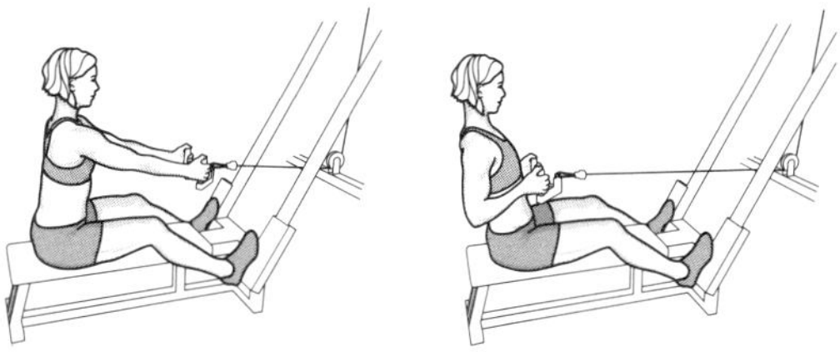

2 Rudern am Gerät

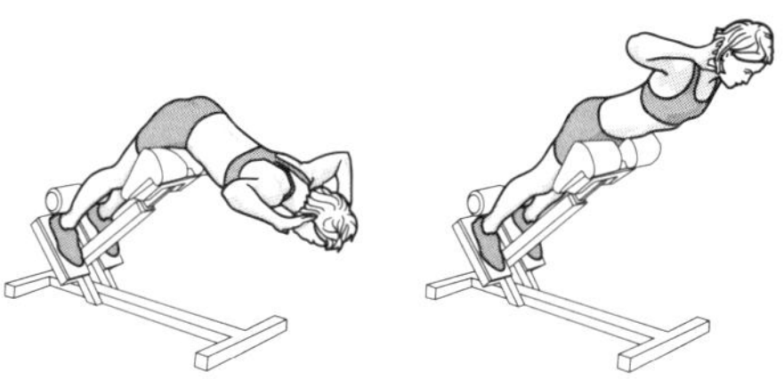

3 Rückenstrecken am Gerät

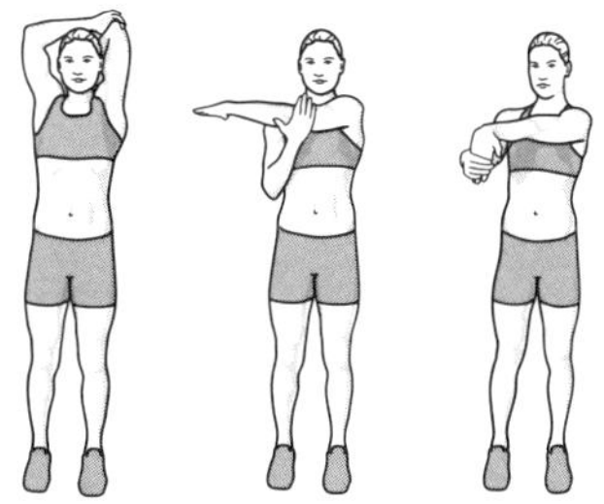

4 Schultermobilisation

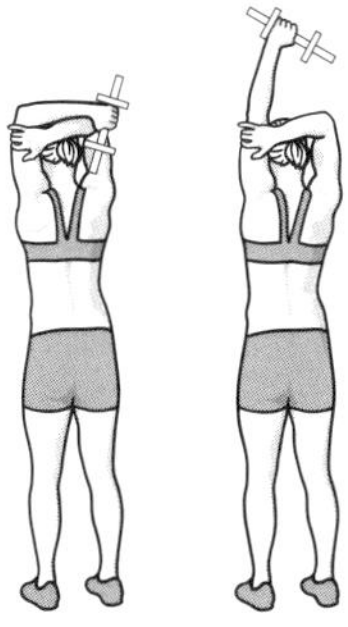

5 Einarmiges Trizepsdrücken mit Kurzhantel

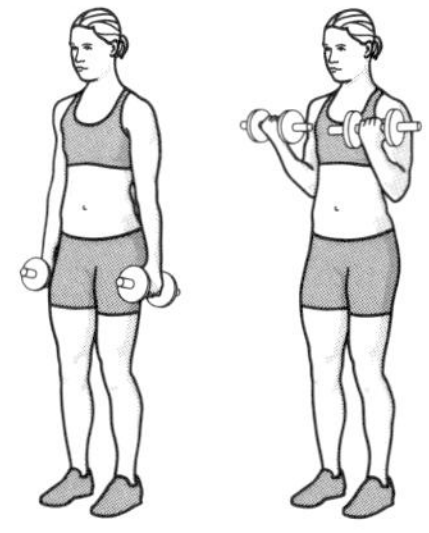

6 Bizeps-Curl mit Kurzhanteln

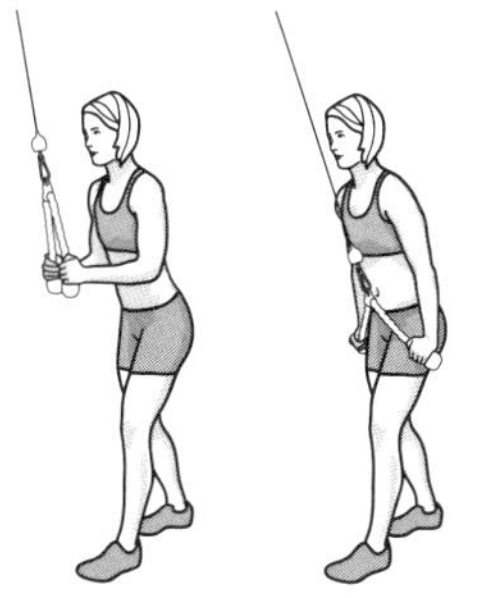

7 Trizepsdrücken am Seilzug

5 Workout für Brust und Bauch

Trainingsdauer: 47 Minuten
Trainingsziel: Steigerung der Kraftausdauer, Verbesserung der Bewegungskontrolle
Zusätzliches Equipment: Kurzhanteln, Langhantel

1 2 3

	Übung	Sätze	Wdh.	Pause in Sek.	Muskelarbeit/ Frequenz	Seite
1	Schrägbankdrücken mit Langhantel	4	20	60	konzentrisch/1–0–1	138
2	Butterfly	4	20	60	konzentrisch/1–0–1	137
3	Brustdrücken am Gerät	4	20	60	konzentrisch/1–0–1	137
4	Brustdrücken mit Kurzhanteln im Liegen	4	20	60	konzentrisch/1–0–1	136
5	Rumpfrotation am Gerät	4	20	60	konzentrisch/1–0–1	134
6	Gerader Crunch	4	20	60	konzentrisch/1–0–1	133
7	Diagonaler Crunch	4	20	60	konzentrisch/1–0–1	134

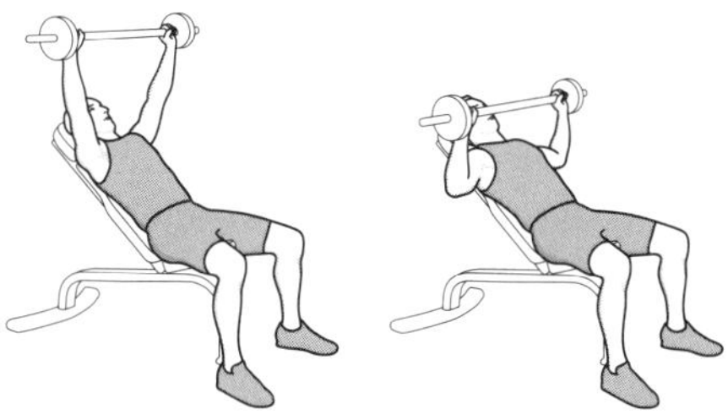

1 Schrägbankdrücken mit Langhantel

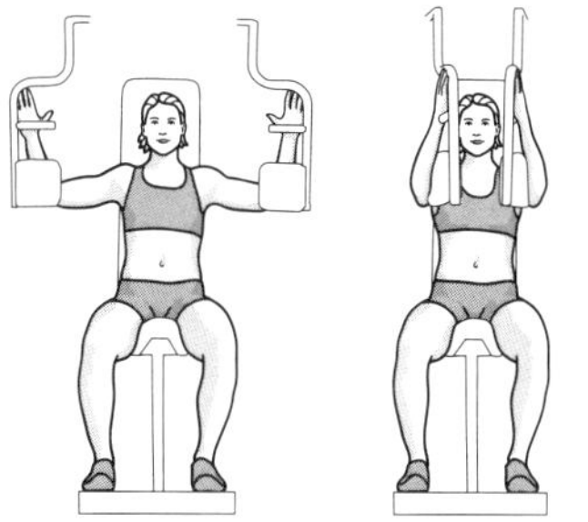

2 Butterfly

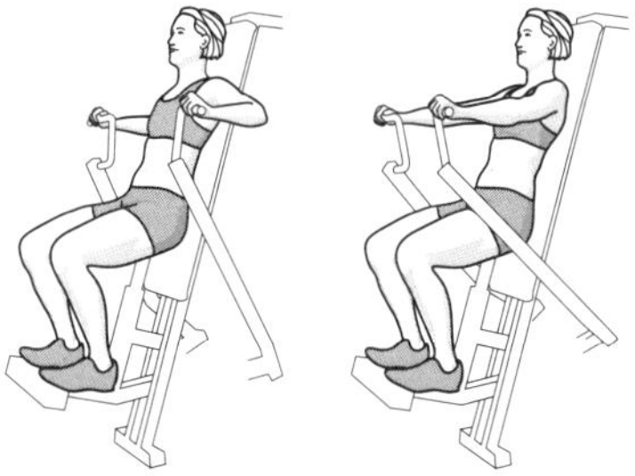

3 Brustdrücken am Gerät

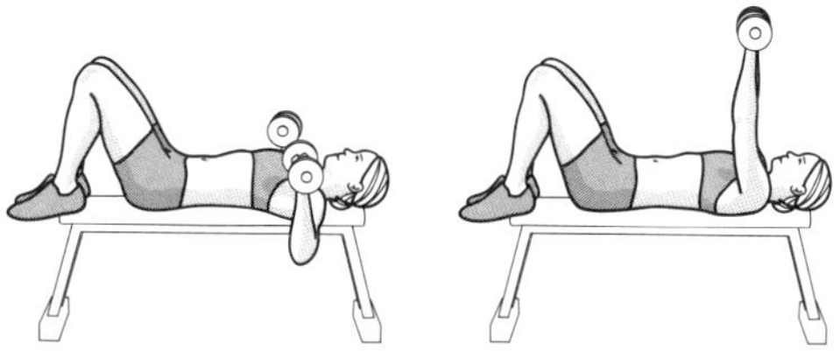

4 Brustdrücken mit Kurzhanteln im Liegen

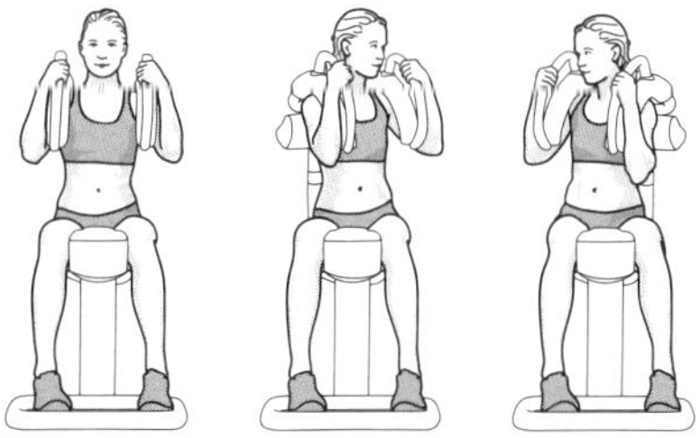

5 Rumpfrotation am Gerät

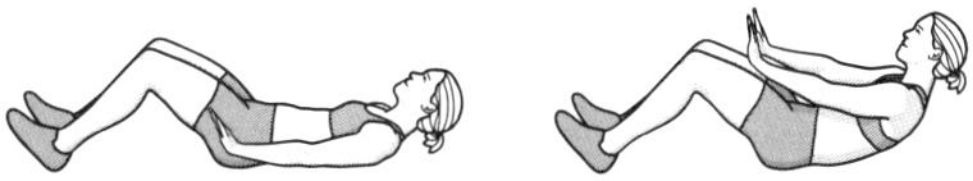

6 Gerader Crunch

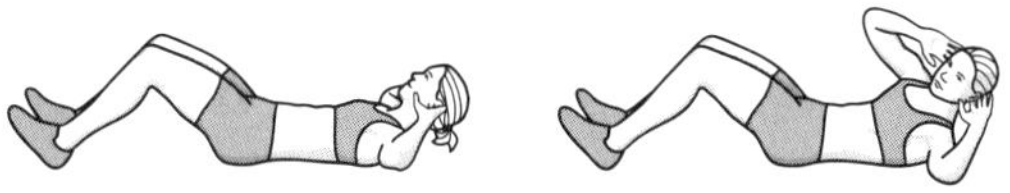

7 Diagonaler Crunch

6 Workout für Schultern und Beine

Trainingsdauer: 46–48 Minuten
Trainingsziel: Steigerung der Kraftausdauer, Verbesserung der Bewegungskontrolle
Zusätzliches Equipment: Kurzhanteln, Langhantel

1 2 3

	Übung	Sätze	Wdh.	Pause in Sek.	Muskelarbeit/ Frequenz	Seite
1	Schulterdrücken mit Kurzhanteln	4	18–20	50	konzentrisch/1–0–1	120
2	Butterfly Reverse	4	18–20	50	konzentrisch/1–0–1	123
3	Schulterdrücken am Gerät	4	18–20	50	konzentrisch/1–0–1	123
4	Klimmzug am Gerät	4	18–20	50	konzentrisch/1–0–1	123
5	Beinstrecken sitzend an der Maschine	4	18–20	50	konzentrisch/1–0–1	126
6	Beinbeugen liegend an der Maschine	4	18–20	50	konzentrisch/1–0–1	126
7	Beinpresse 45 Grad an der Maschine	4	18–20	50	konzentrisch/1–0–1	127
8	Split-Kniebeuge mit Langhantel	4	18–20	50	konzentrisch/1–0–1	128

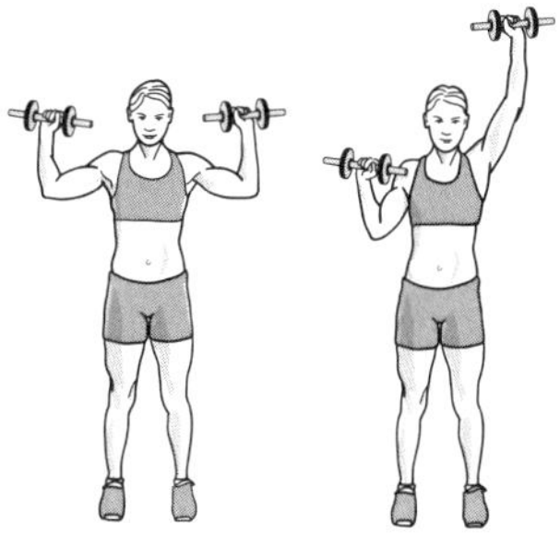

1 Schulterdrücken mit Kurzhanteln

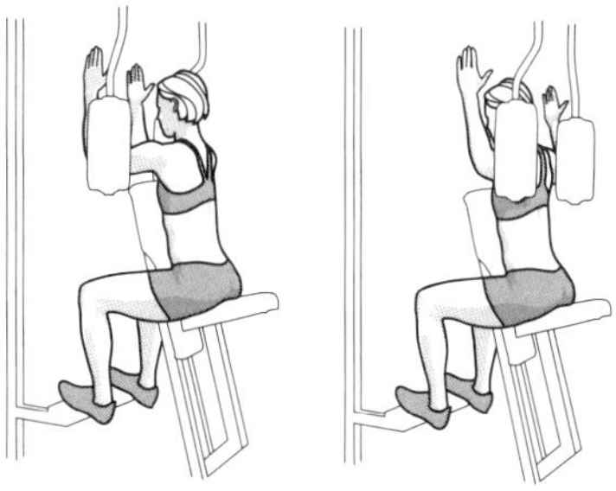

2 Butterfly Reverse

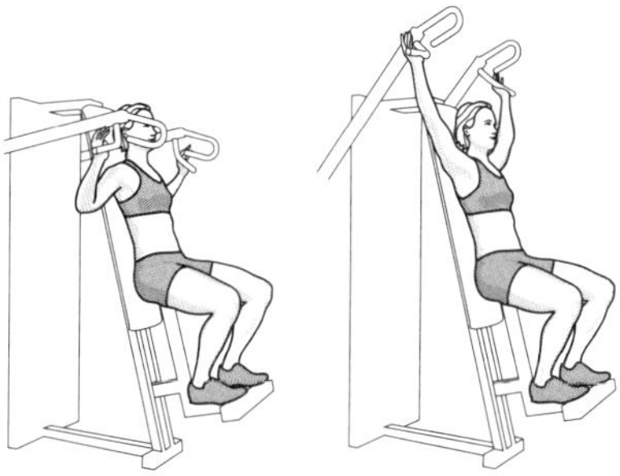

3 Schulterdrücken am Gerät

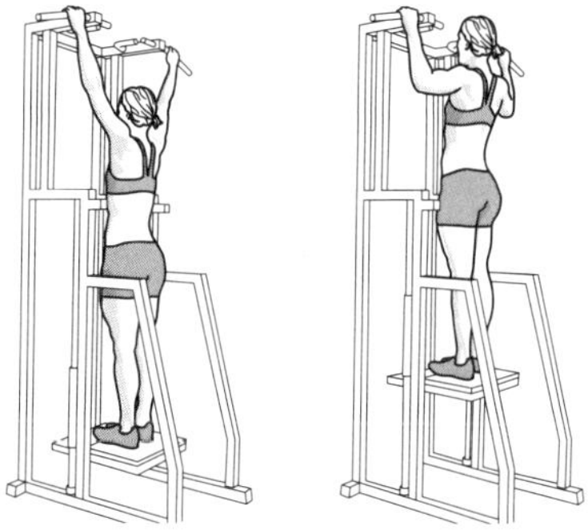

4 Klimmzug am Gerät

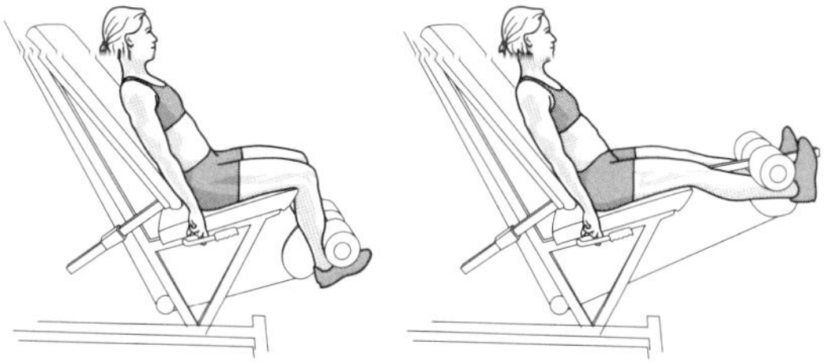

5 Beinstrecken sitzend an der Maschine

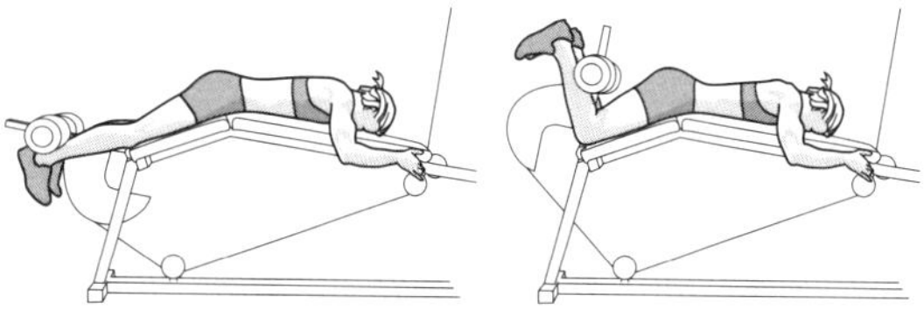

6 Beinbeugen liegend an der Maschine

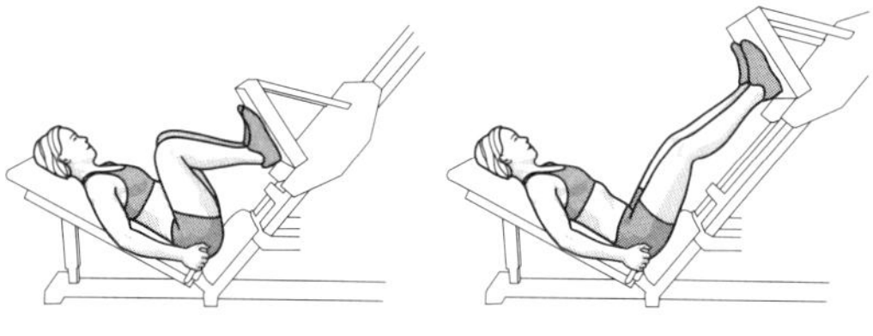

7 Beinpresse 45 Grad an der Maschine

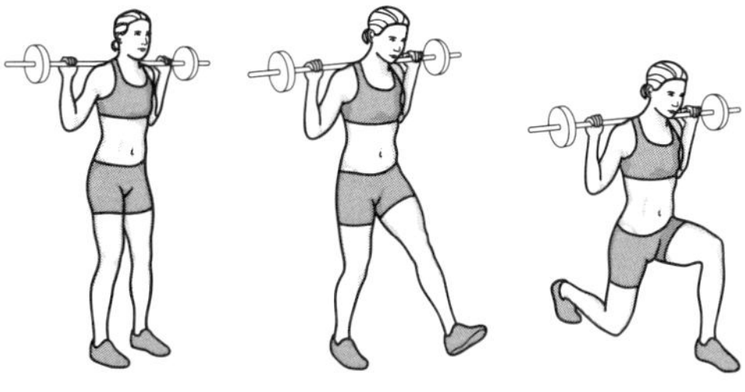

8 Split-Kniebeuge mit Langhantel

7 Pull-Workout für den ganzen Körper 1

Trainingsdauer: 20–37 Minuten
Trainingsziel: Steigerung der Zugkraft, Anregung des Muskelwachstums
Zusätzliches Equipment: Kurzhanteln

1 2 3

	Übung	Sätze	Wdh.	Pause in Sek.	Muskelarbeit/ Frequenz	Seite
1	Latzug vor den Kopf	3–5	8–12	50	konzentrisch/1-0-1	122
2	Butterfly Reverse	3–5	8–12	50	konzentrisch/1-0-1	123
3	Beinbeugen liegend an der Maschine	3–5	8–12	50	konzentrisch/1-0-1	126
4	Adduktion an der Maschine	3–5	8–12	50	konzentrisch/1-0-1	127
5	Bizeps-Curl mit Kurzhanteln	3–5	8–12	50	konzentrisch/1-0-1	132
6	Rudern am Gerät	3–5	8–12	50	konzentrisch/1-0-1	122

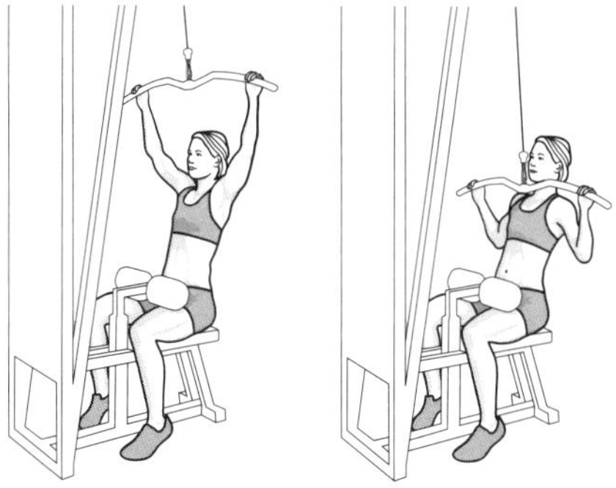

1 Latzug vor den Kopf

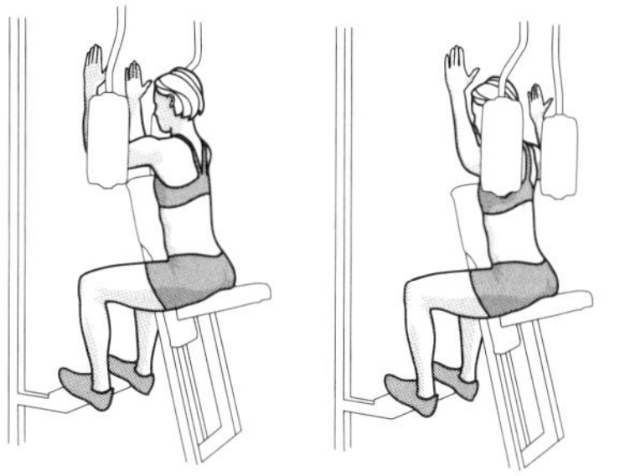

2 Butterfly Reverse

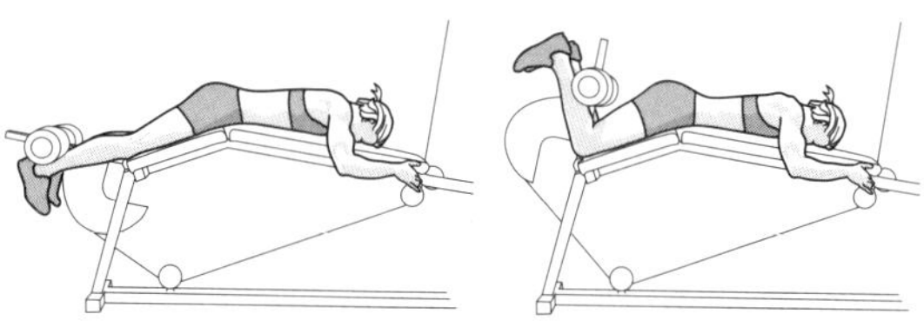

3 Beinbeugen liegend an der Maschine

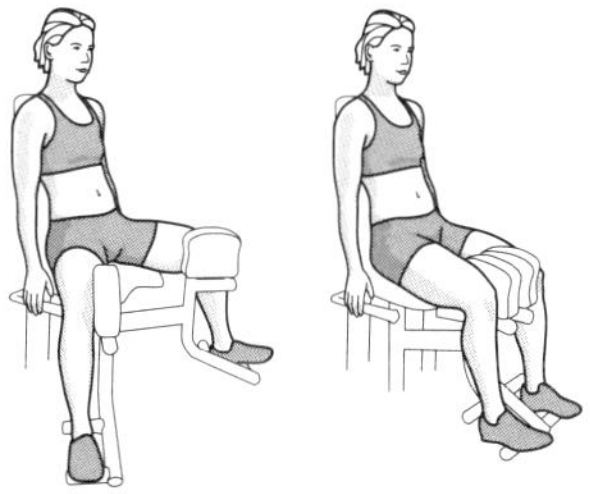

4 Adduktion an der Maschine

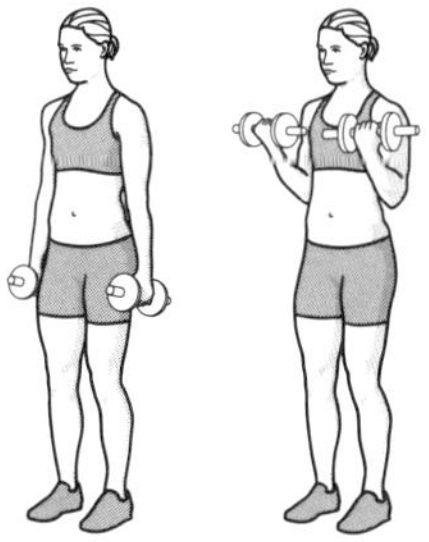

5 Bizeps-Curl mit Kurzhanteln

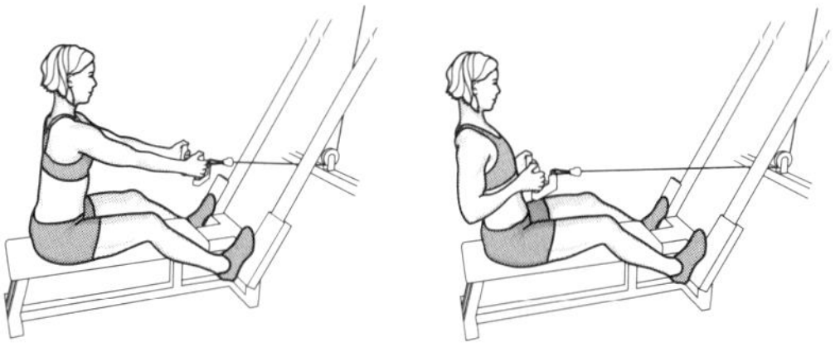

6 Rudern am Gerät

8 Pull-Workout für den ganzen Körper 2

Trainingsdauer: 36–64 Minuten
Trainingsziel: Steigerung der Zugkraft, Anregung des Muskelwachstums
Zusätzliches Equipment: Kurzhanteln, Langhantel, Schlingentrainer

1 2 3

	Übung	Sätze	Wdh.	Pause in Sek.	Muskelarbeit/ Frequenz	Seite
1	Klimmzug am Gerät	3–5	15–18	60	konzentrisch/1–0–1	123
2	Einarmiges Kurzhantelrudern im Stehen	3–5	15–18	60	konzentrisch/1–0–1	121
3	Seitheben am Seilzug	3–5	15–18	60	konzentrisch/1–0–1	124
4	Rudern am Schlingentrainer	3–5	15–18	60	konzentrisch/1–0–1	124
5	Kreuzheben mit Langhantel	3–5	15–18	60	konzentrisch/1–0–1	129
6	Bizeps-Curl mit Langhantel	3–5	15–18	60	konzentrisch/1–0–1	133
7	Crunch am Seilzug	3–5	15–18	60	konzentrisch/1–0–1	135
8	Bergsteiger in der Schlinge	3–5	15–18	60	konzentrisch/1–0–1	135

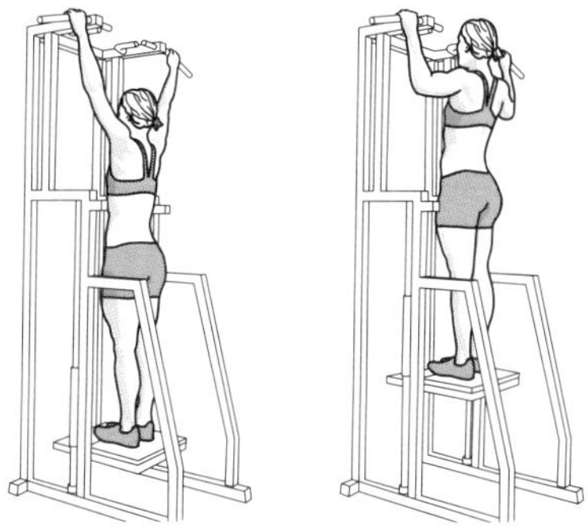

1 Klimmzug am Gerät

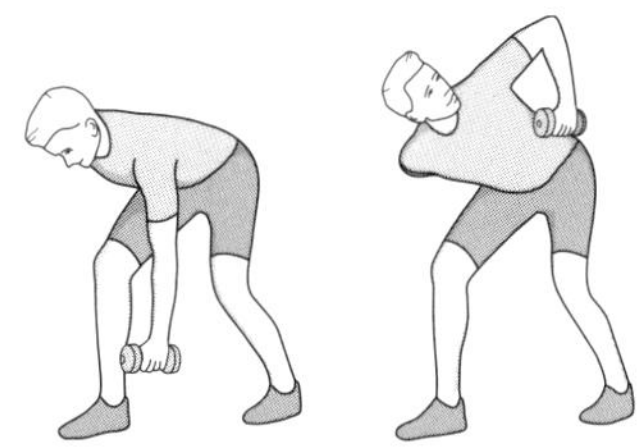

2 Einarmiges Kurzhantelrudern im Stehen

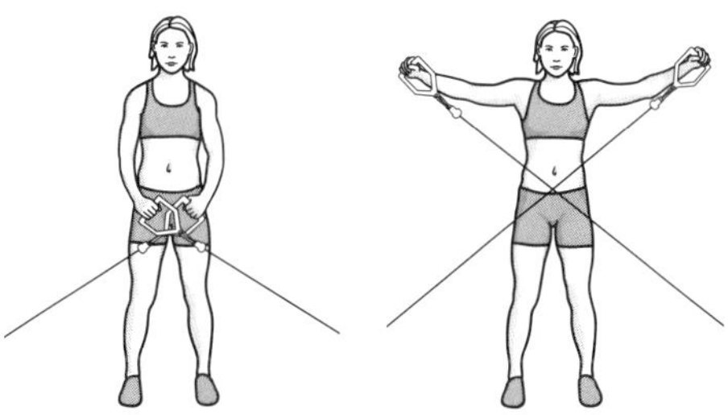

3 Seitheben am Seilzug

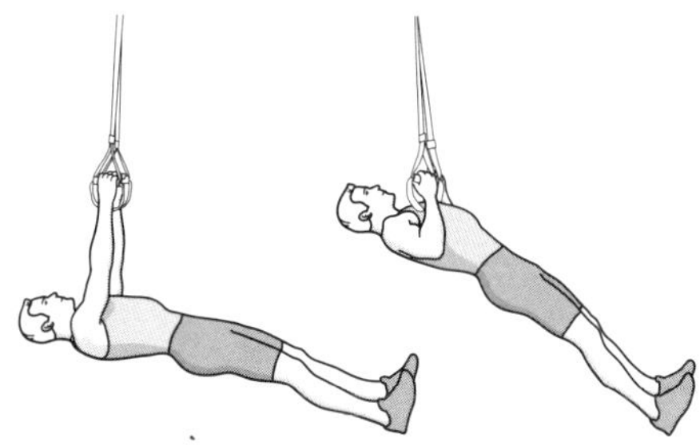

4 Rudern am Schlingentrainer

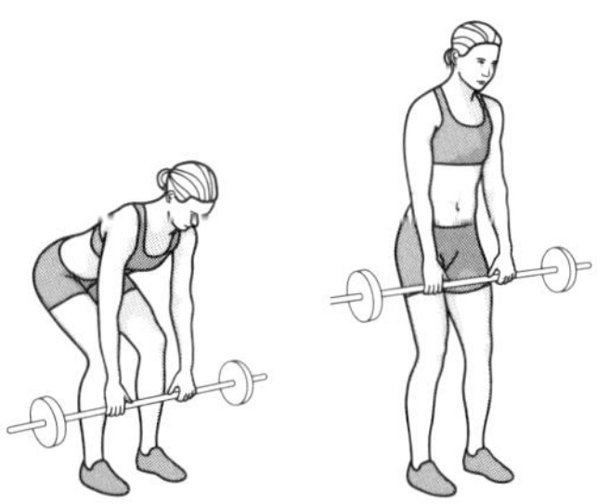

5 Kreuzheben mit Langhantel

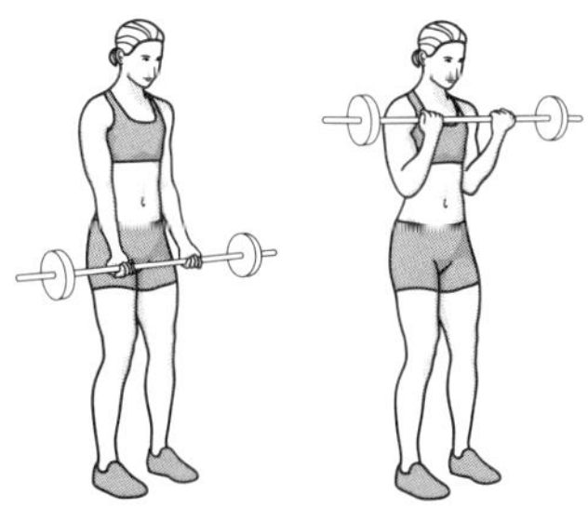

6 Bizeps-Curl mit Langhantel

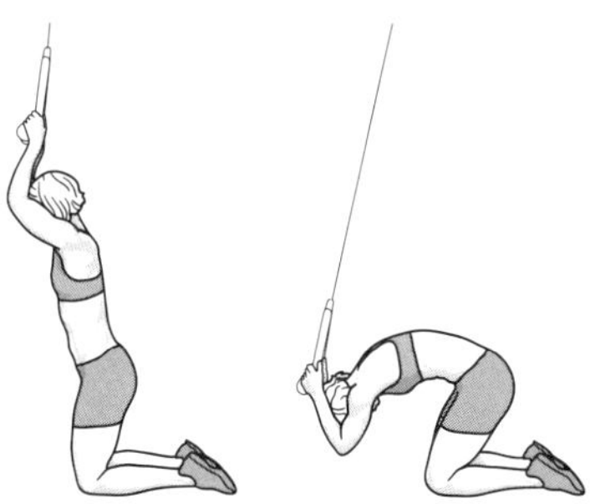

7 Crunch am Seilzug

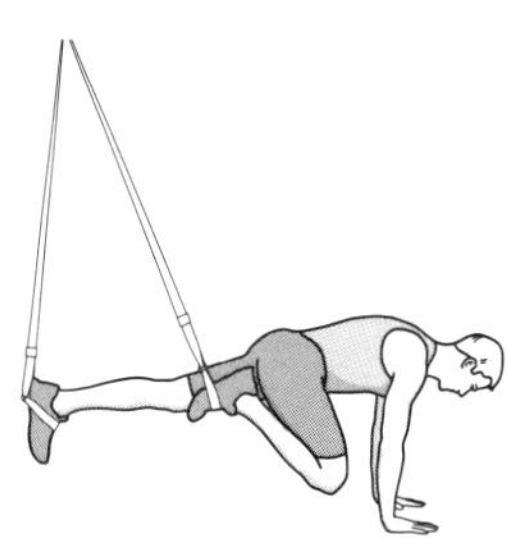

8 Bergsteiger in der Schlinge

9 Push-Workout für den ganzen Körper 1

Trainingsdauer: 20–37 Minuten
Trainingsziel: Kraftsteigerung und Anregung des Muskelwachstums
Zusätzliches Equipment: Kurzhanteln, Langhantel

1 2 3

	Übung	Sätze	Wdh.	Pause in Sek.	Muskelarbeit/ Frequenz	Seite
1	Schulterdrücken mit Kurzhanteln	3–5	8–12	50	konzentrisch/1-0-1	120
2	Beinpresse an der Maschine	3–5	8–12	50	konzentrisch/1-0-1	127
3	Trizepsdrücken	3–5	8–12	50	konzentrisch/1-0-1	131
4	Brustdrücken mit Kurzhanteln im Liegen	3–5	8–12	50	konzentrisch/1-0-1	136
5	Butterfly	3–5	8–12	50	konzentrisch/1-0-1	137
6	Flachbankdrücken mit Langhantel	3–5	8–12	50	konzentrisch/1-0-1	138

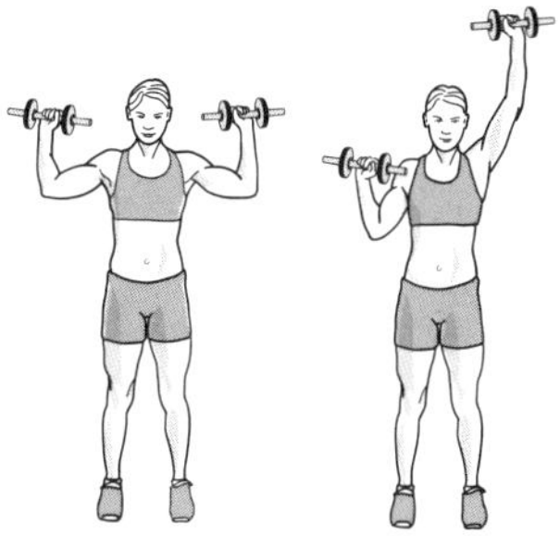

1 Schulterdrücken mit Kurzhanteln

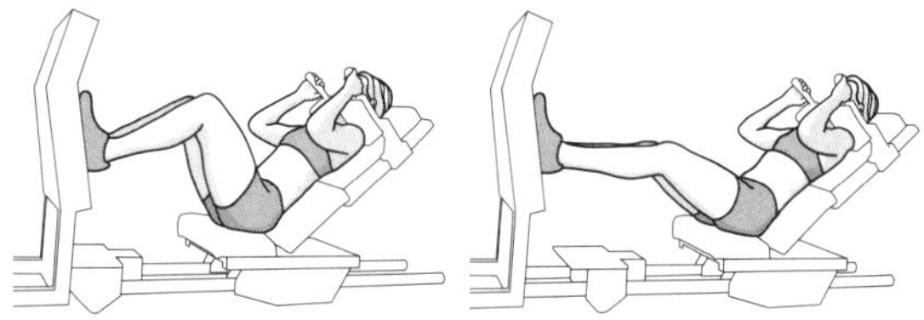

2 Beinpresse an der Maschine

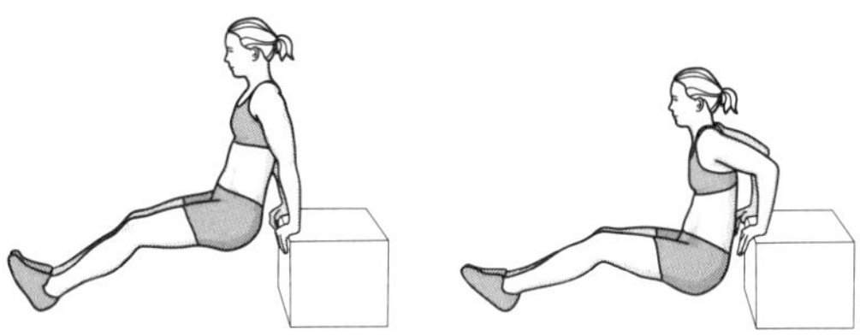

3 Trizepsdrücken

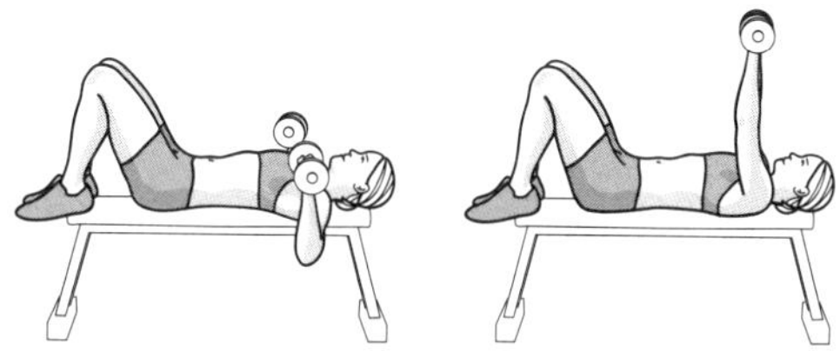

4 Brustdrücken mit Kurzhanteln im Liegen

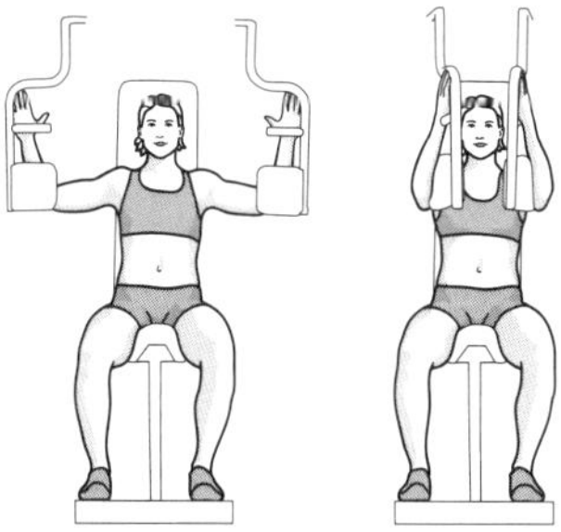

5 Butterfly

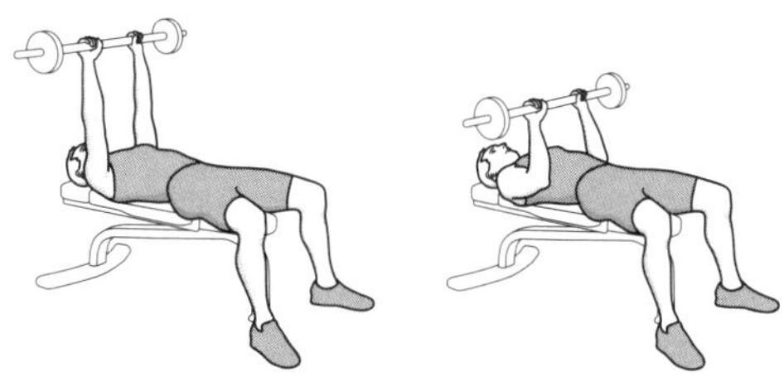

6 Flachbankdrücken mit Langhantel

10 Push-Workout für den ganzen Körper 2

Trainingsdauer: 41–72 Minuten
Trainingsziel: Kraftsteigerung und Anregung des Muskelwachstums
Zusätzliches Equipment: Kurzhanteln, Langhantel, Schlingentrainer

1 2 3

	Übung	Sätze	Wdh.	Pause in Sek.	Muskelarbeit/ Frequenz	Seite
1	Schrägbankdrücken mit Langhantel	3–5	15–18	60	konzentrisch/1-0-1	138
2	Brustdrücken am Gerät	3–5	15–18	60	konzentrisch/1-0-1	137
3	Brustpresse am Schlingentrainer	3–5	15–18	60	konzentrisch/1-0-1	138
4	Schrägbankdrücken mit Kurzhanteln	3–5	15–18	60	konzentrisch/1-0-1	136
5	Trizepsdrücken am Seilzug	3–5	15–18	60	konzentrisch/1-0-1	133
6	Vorgebeugtes einarmiges Trizepsdrücken	3–5	15–18	60	konzentrisch/1-0-1	132
7	Trizepsdrücken am Gerät	3–5	15–18	60	konzentrisch/1-0-1	132
8	Schulter-Nacken-Drücken mit Langhantel	3–5	15–18	60	konzentrisch/1-0-1	121
9	Schulterdrücken am Gerät	3–5	15–18	60	konzentrisch/1-0-1	123

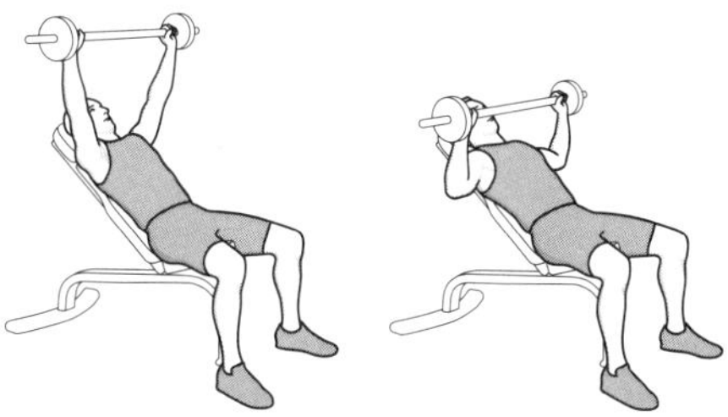

1 Schrägbankdrücken mit Langhantel

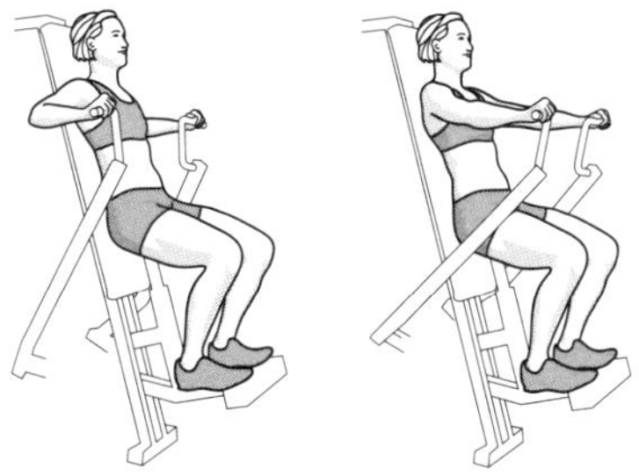

2 Brustdrücken am Gerät

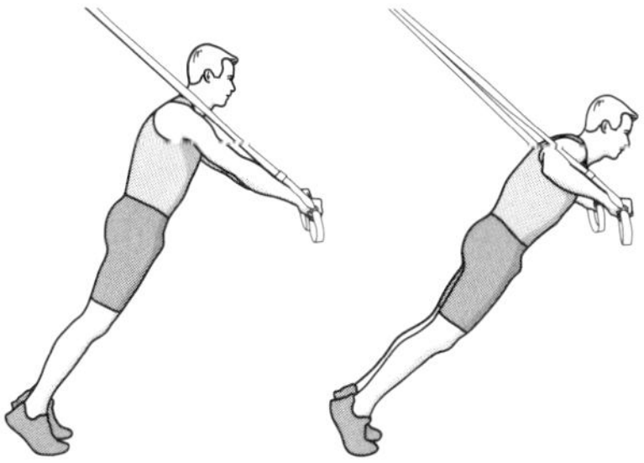

3 Brustpresse am Schlingentrainer

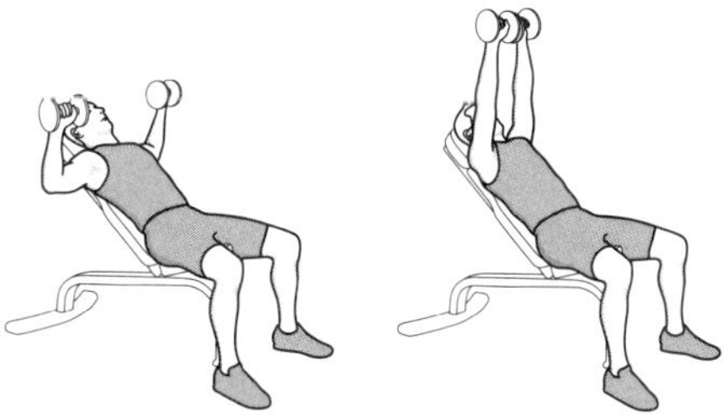

4 Schrägbankdrücken mit Kurzhanteln

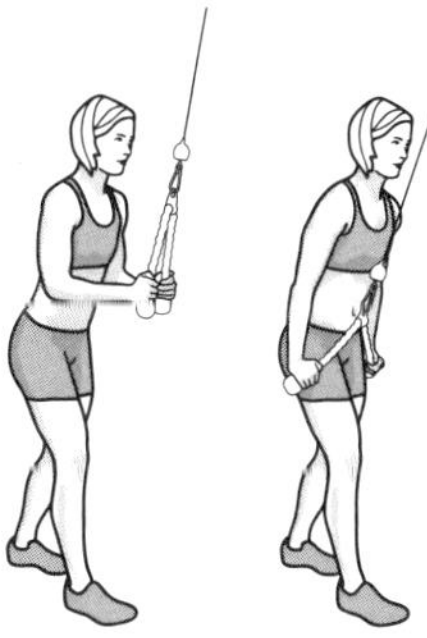

5 Trizepsdrücken am Seilzug

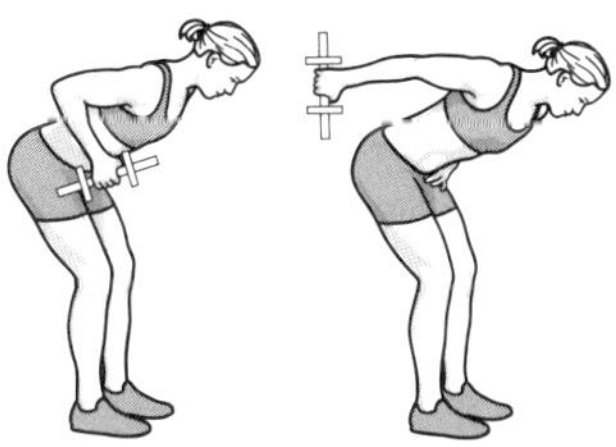

6 Vorgebeugtes einarmiges Trizepsdrücken

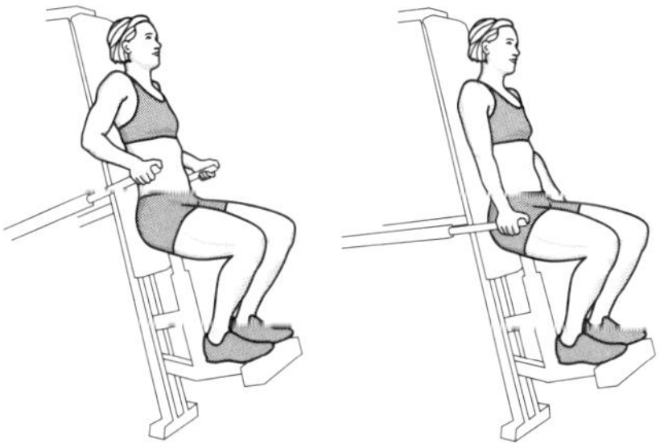

7 Trizepsdrücken am Gerät

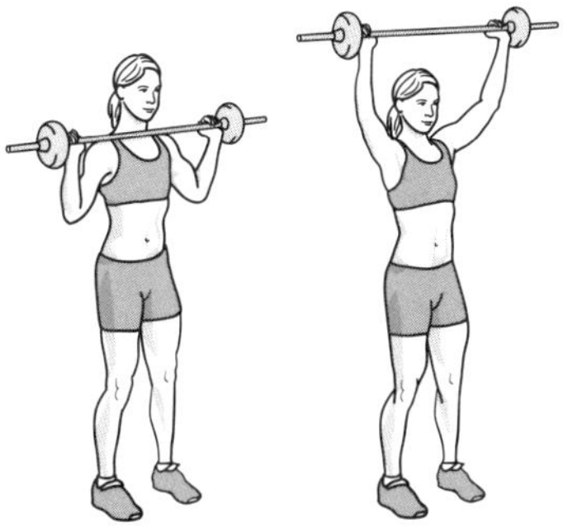

8 Schulter-Nacken-Drücken mit Langhantel

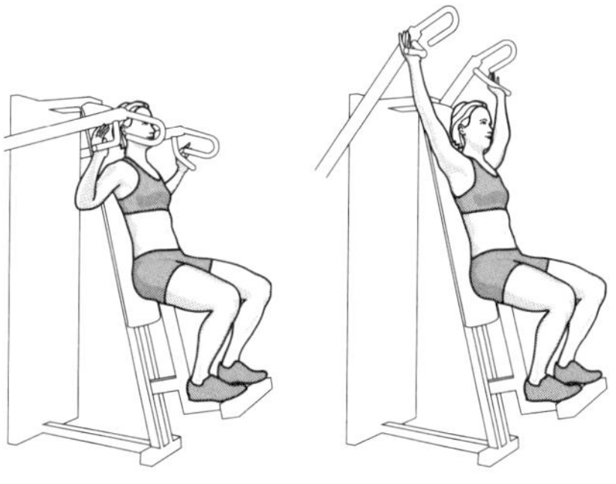

9 Schulterdrücken am Gerät

11 Workout für mehr Beweglichkeit von Wirbelsäule und Schultern

1 2 3

Trainingsdauer: 40–62 Minuten
Trainingsziel: Verbesserung der Beweglichkeit und der Körperwahrnehmung

	Übung	Sätze	Wdh.	Pause in Sek.	Muskelarbeit/ Frequenz	Seite
1	Rumpfrotation	4	10–15	20	dynamisch/3-0-3	139
2	Rumpfpendel	4	10–15	20	dynamisch/3-0-3	140
3	Latzug vor den Kopf	3–5	18–25	50	konzentrisch/1-0-1	122
4	Schultermobilisation	4	10–15	20	dynamisch/3-0-3	141
5	Rückenstreckung	4	10–15	20	dynamisch/3-0-3	140
6	Rückenstrecken am Gerät	3–5	18–25	50	konzentrisch/1-0-1	129
7	Rumpfdehnung im Grätschsitz	4	10–15	20	dynamisch/3-0-3	139
8	Rückenstrecken sitzend an der Maschine	3–5	18–25	50	konzentrisch/1-0-1	129

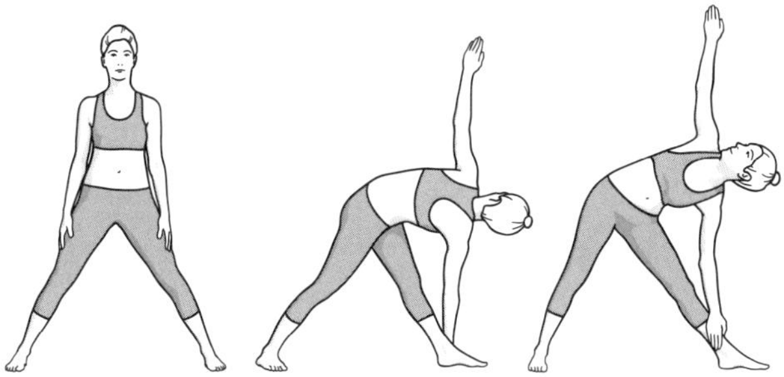

1 Rumpfrotation

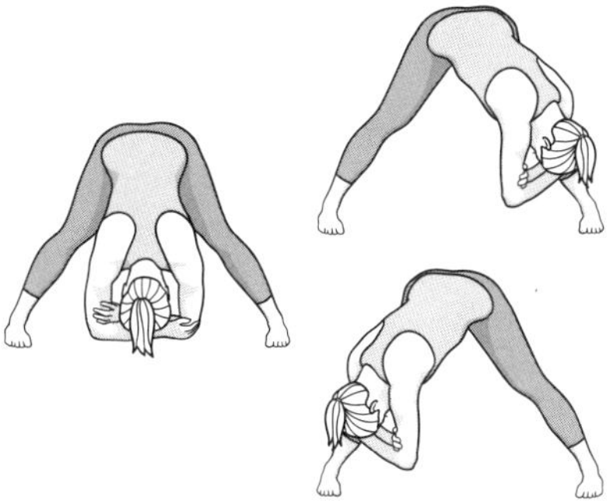

2 Rumpfpendel

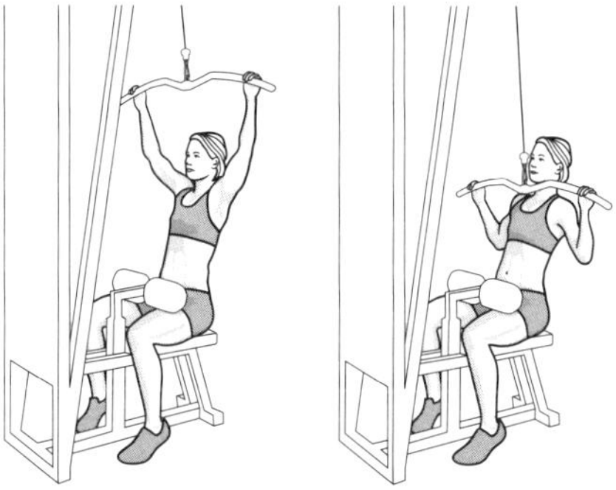

3 Latzug vor den Kopf

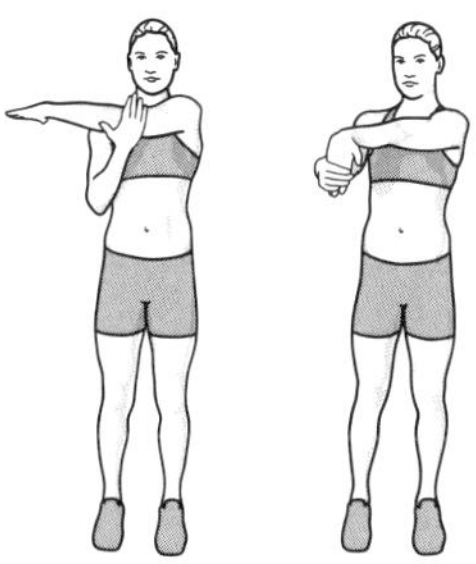

4 Schultermobilisation

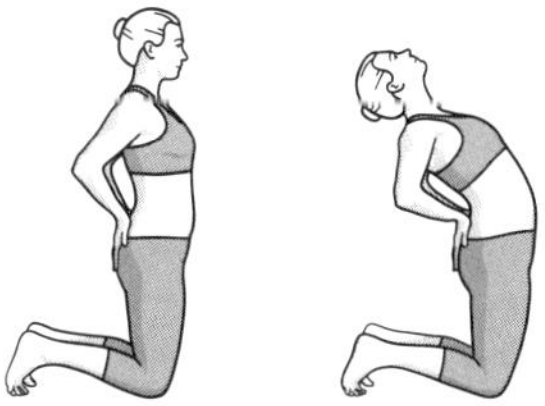

5 Rückenstreckung

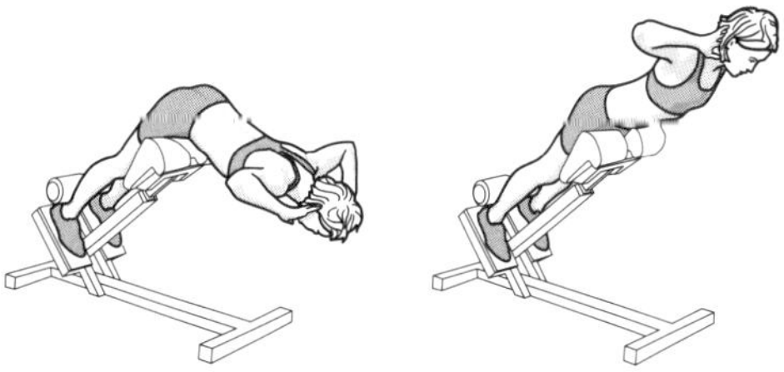

6 Rückenstrecken am Gerät

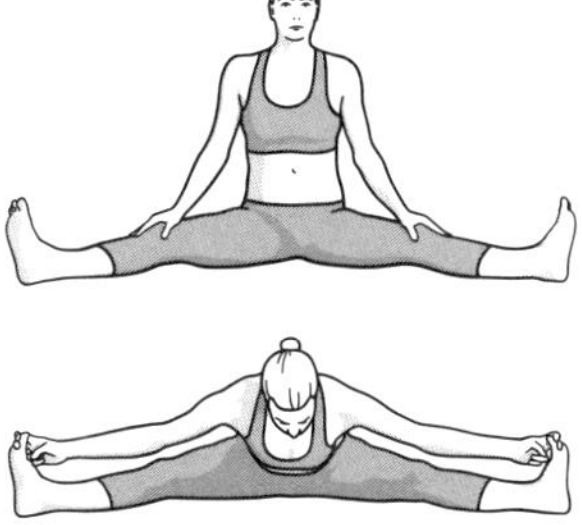

7 Rumpfdehnung im Grätschsitz

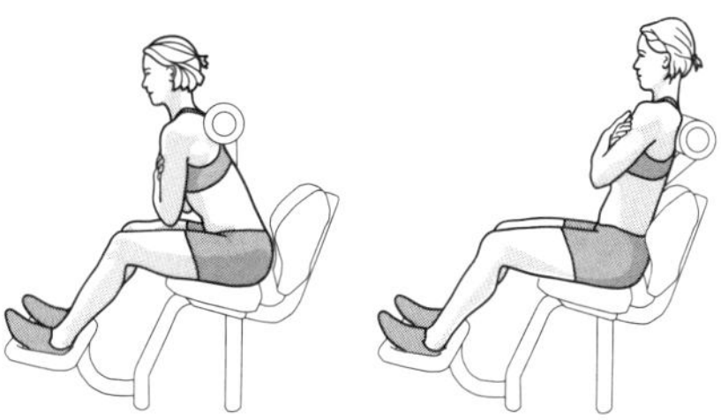

8 Rückenstrecken sitzend an der Maschine

12 Workout für mehr Beweglichkeit von Rücken und Beinen

1 2 3

Trainingsdauer: 38–64 Minuten
Trainingsziel: Verbesserung der Beweglichkeit und der Körperwahrnehmung
Zusätzliches Equipment: Schlingentrainer

	Übung	Sätze	Wdh.	Pause in Sek.	Muskelarbeit/ Frequenz	Seite
1	Oberschenkeldehnung	4	10–15	20	dynamisch/3-0-3	141
2	Beinstrecken sitzend an der Maschine	3–5	18–25	50	konzentrisch/1-0-1	126
3	Beckentwist	4	10–15	20	dynamisch/3-0-3	140
4	Hüftstreckung am Schlingentrainer	3–5	18–25	50	konzentrisch/1-0-1	129
5	Butterfly Reverse	3–5	18–25	50	konzentrisch/1-0-1	123
6	Rückenstreckung	4	10–15	20	dynamisch/3-0-3	140
7	Rückenstrecken sitzend an der Maschine	3–5	18–25	50	konzentrisch/1-0-1	129
8	Rumpfrotation am Gerät	3–5	18–25	50	konzentrisch/1-0-1	134

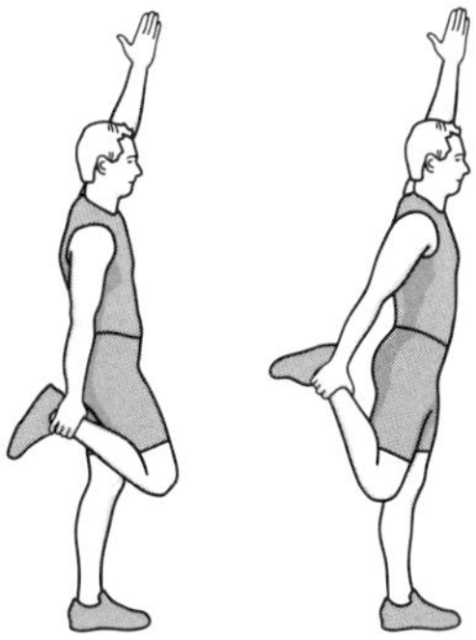

1 Oberschenkeldehnung

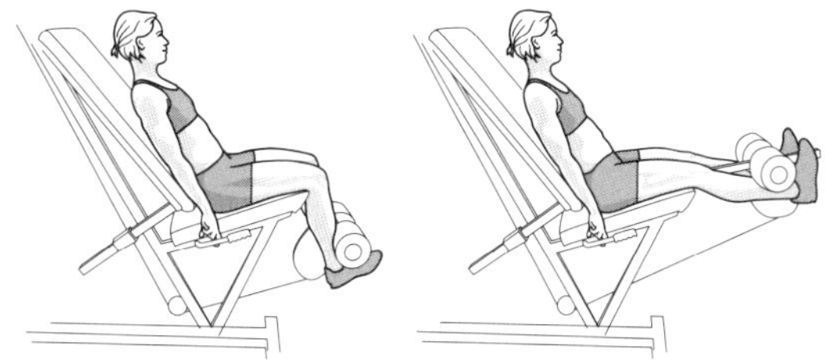

2 Beinstrecken sitzend an der Maschine

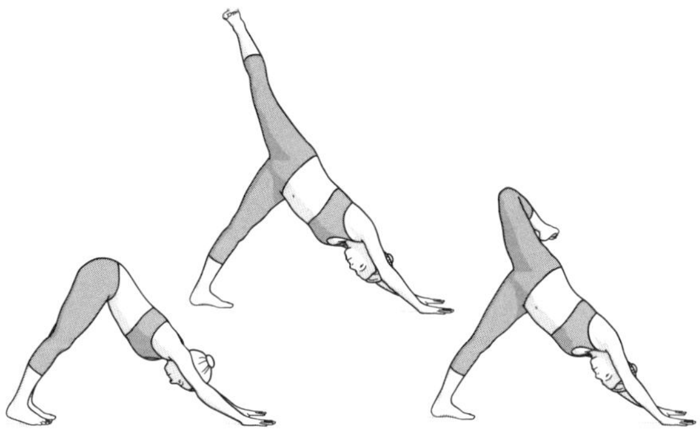

3 Beckentwist

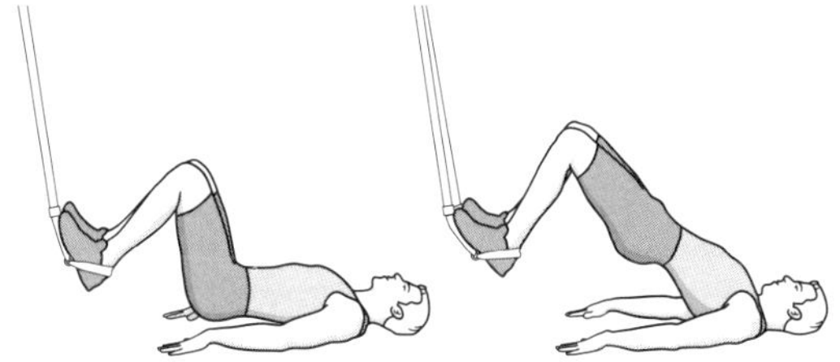

4 Hüftstreckung am Schlingentrainer

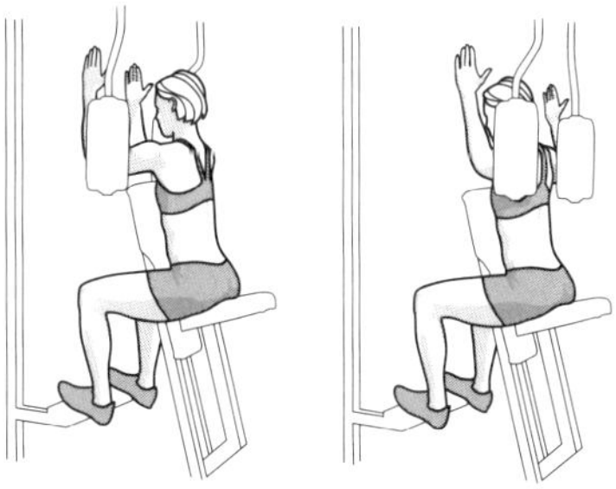

5 Butterfly Reverse

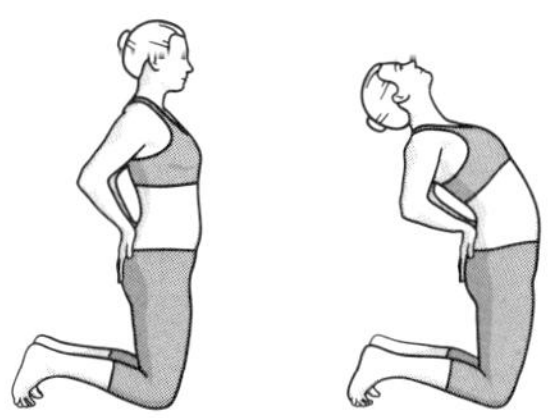

6 Rückenstreckung

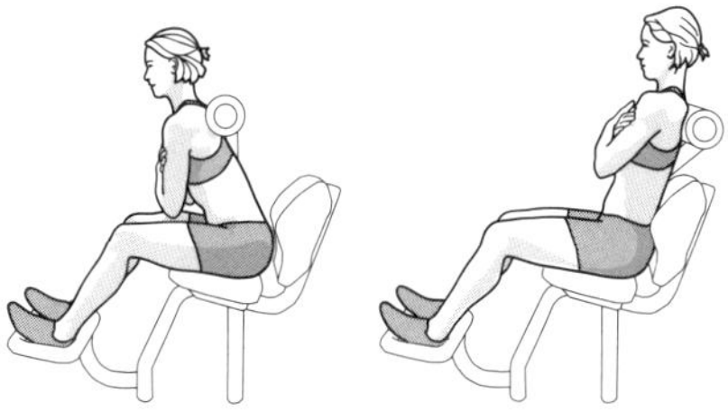

7 Rückenstrecken sitzend an der Maschine

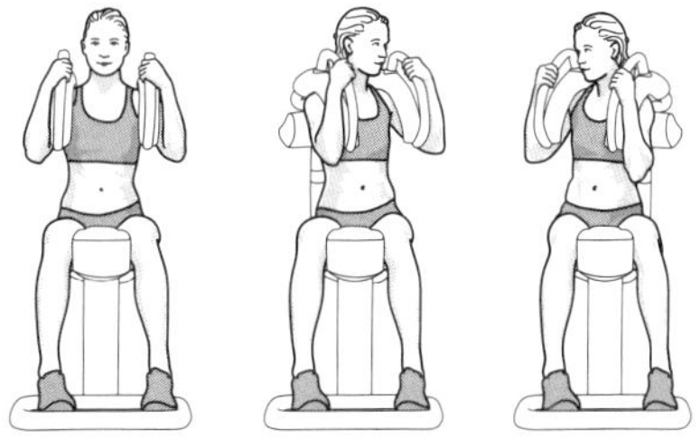

8 Rumpfrotation am Gerät

13 Ganzkörperworkout für mehr Beweglichkeit

Trainingsdauer: 43–59 Minuten
Trainingsziel: Verbesserung der Beweglichkeit und der Körperwahrnehmung

1 2 3

	Übung	Sätze	Wdh.	Pause in Sek.	Muskelarbeit/ Frequenz	Seite
1	Schultermobilisation	4	10–15	20	dynamisch/3-0-3	141
2	Rückenstreckung	4	10–15	20	dynamisch/3-0-3	140
3	Rumpfpendel	4	10–15	20	dynamisch/3-0-3	140
4	Flankendehnung im Sitzen	4	10–15	20	dynamisch/3-0-3	139
5	Rumpfdehnung im Grätschsitz	4	10–15	20	dynamisch/3-0-3	139
6	Rumpfrotation	4	10–15	20	dynamisch/3-0-3	139
7	Beckentwist	4	10–15	20	dynamisch/3-0-3	140
8	Oberschenkeldehnung	4	10–15	20	dynamisch/3-0-3	141

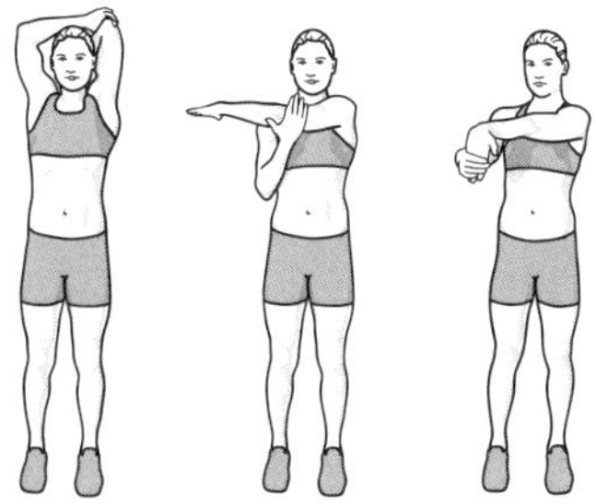

1 Schultermobilisation

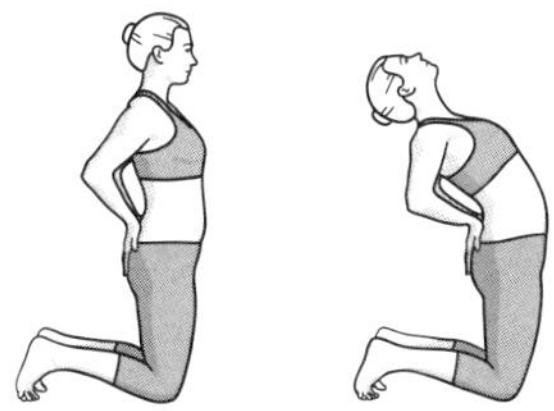

2 Rückenstreckung

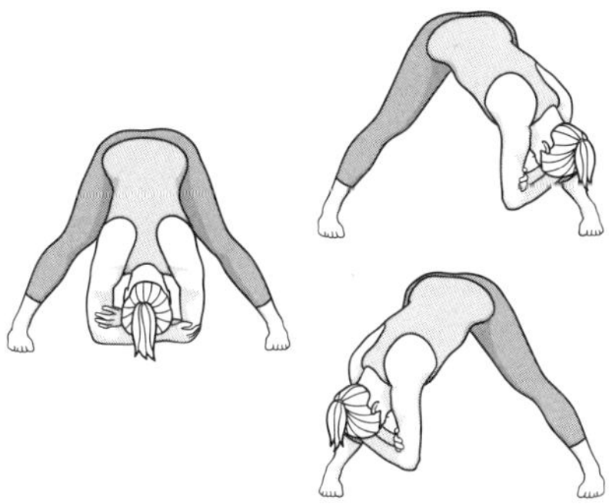

3 Rumpfpendel

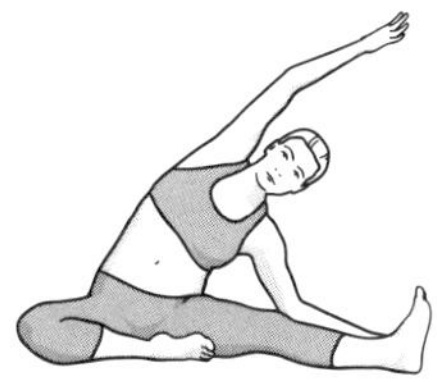

4 Flankendehnung im Sitzen

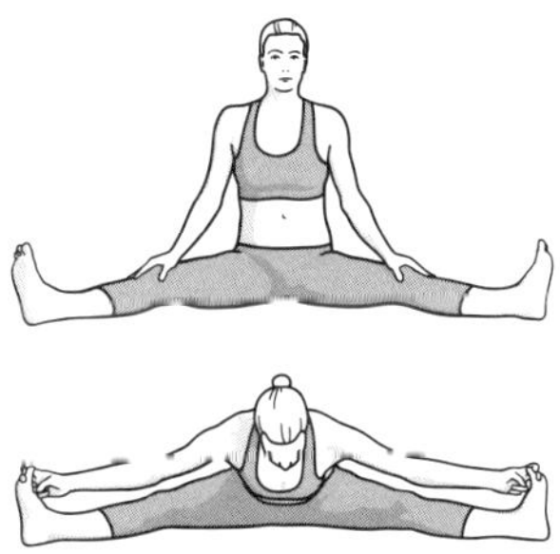

5 Rumpfdehnung im Grätschsitz

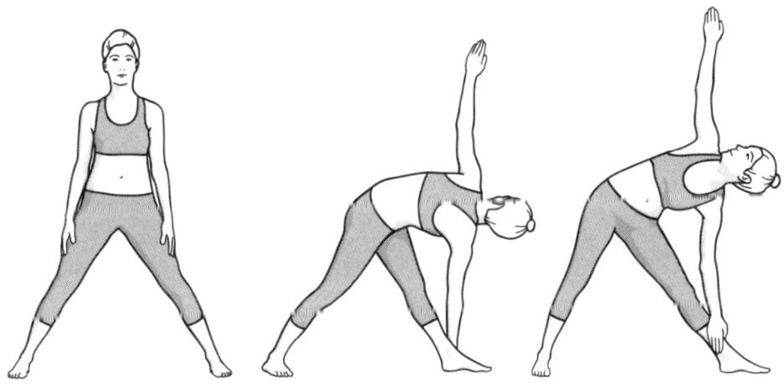

6 Rumpfrotation

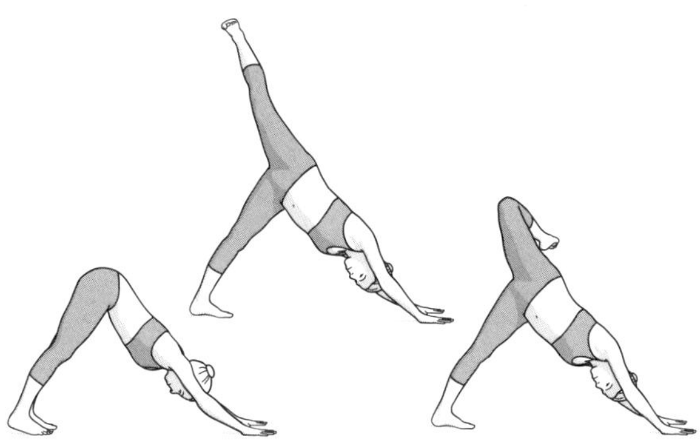

7 Beckentwist

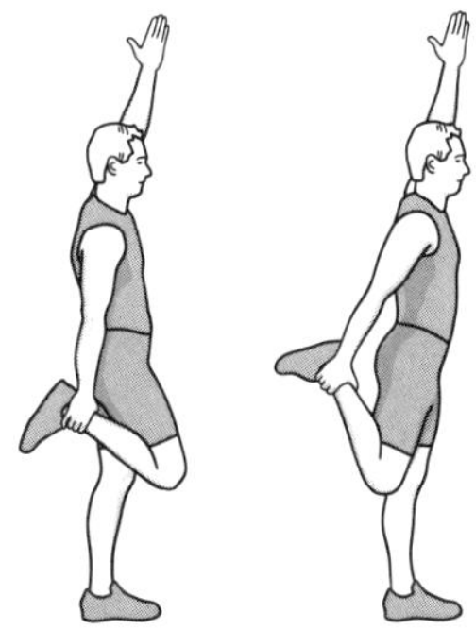

8 Oberschenkeldehnung

14 Ganzkörperworkout für eine bessere intramuskuläre Koordination

1 2 3

Trainingsdauer: 53–114 Minuten
Trainingsziel: Kraftsteigerung, Verbesserung der inter- und intramuskulären Koordination
Zusätzliches Equipment: Kurzhanteln, Langhantel, Schlingentrainer

	Übung	Sätze	Wdh.	Pause in Sek.	Muskelarbeit/ Frequenz	Seite
1	Beinpresse 45 Grad an der Maschine	3–6	8–12	90	konzentrisch/1–0–1	127
2	Wadenheben mit Kurzhanteln	3–6	8–12	90	konzentrisch/1–0–1	125
3	Trizepsdrücken	3–6	8–12	90	konzentrisch/1–0–1	131
4	Seitheben mit Kurzhanteln	3–6	8–12	90	konzentrisch/1–0–1	120
5	Latzug hinter den Kopf	3–6	8–12	90	konzentrisch/1–0–1	122
6	Split-Kniebeuge mit Langhantel	3–6	8–12	90	konzentrisch/1–0–1	128
7	Bizeps-Curl mit Langhantel	3–6	8–12	90	konzentrisch/1–0–1	133
8	Diagonaler Crunch	3–6	8–12	90	konzentrisch/1–0–1	134
9	Fliegende mit Kurzhanteln auf der Schrägbank	3–6	8–12	90	konzentrisch/1–0–1	137
10	Flachbankdrücken mit Langhantel	3–6	8–12	90	konzentrisch/1–0–1	138

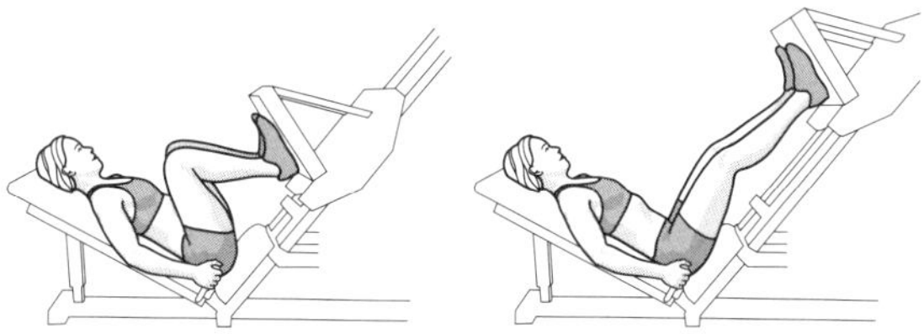

1 Beinpresse 45 Grad an der Maschine

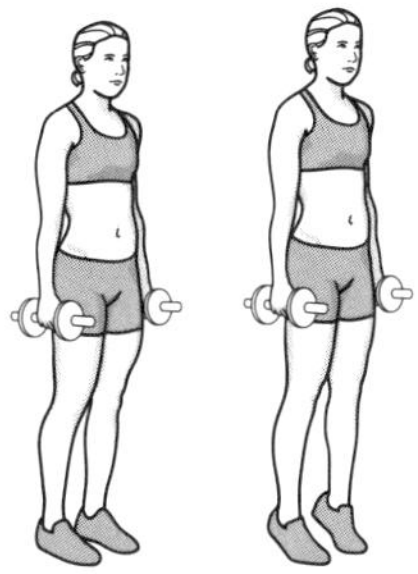

2 Wadenheben mit Kurzhanteln

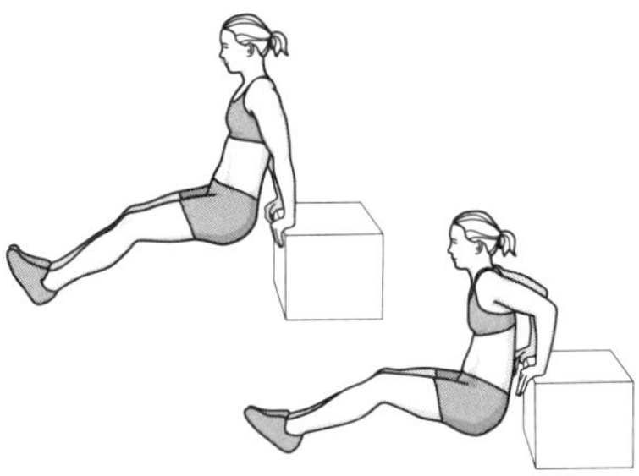

3 Trizepsdrücken

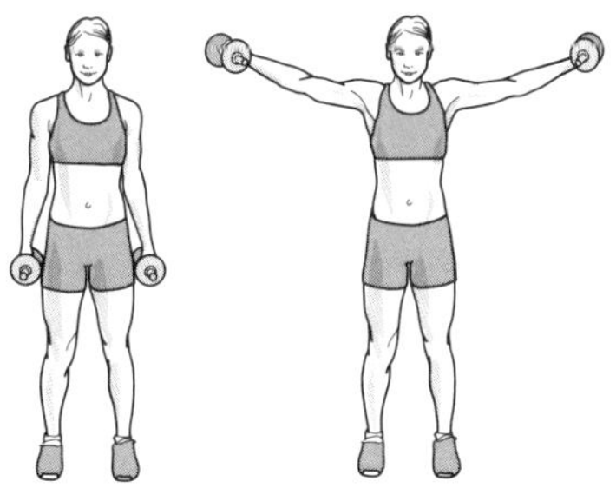

4 Seitheben mit Kurzhanteln

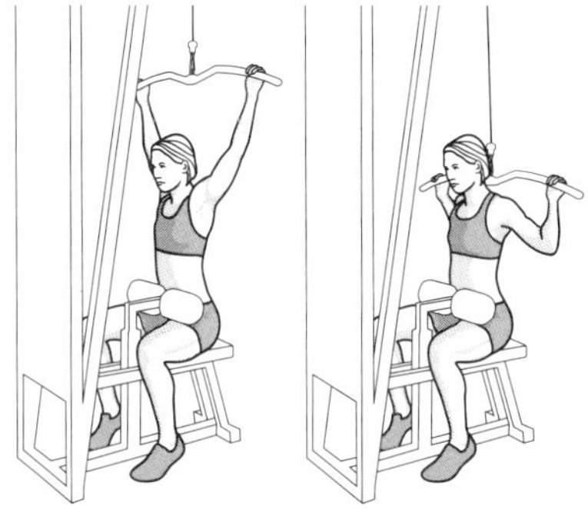

5 Latzug hinter den Kopf

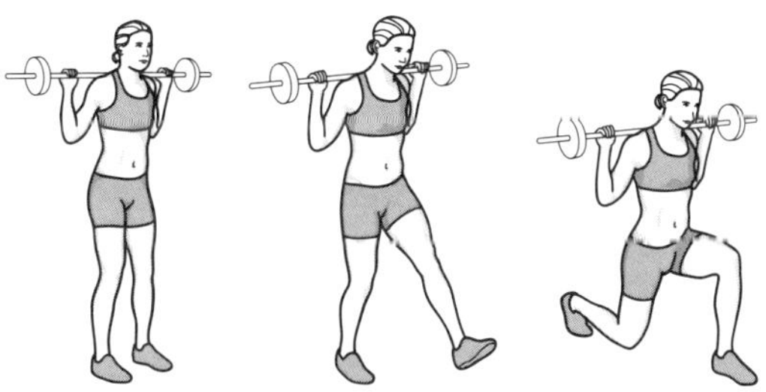

6 Split-Kniebeuge mit Langhantel

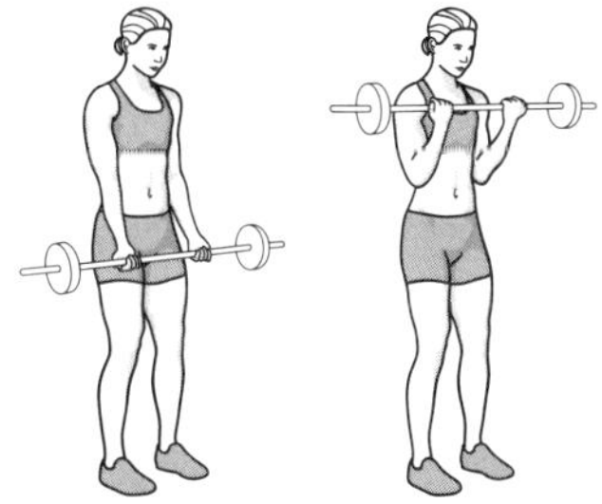

7 Bizeps-Curl mit Langhantel

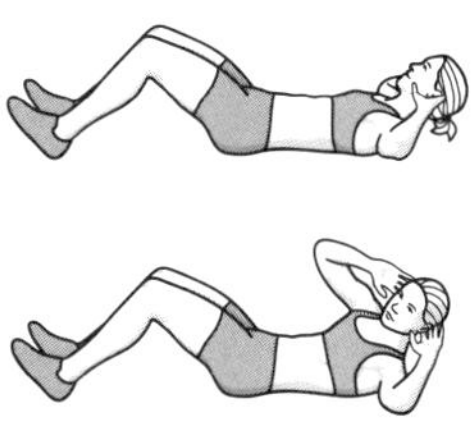

8 Diagonaler Crunch

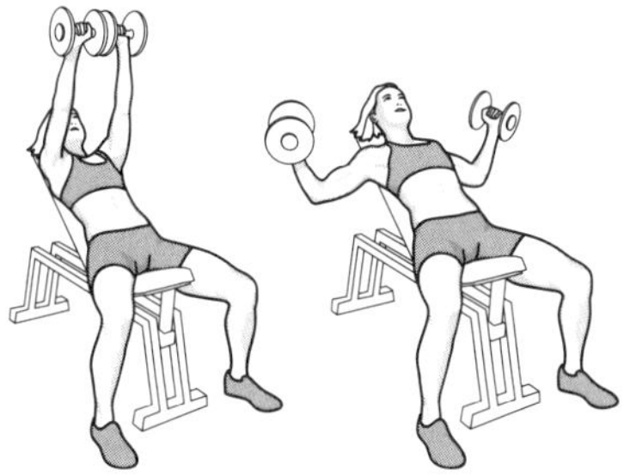

9 Fliegende mit Kurzhanteln auf der Schrägbank

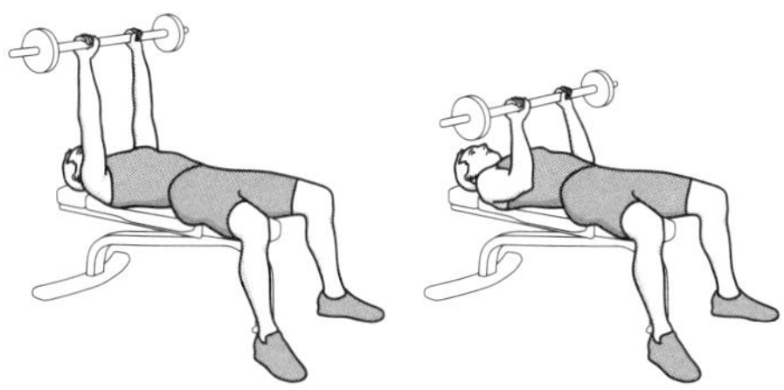

10 Flachbankdrücken mit Langhantel

15 Ganzkörperworkout für mehr Schnellkraft

Trainingsdauer: 65–135 Minuten
Trainingsziel: Verbesserung der Schnellkraft und der Bewegungskontrolle
Zusätzliches Equipment: Kurzhanteln, Schlingentrainer

1 2 3

	Übung	Sätze	Wdh.	Pause in Sek.	Muskelarbeit/ Frequenz	Seite
1	Butterfly	3–6	10–15	120	konzentrisch/0,5–0–0,5	137
2	Brustdrücken am Gerät	3–6	10–15	120	konzentrisch/0,5–0–0,5	137
3	Bergsteiger in der Schlinge	3–6	10–15	120	konzentrisch/0,5–0–0,5	135
4	Trizepsdrücken am Seilzug	3–6	10–15	120	konzentrisch/0,5–0–0,5	133
5	Einarmiges Rudern in Liegestützposition	3–6	10–15	120	konzentrisch/0,5–0–0,5	131
6	Rückenstrecken am Gerät	3–6	10–15	120	konzentrisch/0,5–0–0,5	129
7	Abduktion an der Maschine	3–6	10–15	120	konzentrisch/0,5–0–0,5	127
8	Beinstrecken sitzend an der Maschine	3–6	10–15	120	konzentrisch/0,5–0–0,5	126
9	Latzug vor den Kopf	3–6	10–15	120	konzentrisch/0,5–0–0,5	122
10	Einarmiges Kurzhantelrudern im Stehen	3–6	10–15	120	konzentrisch/0,5–0–0,5	121

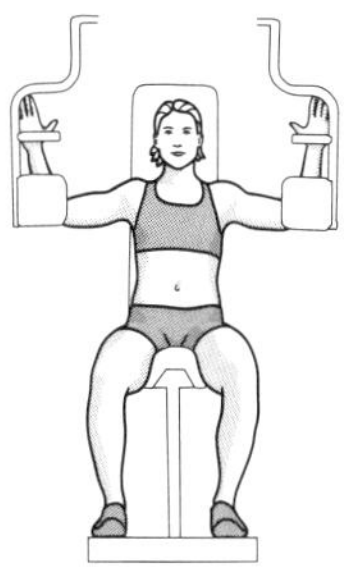

1 Butterfly

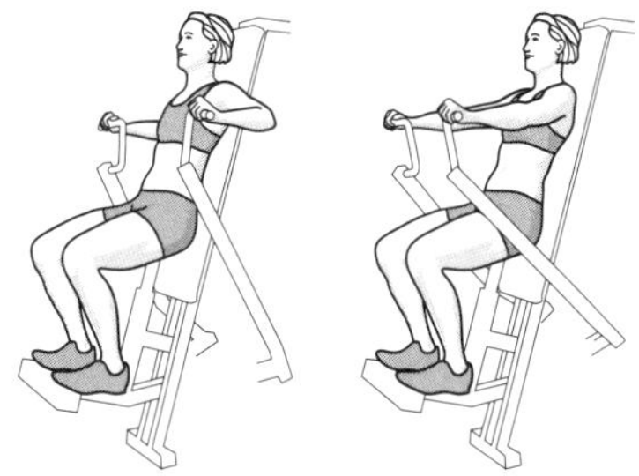

2 Brustdrücken am Gerät

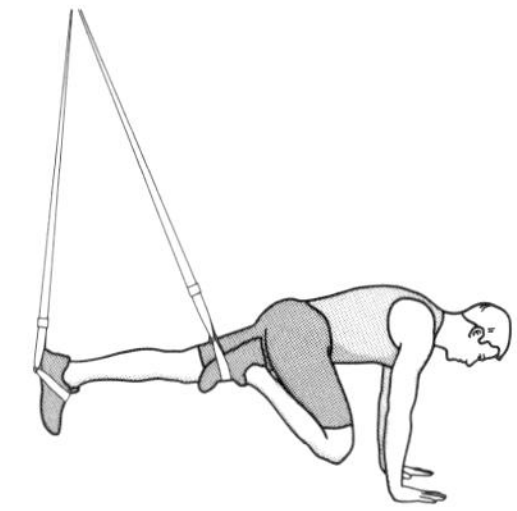

3 Bergsteiger in der Schlinge

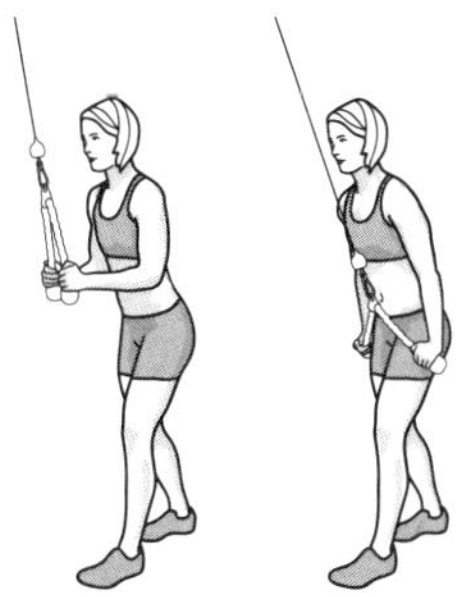

4 Trizepsdrücken am Seilzug

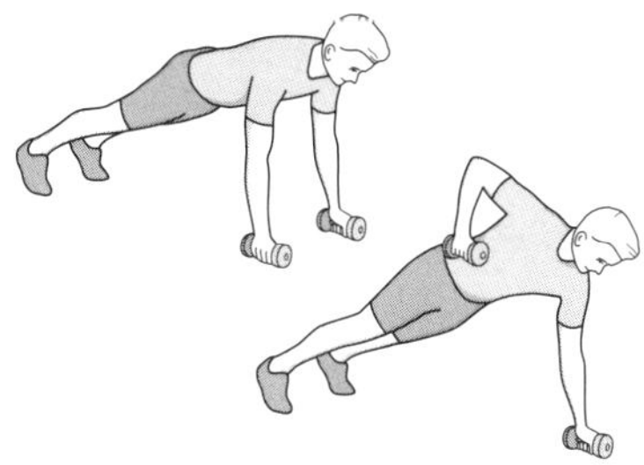

5 Einarmiges Rudern in Liegestützposition

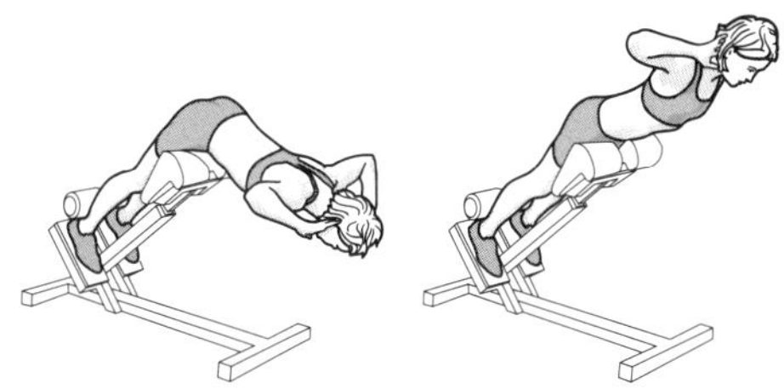

6 Rückenstrecken am Gerät

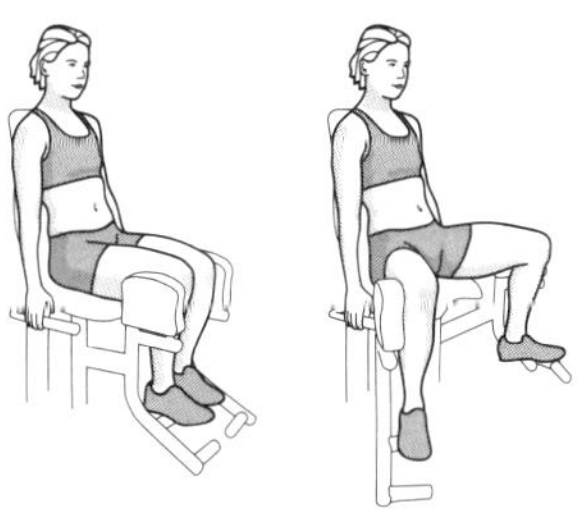

7 Abduktion an der Maschine

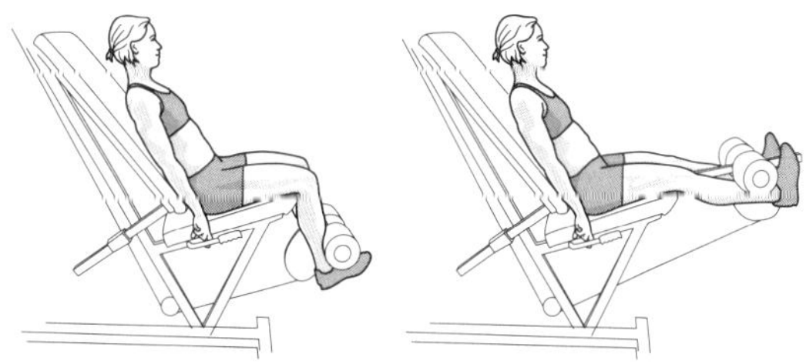

8 Beinstrecken sitzend an der Maschine

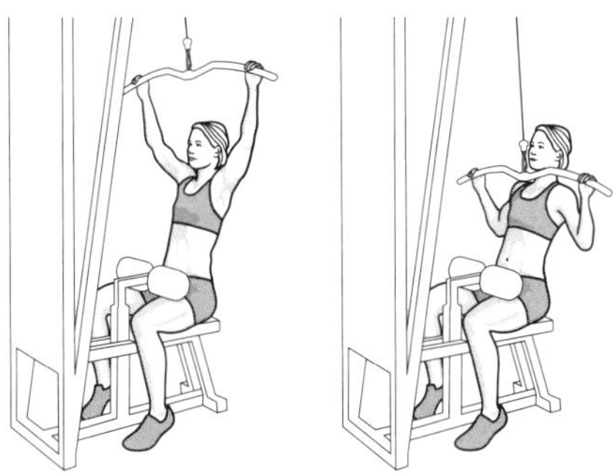

9 Latzug vor den Kopf

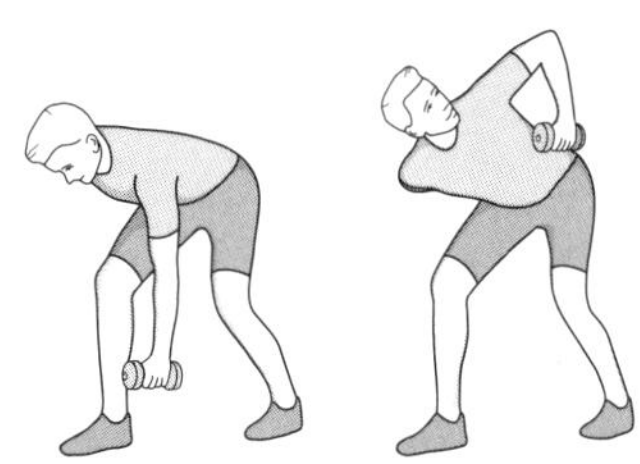

10 Einarmiges Kurzhantelrudern im Stehen

16 Workout für einen beweglicheren Brustkorb

Trainingsdauer: 46–101 Minuten
Trainingsziel: Beweglichkeitsverbesserung des Brustkorbes, Steigerung der Elastizität
Zusätzliches Equipment: Kurzhanteln

1 2 3

	Übung	Sätze	Wdh.	Pause in Sek.	Muskelarbeit/ Frequenz	Seite
1	Rumpfrotation am Gerät	3–6	12–18	90	konzentrisch/1–0–1	134
2	Einarmiges Kurzhantelrudern im Stehen	3–6	12–18	90	konzentrisch/1–0–1	121
3	Flankendehnung im Sitzen	3–6	12–18	90	konzentrisch/1–0–1	139
4	Rückenstrecken am Gerät	3–6	12–18	90	konzentrisch/1–0–1	129
5	Überzug	3–6	12–18	90	konzentrisch/1–0–1	136
6	Rumpfrotation	3–6	12–18	90	konzentrisch/1–0–1	139
7	Schulterdrücken mit Kurzhanteln	3–6	12–18	90	konzentrisch/1–0–1	120
8	Brustdrücken mit Kurzhanteln im Liegen	3–6	12–18	90	konzentrisch/1–0–1	136

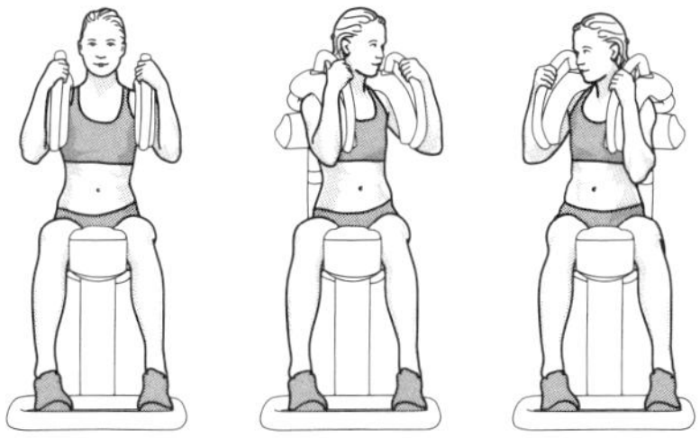

1 Rumpfrotation am Gerät

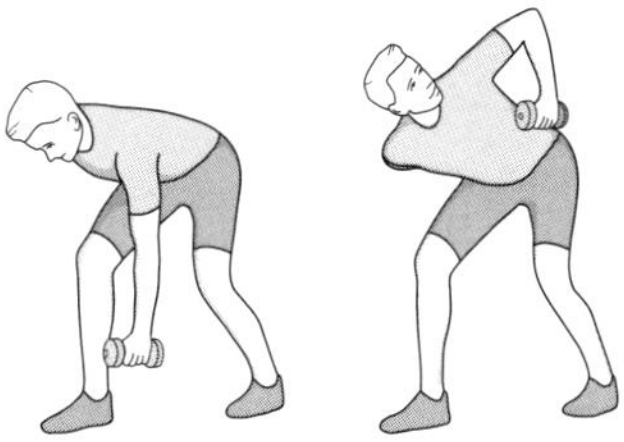

2 Einarmiges Kurzhantelrudern im Stehen

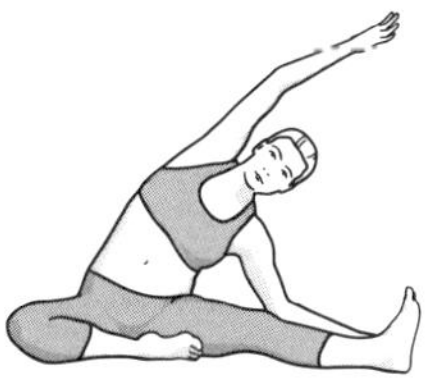

3 Flankendehnung im Sitzen

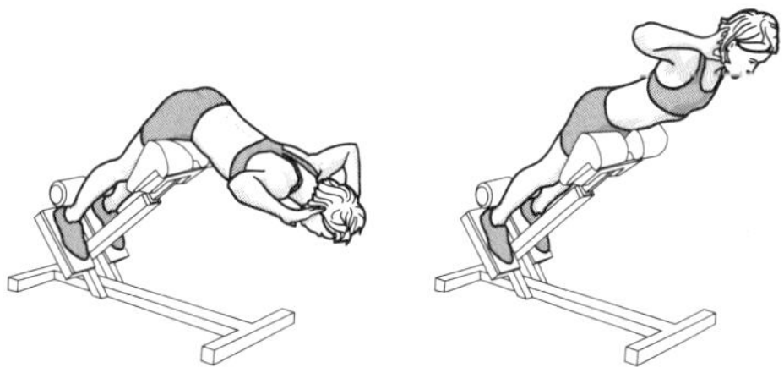

4 Rückenstrecken am Gerät

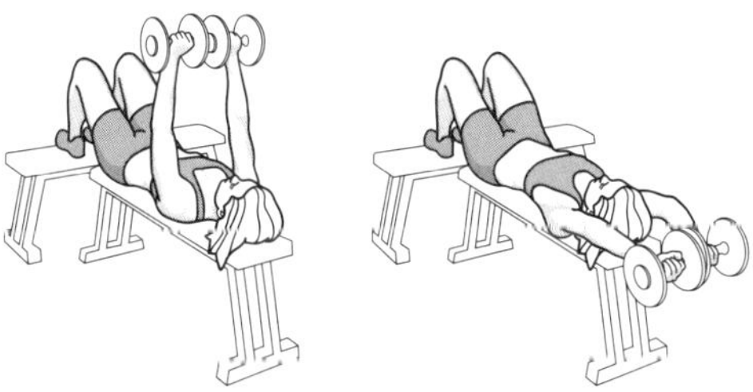

5 Überzug

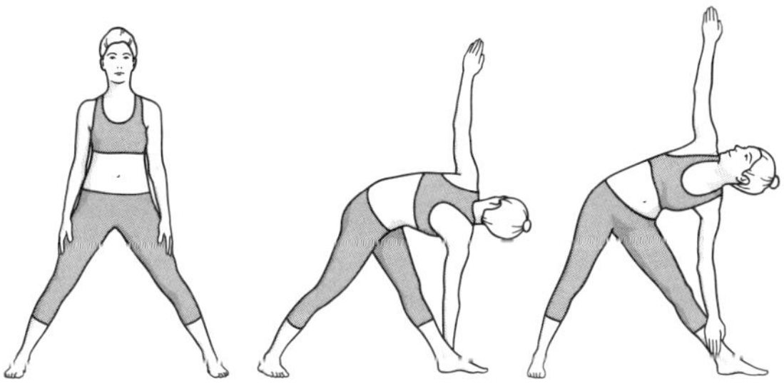

6 Rumpfrotation

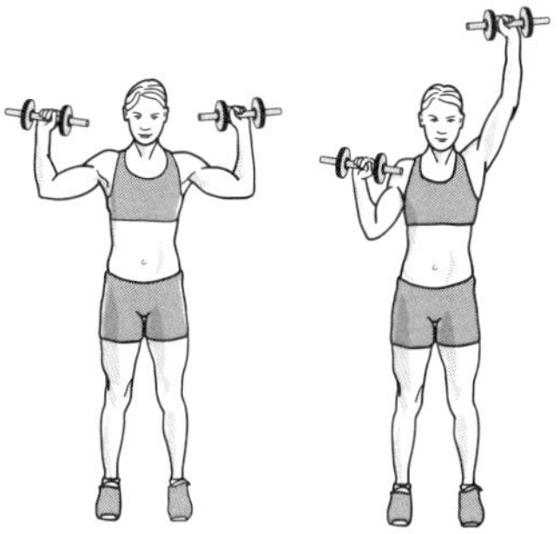

7 Schulterdrücken mit Kurzhanteln

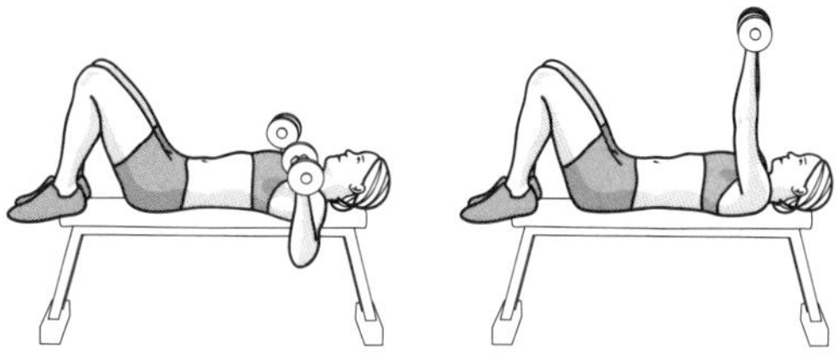

8 Brustdrücken mit Kurzhanteln im Liegen

17 Workout gegen Schulterschmerzen

1 2 3

Trainingsdauer: 23–36 Minuten
Trainingsziel: Kraft- und Beweglichkeitsverbesserung, Überlagerung von Schmerzreizen
Zusätzliches Equipment: Kurzhanteln, Langhantel, Schlingentrainer

	Übung	Sätze	Wdh.	Pause in Sek.	Muskelarbeit/ Frequenz	Seite
1	Brustdrücken am Gerät	3–4	8–15	60	konzentrisch/1–0–1	137
2	Butterfly	3–4	8–15	60	konzentrisch/1–0–1	137
3	Frontheben im Stehen	3–4	8–15	60	konzentrisch/1–0–1	121
4	Einarmiges Kurzhantelrudern im Stehen	3–4	8–15	60	konzentrisch/1–0–1	121
5	Bizeps-Curl mit Kurzhanteln	3–4	8–15	60	konzentrisch/1–0–1	132
6	Rudern am Gerät	3–4	8–15	60	konzentrisch/1–0–1	122

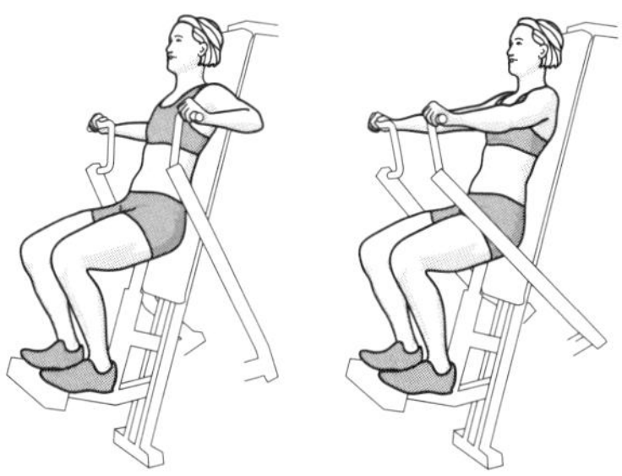

1 Brustdrücken am Gerät

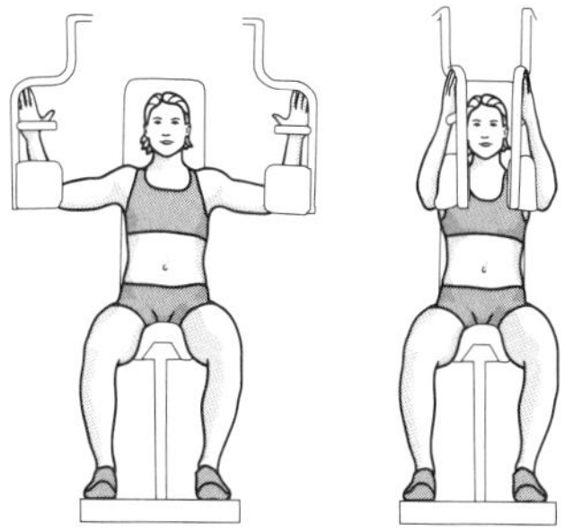

2 Butterfly

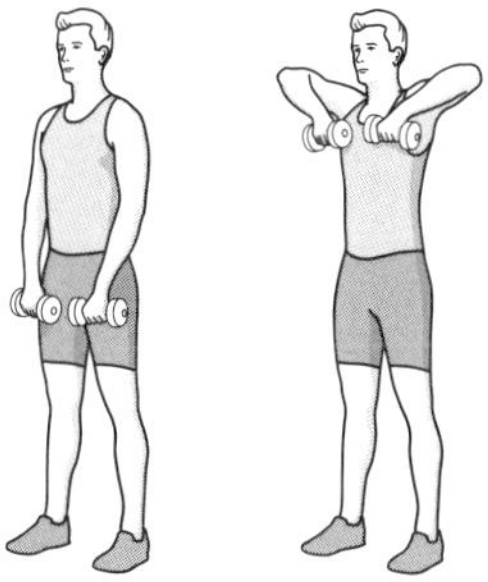

3 Frontheben im Stehen

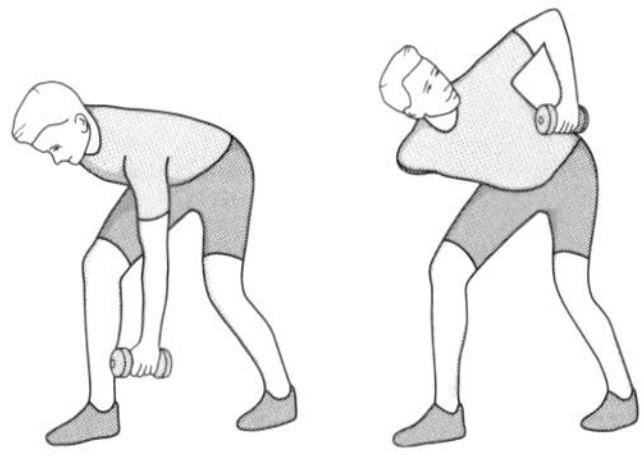

4 Einarmiges Kurzhantelrudern im Stehen

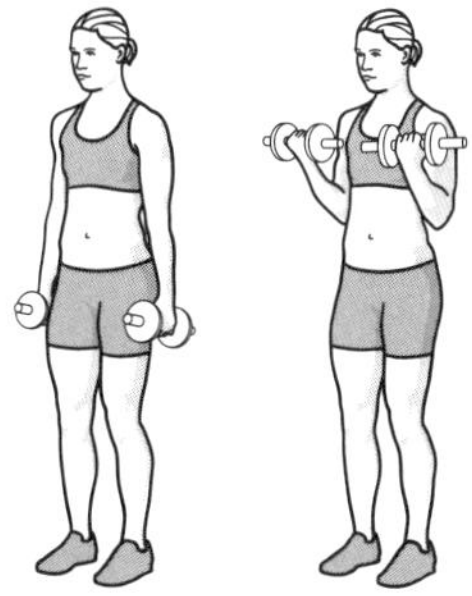

5 Bizeps-Curl mit Kurzhanteln

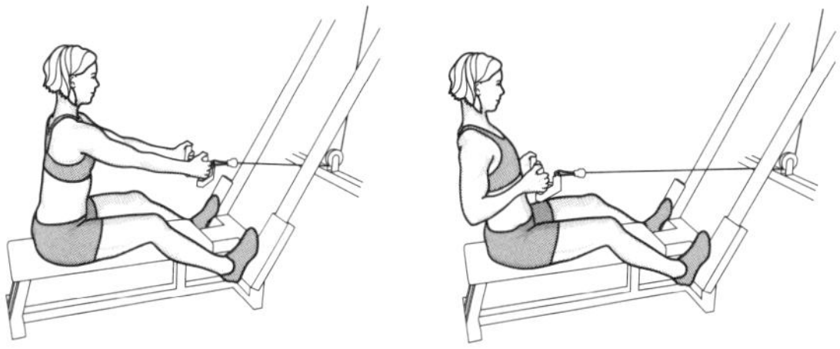

6 Rudern am Gerät

18 Workout gegen Rückenschmerzen

Trainingsdauer: 38–76 Minuten
Trainingsziel: Kraft- und Beweglichkeitsverbesserung, Überlagerung von Schmerzreizen
Zusätzliches Equipment: Kurzhanteln, Langhantel

1 2 3

	Übung	Sätze	Wdh.	Pause in Sek.	Muskelarbeit/ Frequenz	Seite
1	Bizeps-Curl mit Langhantel	3–6	8–15	90	konzentrisch/1-0-1	133
2	Bizeps-Curl mit Kurzhanteln	3–6	8–15	90	konzentrisch/1-0-1	132
3	Rudern am Gerät	3–6	8–15	90	konzentrisch/1-0-1	122
4	Latzug hinter den Kopf	2–4	8–15	90	konzentrisch/1-0-1	122
5	Beinpresse 45 Grad an der Maschine	3–6	8–15	90	konzentrisch/1-0-1	127
6	Abduktion an der Maschine	3–6	8–15	90	konzentrisch/1-0-1	127
7	Kreuzheben mit Langhantel	2	8–15	90	konzentrisch/1-0-1	129
8	Rückenstreckung	2	8–15	90	konzentrisch/1-0-1	140

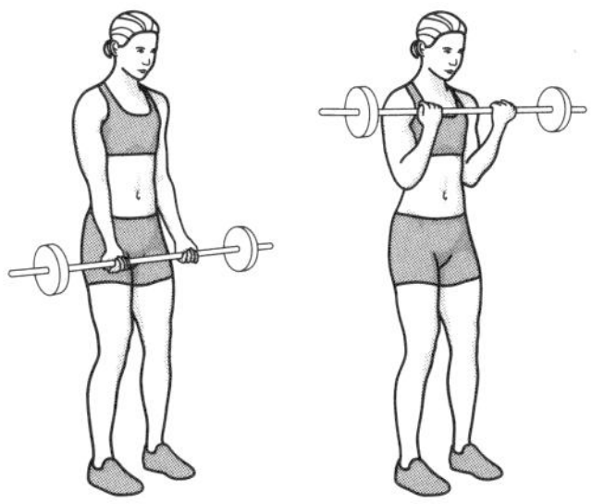

1 Bizeps-Curl mit Langhantel

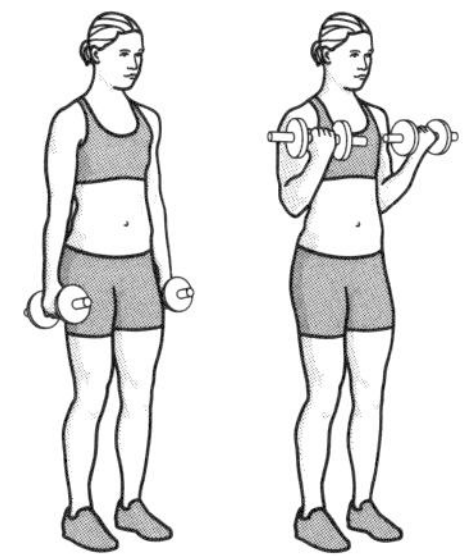

2 Bizeps-Curl mit Kurzhanteln

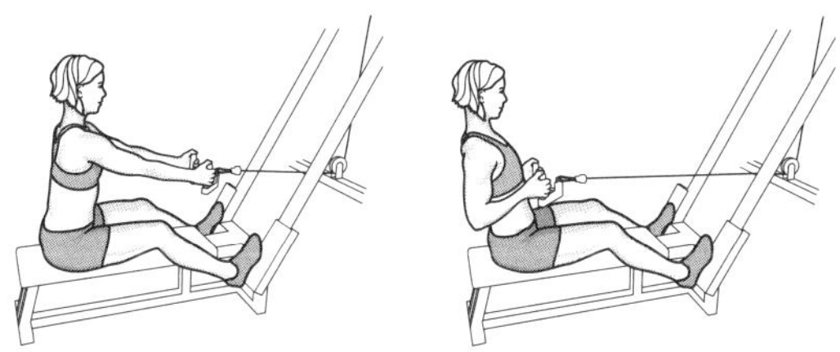

3 Rudern am Gerät

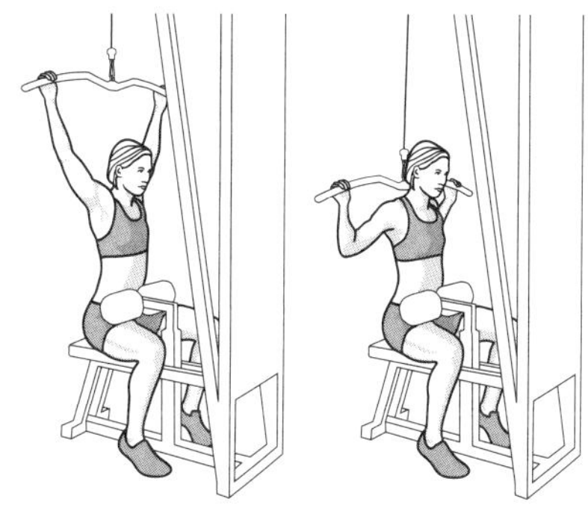

4 Latzug hinter den Kopf

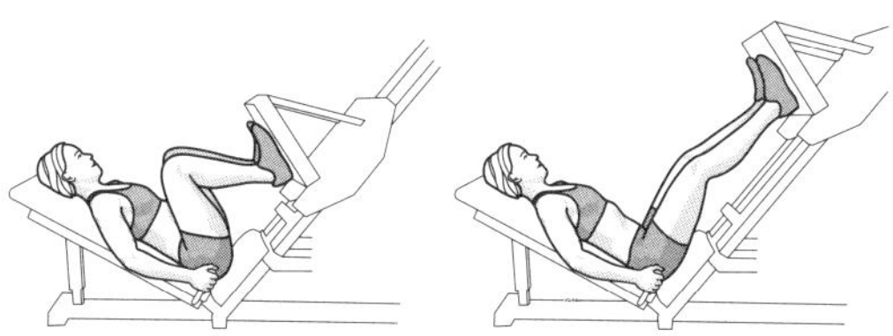

5 Beinpresse 45 Grad an der Maschine

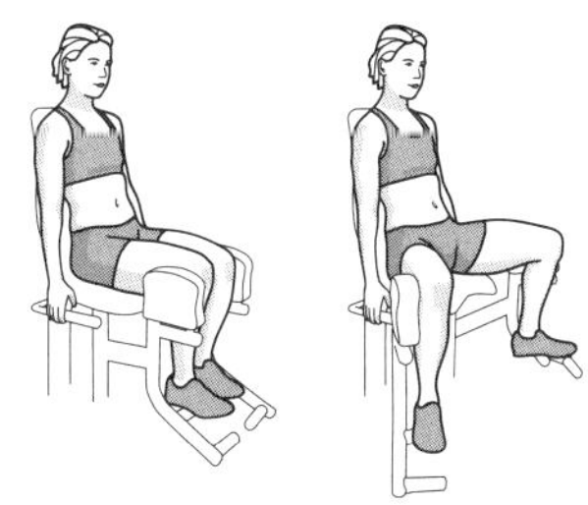

6 Abduktion an der Maschine

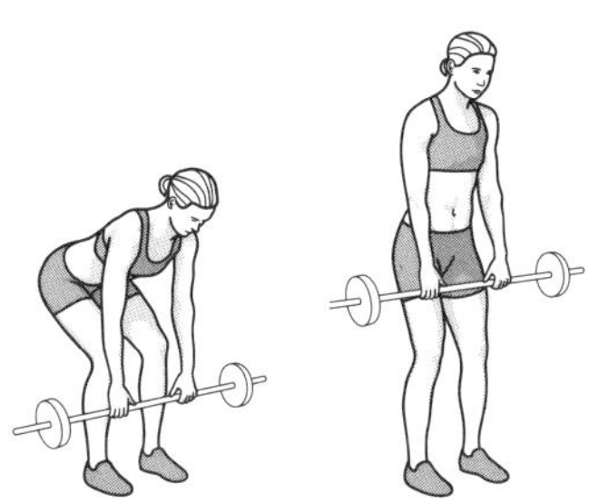

7 Kreuzheben mit Langhantel

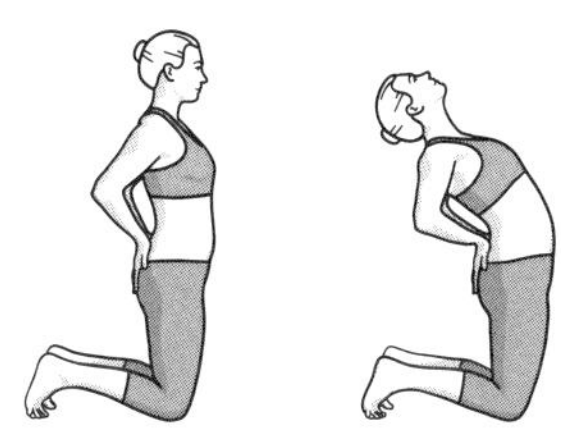

8 Rückenstreckung

19 Workout gegen Nackenverspannung

Trainingsdauer: 26–58 Minuten
Trainingsziel: Kraft- und Beweglichkeitsverbesserung, Überlagerung von Schmerzreizen
Zusätzliches Equipment: Kurzhanteln

1 2 3

	Übung	Sätze	Wdh.	Pause in Sek.	Muskelarbeit/ Frequenz	Seite
1	Frontheben im Stehen	3–6	12–18	60	konzentrisch/1–0–1	121
2	Schulterdrücken mit Kurzhanteln	3–6	12–18	60	konzentrisch/1–0–1	120
3	Butterfly Reverse	3–6	12–18	60	konzentrisch/1–0–1	123
4	Schultermobilisation	3–6	12–18	60	konzentrisch/1–0–1	141
5	Einarmiges Trizepsdrücken mit Kurzhantel	3–6	12–18	60	konzentrisch/1–0–1	131
6	Latzug vor den Kopf	3–6	12–18	60	konzentrisch/1–0–1	122

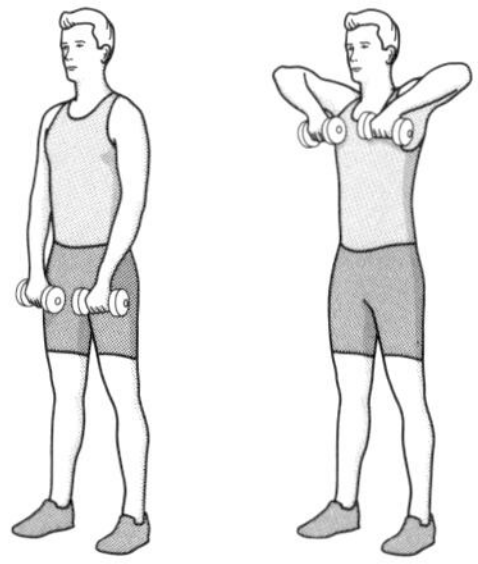

1 Frontheben im Stehen

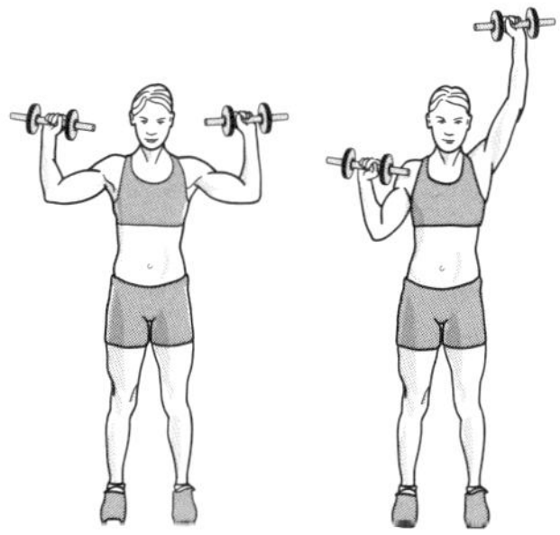

2 Schulterdrücken mit Kurzhanteln

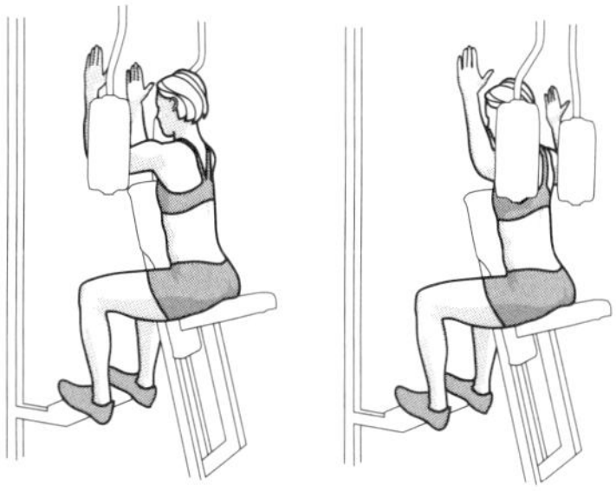

3 Butterfly Reverse

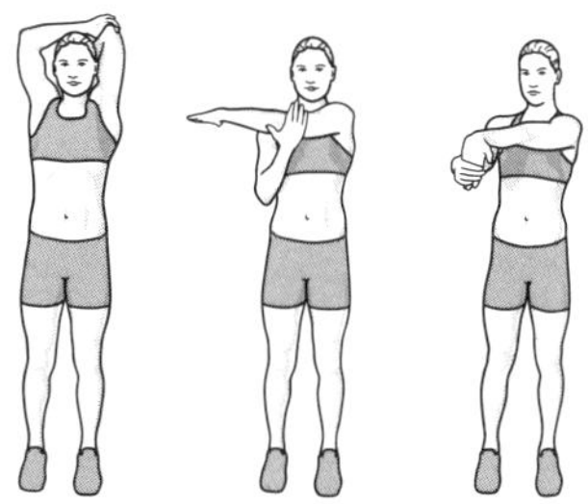

4 Schultermobilisation

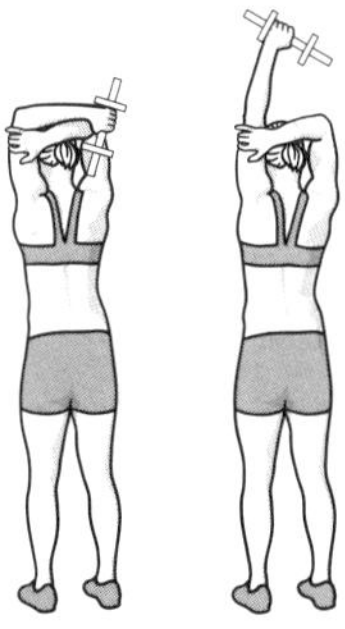

5 Einarmiges Trizepsdrücken mit Kurzhantel

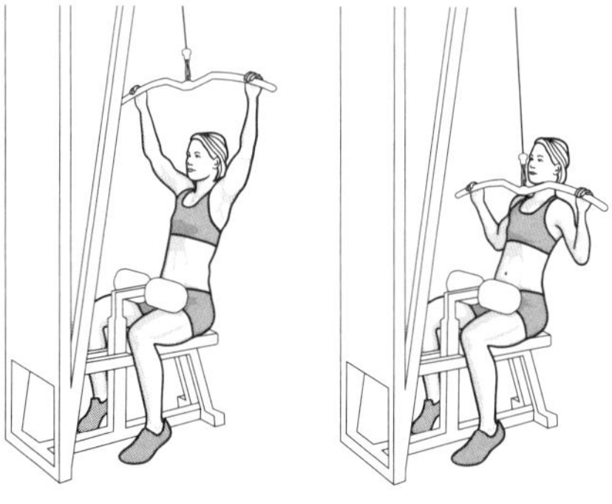

6 Latzug vor den Kopf

20 Workout gegen Knieschmerzen

Trainingsdauer: 46–68 Minuten
Trainingsziel: Kraft- und Beweglichkeitsverbesserung, Überlagerung von Schmerzreizen
Zusätzliches Equipment: Kurzhanteln, Langhantel, Schlingentrainer

1 2 3

	Übung	Sätze	Wdh.	Pause in Sek.	Muskelarbeit/ Frequenz	Seite
1	Beinstrecken sitzend an der Maschine	3–4	12–18	90	konzentrisch/1–0–1	126
2	Oberschenkeldehnung	3–4	12–18	90	konzentrisch/1–0–1	141
3	Adduktion an der Maschine	3–4	12–18	90	konzentrisch/1–0–1	127
4	Split-Kniebeuge mit Langhantel	3–4	12–18	90	konzentrisch/1–0–1	128
5	Rückenstreckung	3–4	12–18	90	konzentrisch/1–0–1	140
6	Beinbeugen liegend an der Maschine	3–4	12–18	90	konzentrisch/1–0–1	126
7	Bergsteiger in der Schlinge	3–4	12–18	90	konzentrisch/1–0–1	135
8	Wadenheben mit Kurzhanteln	3–4	12–18	90	konzentrisch/1–0–1	125

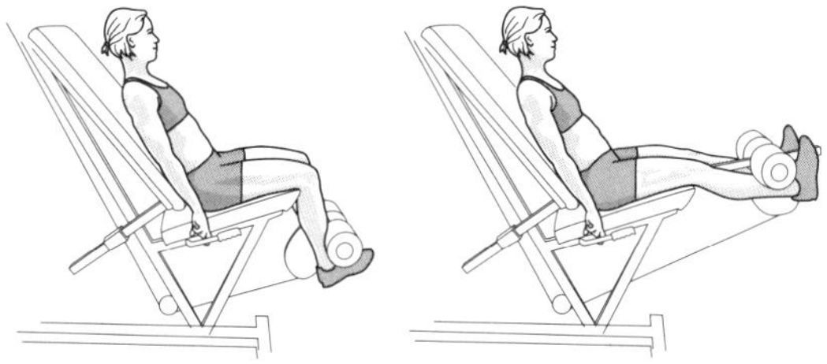

1 Beinstrecken sitzend an der Maschine

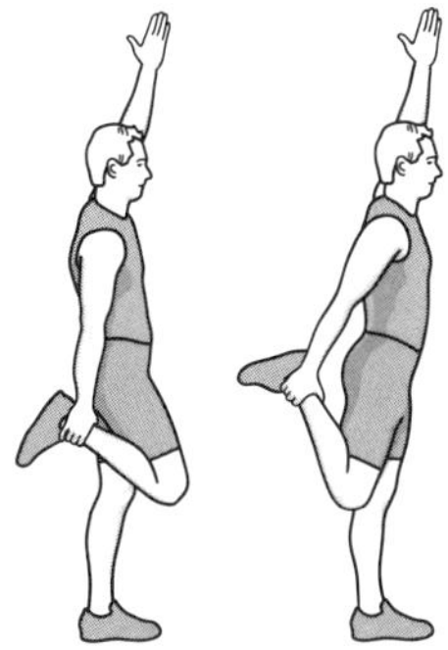

2 Oberschenkeldehnung

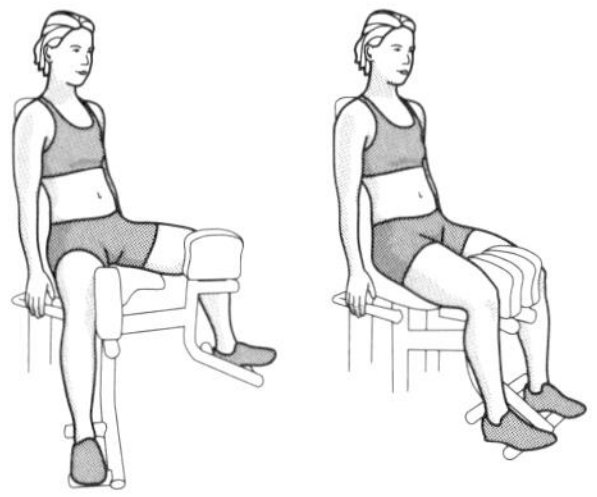

3 Adduktion an der Maschine

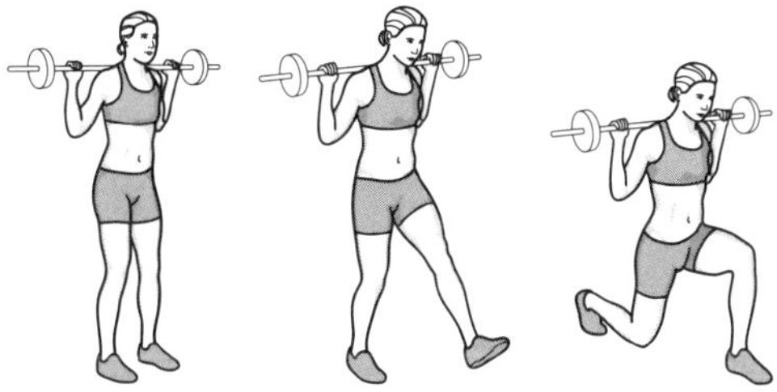

4 Split-Kniebeuge mit Langhantel

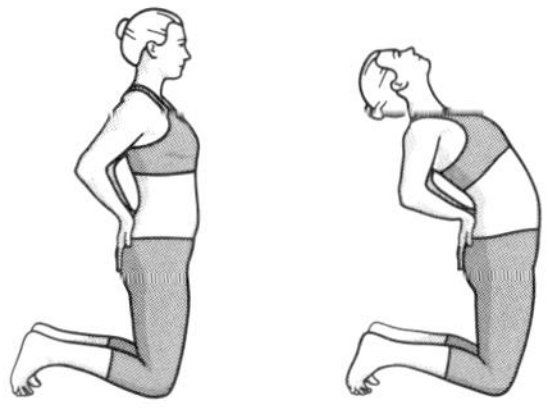

5 Rückenstreckung

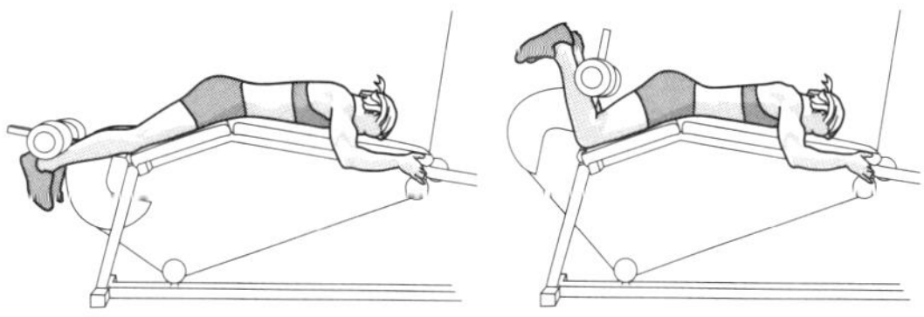

6 Beinbeugen liegend an der Maschine

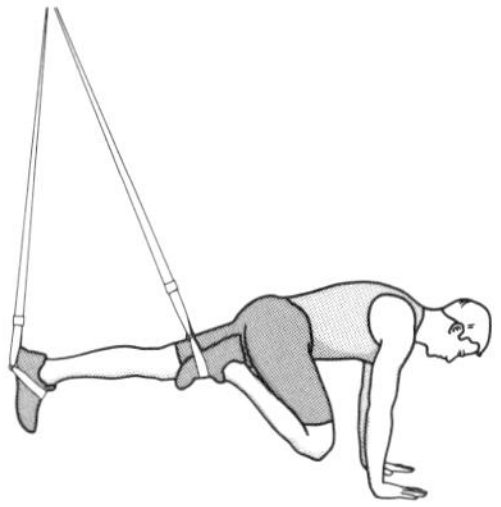

7 Bergsteiger in der Schlinge

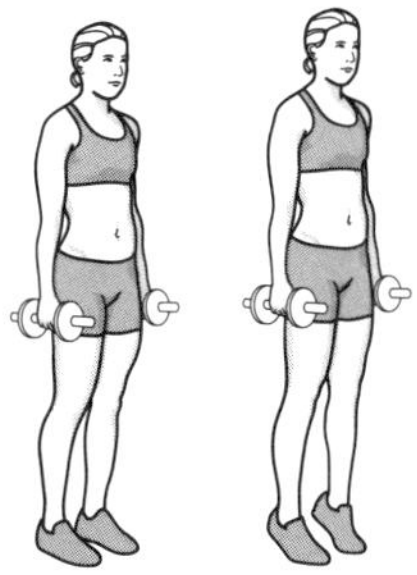

8 Wadenheben mit Kurzhanteln

21 Ganzkörperworkout mit Kurzhanteln

Trainingsdauer: 38–87 Minuten
Trainingsziel: Kraftsteigerung, Bewegungskontrolle verbessern
Zusätzliches Equipment: Kurzhanteln

1 **2** 3

	Übung	Sätze	Wdh.	Pause in Sek.	Muskelarbeit/ Frequenz	Seite
1	Einarmiges Trizepsdrücken mit Kurzhantel	3–6	8–12	60	exzentrisch/1–0–2	131
2	Einarmiges Rudern in Liegestützposition	3–6	8–12	60	exzentrisch/1–0–2	131
3	Schulterdrücken mit Kurzhanteln	3–6	8–12	60	exzentrisch/1–0–2	120
4	Vorgebeugtes Seitheben mit Kurzhanteln	3–6	8–12	60	exzentrisch/1–0–2	120
5	Erhöhte einbeinige Kniebeuge mit Kurzhanteln	3–6	8–12	60	exzentrisch/1–0–2	125
6	Wadenheben mit Kurzhanteln	3–6	8–12	60	exzentrisch/1–0–2	125
7	Brustdrücken mit Kurzhanteln im Liegen	3–6	8–12	60	exzentrisch/1–0–2	136
8	Seitheben mit Kurzhanteln	3–6	8–12	60	exzentrisch/1–0–2	120
9	Frontheben mit Kurzhanteln	3–6	8–12	60	exzentrisch/1–0–2	120

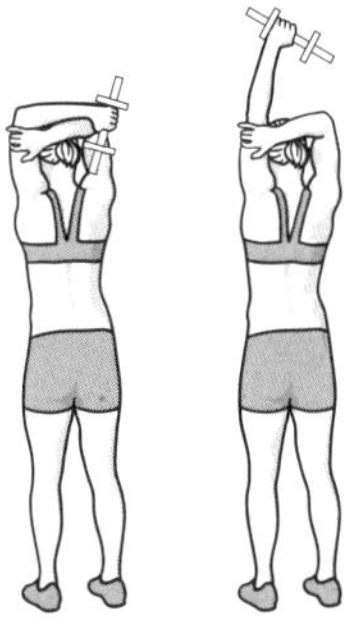

1 Einarmiges Trizepsdrücken mit Kurzhantel

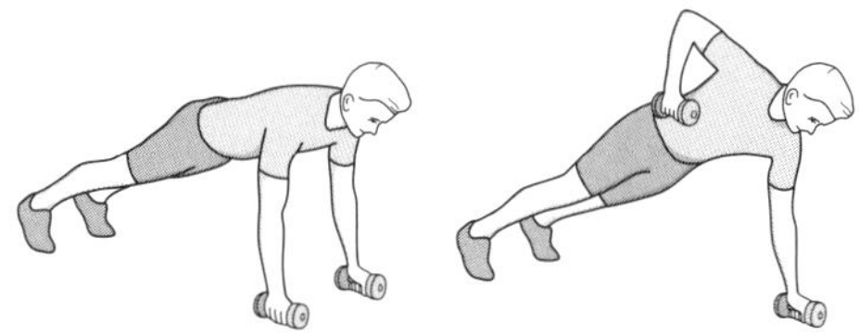

2 Einarmiges Rudern in Liegestützposition

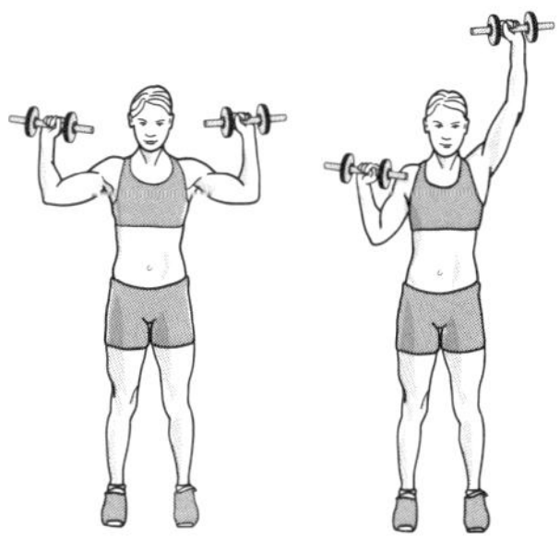

3 Schulterdrücken mit Kurzhanteln

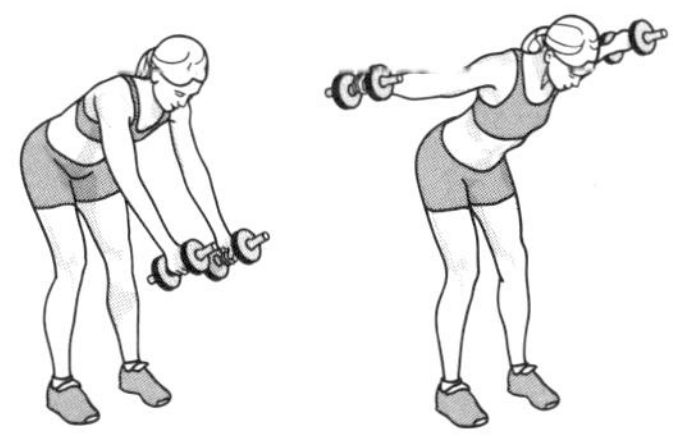

4 Vorgebeugtes Seitheben mit Kurzhanteln

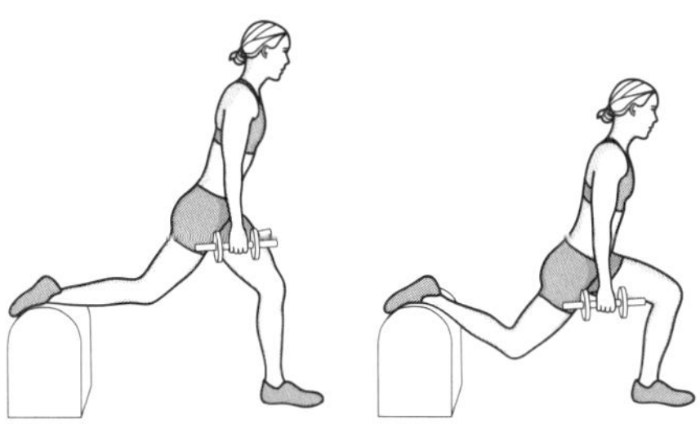

5 Erhöhte einbeinige Kniebeuge mit Kurzhanteln

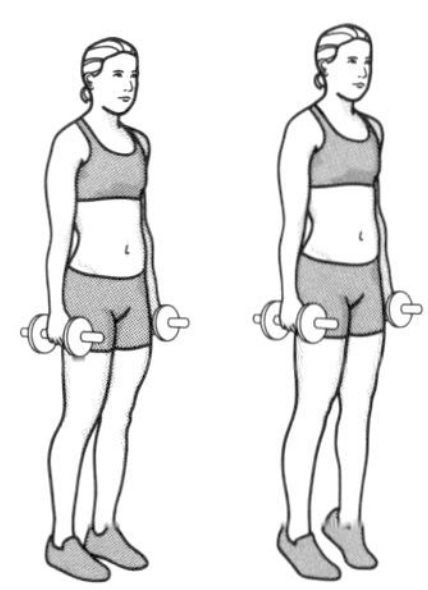

6 Wadenheben mit Kurzhanteln

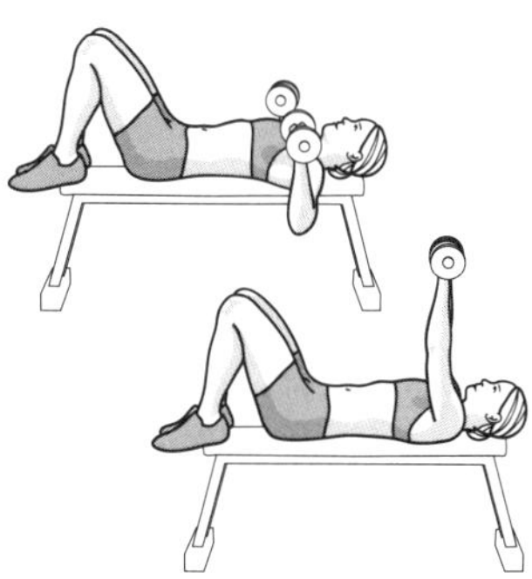

7 Brustdrücken mit Kurzhanteln im Liegen

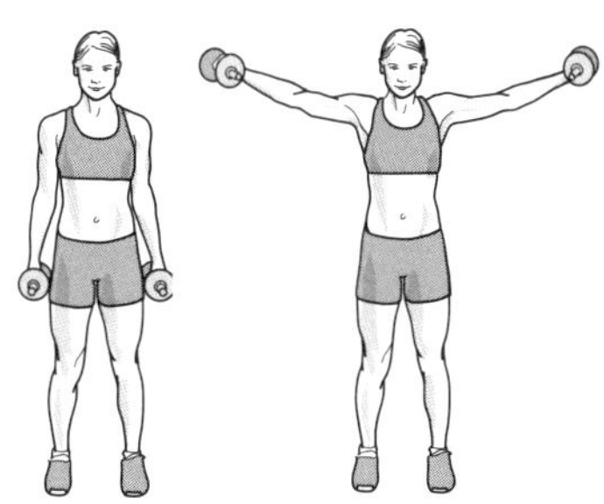

8 Seitheben mit Kurzhanteln

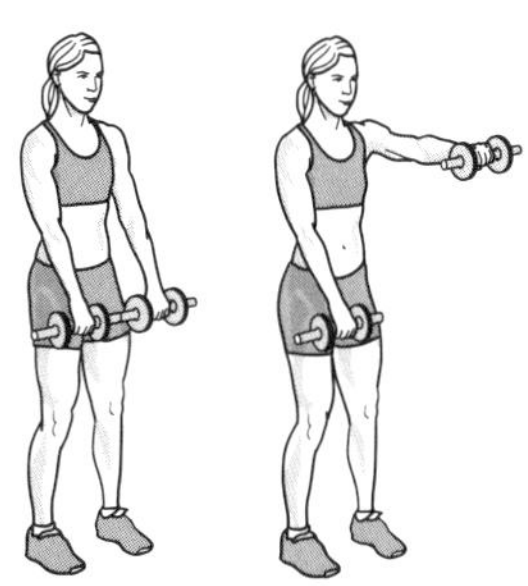

9 Frontheben mit Kurzhanteln

22 Oberkörperworkout mit Kurzhanteln

Trainingsdauer: 36–77 Minuten
Trainingsziel: Kraftsteigerung, Bewegungskontrolle verbessern
Zusätzliches Equipment: Kurzhanteln

1 2 3

	Übung	Sätze	Wdh.	Pause in Sek.	Muskelarbeit/ Frequenz	Seite
1	Schrägbankdrücken mit Kurzhanteln	3–6	15–18	60	konzentrisch/1–0–1	136
2	Fliegende mit Kurzhanteln auf der Schrägbank	3–6	15–18	60	konzentrisch/1–0–1	137
3	Überzug	3–6	15–18	60	konzentrisch/1–0–1	136
4	Vorgebeugtes einarmiges Trizepsdrücken	3–6	15–18	60	konzentrisch/1–0–1	132
5	Bizeps-Curl mit Kurzhanteln	3–6	15–18	60	konzentrisch/1–0–1	132
6	Frontheben im Stehen	3–6	15–18	60	konzentrisch/1–0–1	121
7	Einarmiges Kurzhantelrudern im Stehen	3–6	15–18	60	konzentrisch/1–0–1	121
8	Kurzhantelrudern auf der Schrägbank	3–6	15–18	60	konzentrisch/1–0–1	121

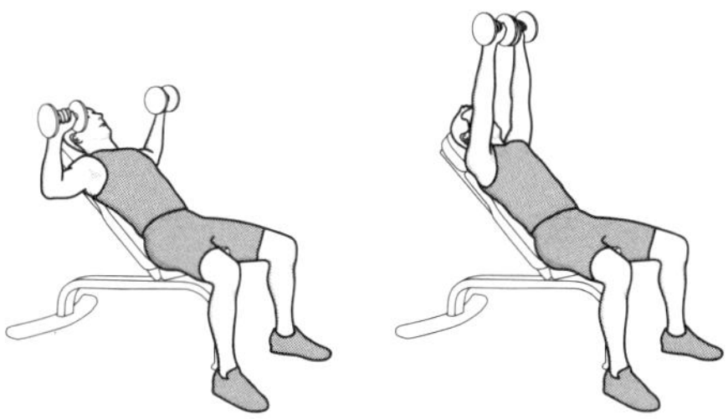

1 Schrägbankdrücken mit Kurzhanteln

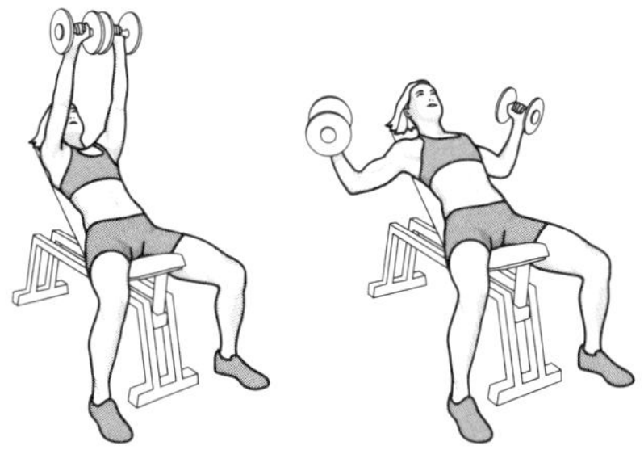

2 Fliegende mit Kurzhanteln auf der Schrägbank

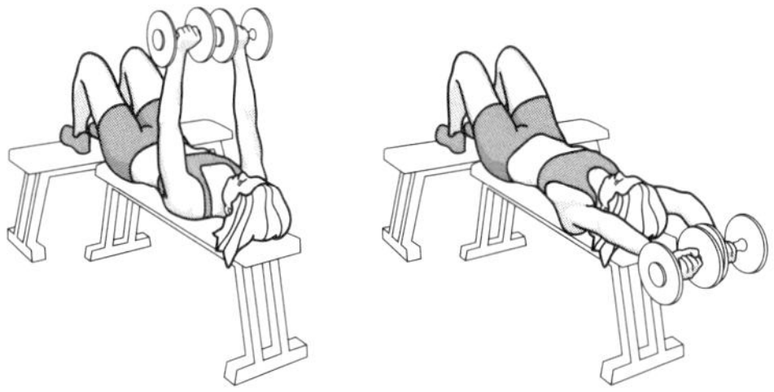

3 Überzug

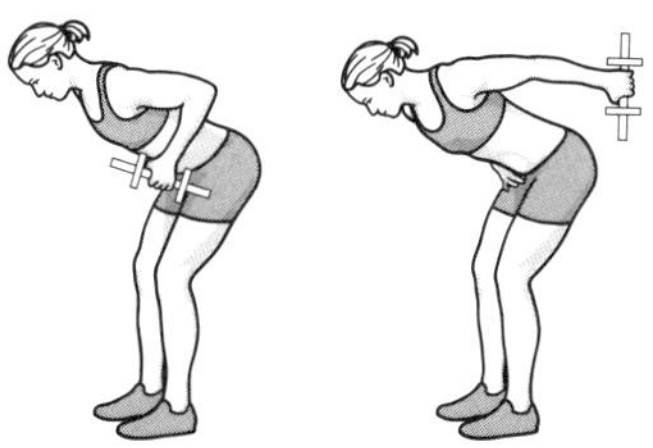

4 Vorgebeugtes einarmiges Trizepsdrücken

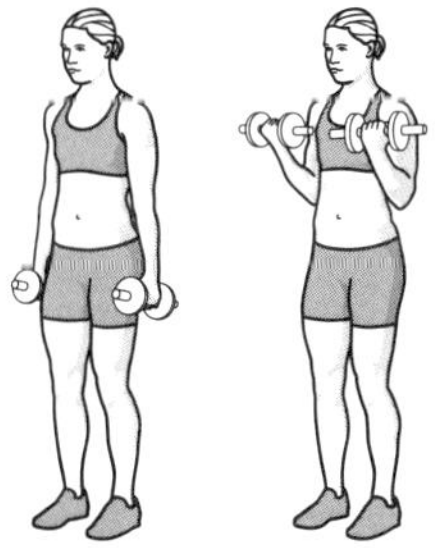

5 Bizeps-Curl mit Kurzhanteln

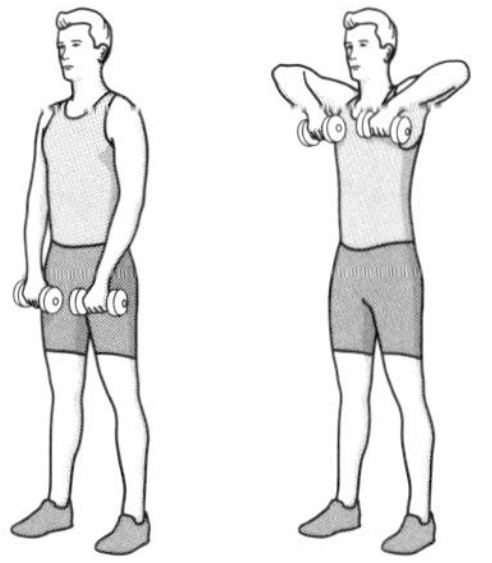

6 Frontheben im Stehen

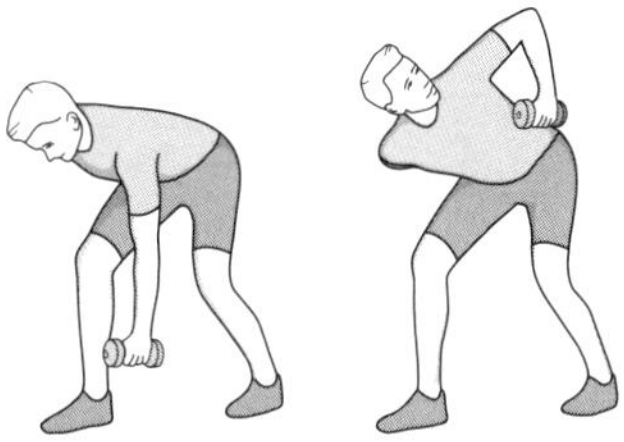

7 Einarmiges Kurzhantelrudern im Stehen

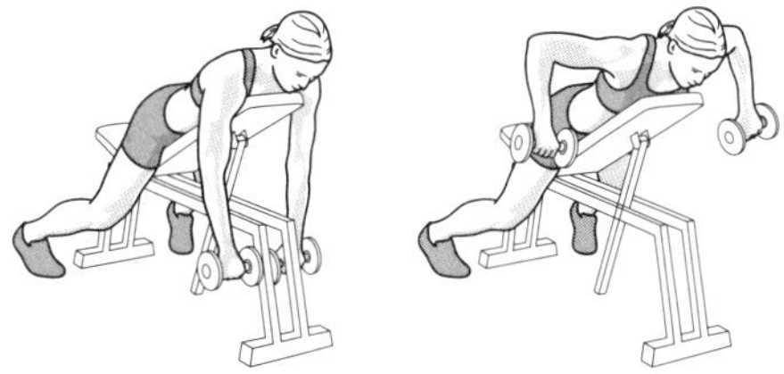

8 Kurzhantelrudern auf der Schrägbank

23 Ganzkörperworkout mit Langhantel

Trainingsdauer: 43–92 Minuten
Trainingsziel: Kraftsteigerung, Bewegungskontrolle verbessern
Zusätzliches Equipment: Langhantel

1 **2** 3

	Übung	Sätze	Wdh.	Pause in Sek.	Muskelarbeit/ Frequenz	Seite
1	Kreuzheben mit Langhantel	3–6	8–12	90	konzentrisch/1–0–1	129
2	Frontkniebeuge mit Langhantel	3–6	8–12	90	konzentrisch/1–0–1	126
3	Schulter-Nacken-Drücken mit Langhantel	3–6	8–12	90	konzentrisch/1–0–1	121
4	Kniebeuge mit Langhantel	3–6	8–12	90	konzentrisch/1–0–1	125
5	Bizeps-Curl mit Langhantel	3–6	8–12	90	konzentrisch/1–0–1	133
6	Split-Kniebeuge mit Langhantel	3–6	8–12	90	konzentrisch/1–0–1	128
7	Schrägbankdrücken mit Langhantel	3–6	8–12	90	konzentrisch/1–0–1	138
8	Flachbankdrücken mit Langhantel	3–6	8–12	90	konzentrisch/1–0–1	138

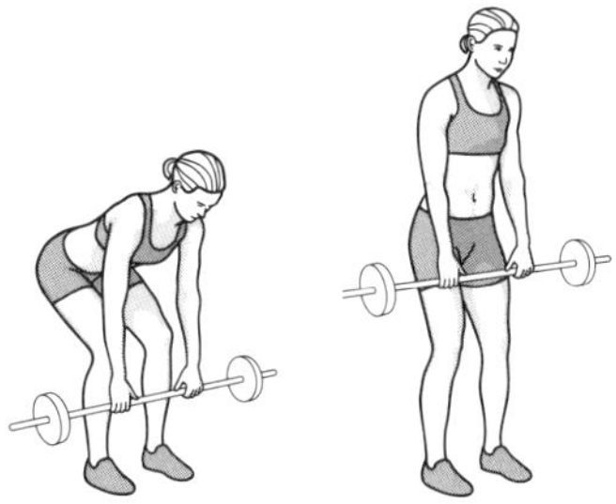

1 Kreuzheben mit Langhantel

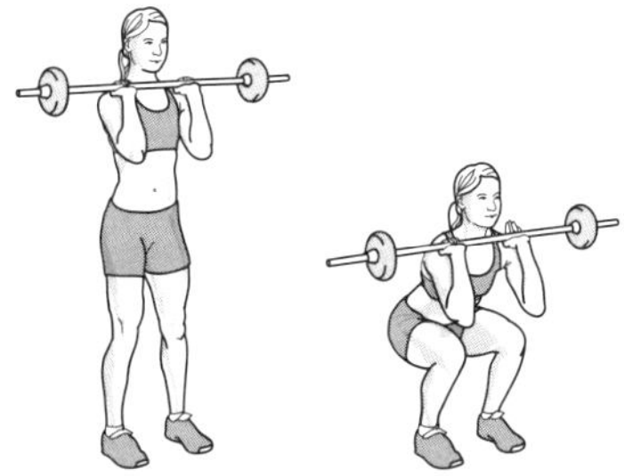

2 Frontkniebeuge mit Langhantel

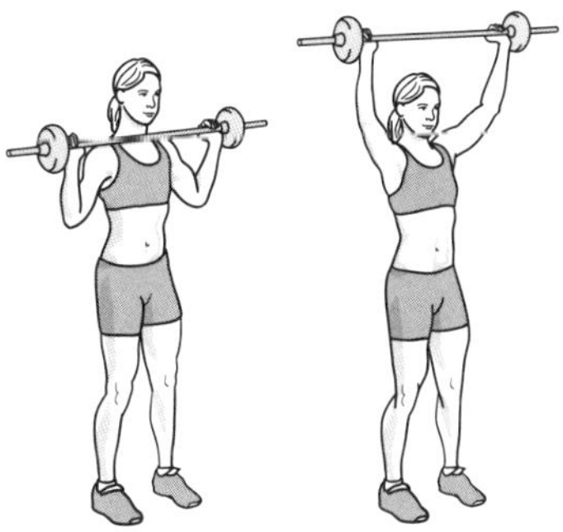

3 Schulter-Nacken-Drücken mit Langhantel

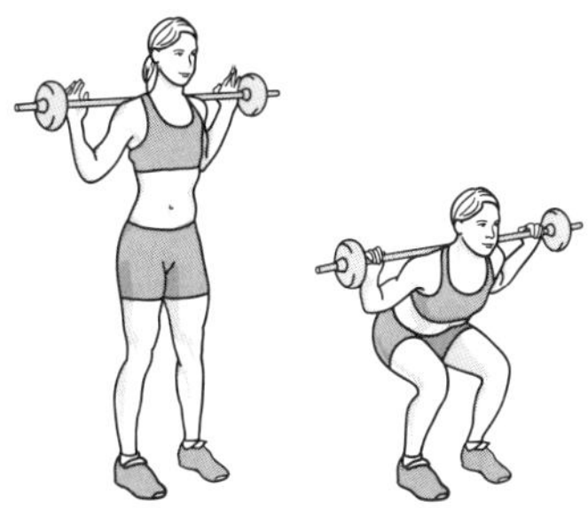

4 Kniebeuge mit Langhantel

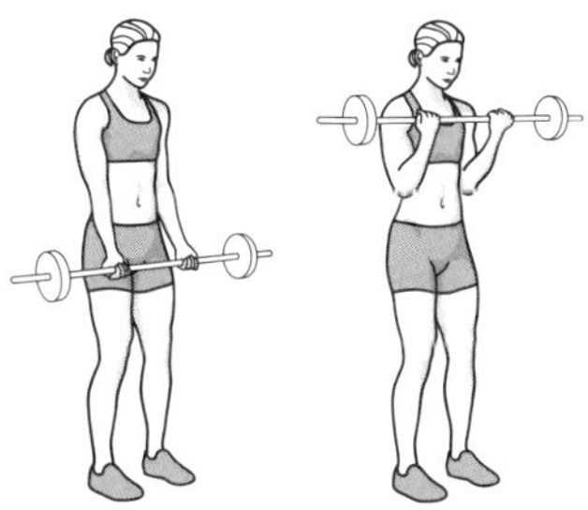

5 Bizeps-Curl mit Langhantel

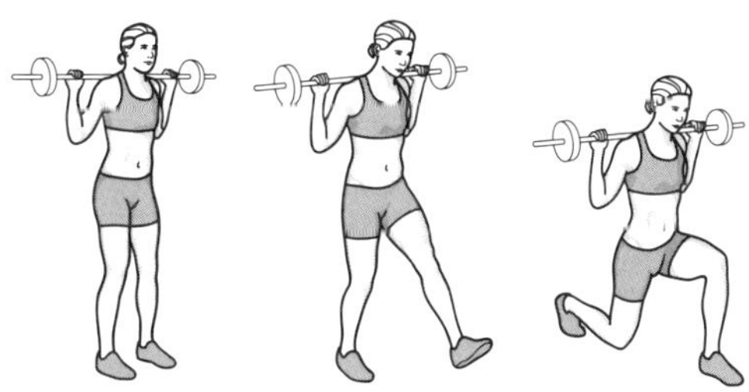

6 Split-Kniebeuge mit Langhantel

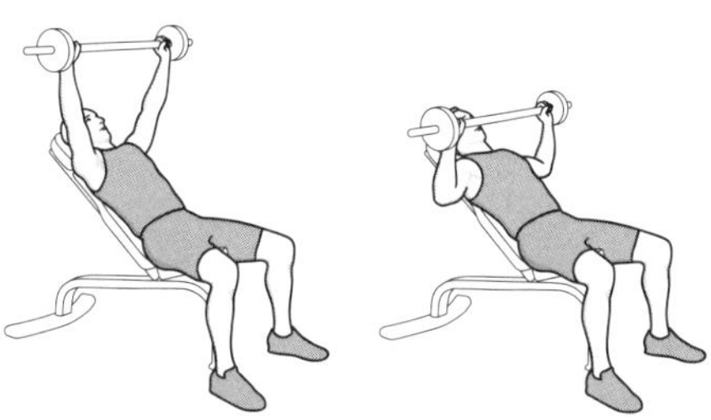

7 Schrägbankdrücken mit Langhantel

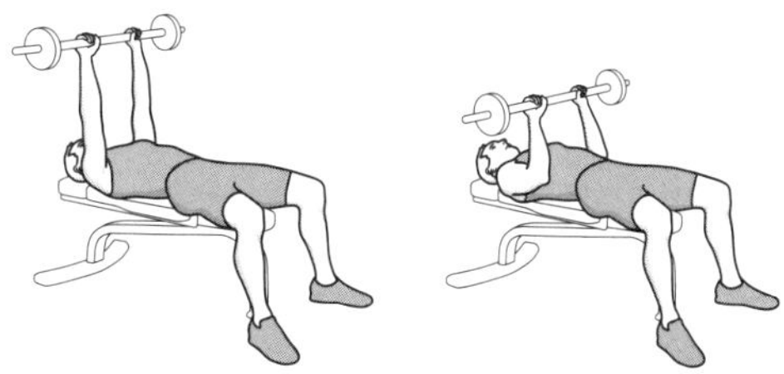

8 Flachbankdrücken mit Langhantel

24 Ganzkörperworkout 1 mit 50 Wiederholungen

Trainingsdauer: 75 Minuten
Trainingsziel: Steigerung des Trainingsumfangs, Verbesserung der Ermüdungswiderstandsfähigkeit
Zusätzliches Equipment: Kurzhanteln, Langhantel

1 **2** 3

	Übung	Sätze	Wdh.	Pause in Sek.	Muskelarbeit/ Frequenz	Seite
1	Flachbankdrücken mit Langhantel	3	50	150	konzentrisch/1–0–1	138
2	Crunch in der Schlinge im Unterarmstütz	3	50	150	konzentrisch/1–0–1	135
3	Trizepsdrücken am Gerät	3	50	150	konzentrisch/1–0–1	132
4	Unterstützte Kniebeuge am Schlingentrainer	3	50	150	konzentrisch/1–0–1	128
5	Rückenstrecken am Gerät	3	50	150	konzentrisch/1–0–1	129
6	Wadenheben mit Kurzhanteln	3	50	150	konzentrisch/1–0–1	125

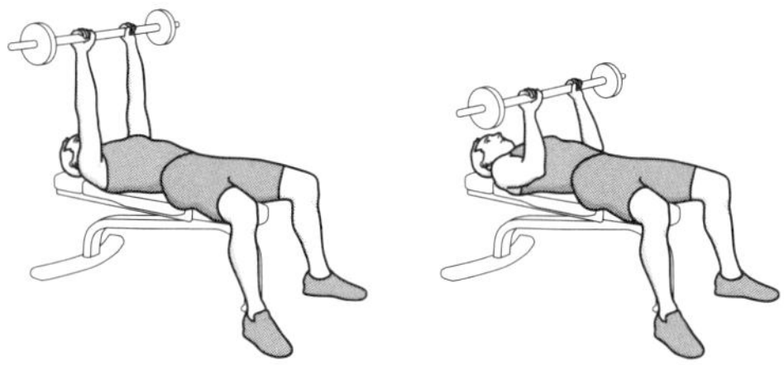

1 Flachbankdrücken mit Langhantel

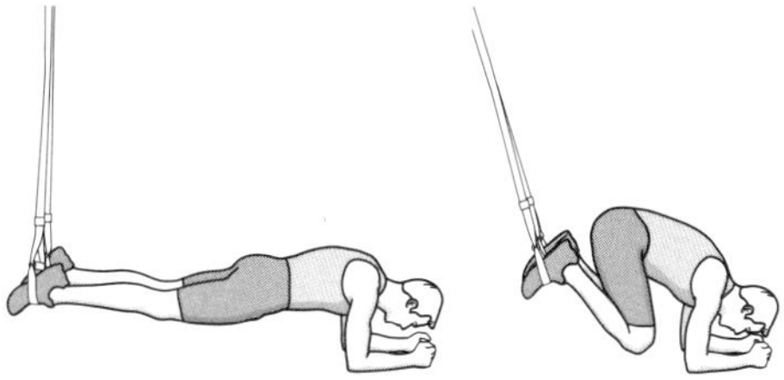

2 Crunch in der Schlinge im Unterarmstütz

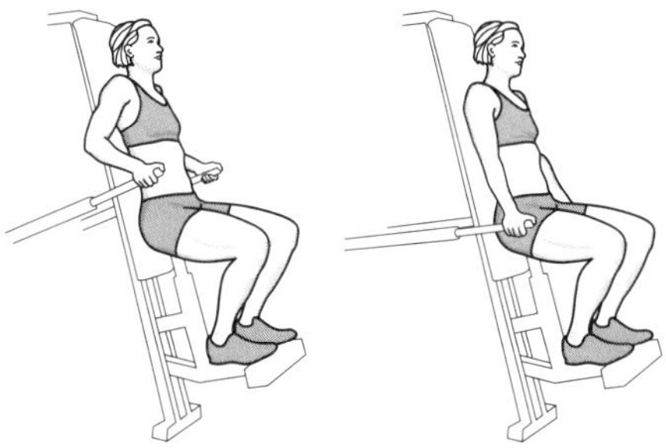

3 Trizepsdrücken am Gerät

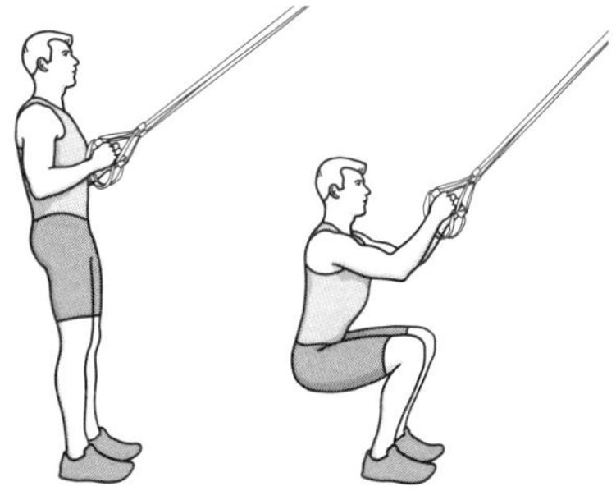

4 Unterstützte Kniebeuge am Schlingentrainer

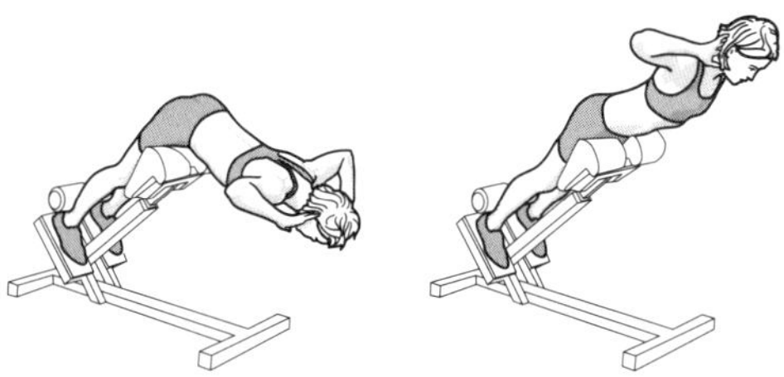

5 Rückenstrecken am Gerät

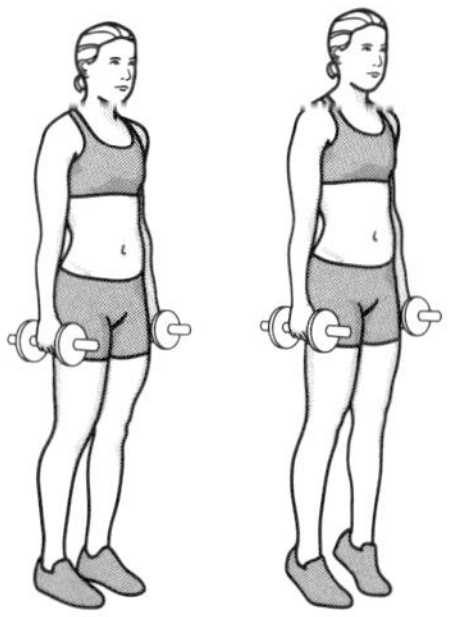

6 Wadenheben mit Kurzhanteln

25 Ganzkörperworkout 2 mit 50 Wiederholungen

Trainingsdauer: 100–200 Minuten
Trainingsziel: Steigerung des Trainingsumfangs, Verbesserung der Ermüdungswiderstandsfähigkeit
Zusätzliches Equipment: Kurzhanteln, Langhantel

1 **2** 3

	Übung	Sätze	Wdh.	Pause in Sek.	Muskelarbeit/ Frequenz	Seite
1	Beinpresse 45 Grad an der Maschine	3–6	50	150	konzentrisch/1–0–1	127
2	Schulter-Nacken-Drücken mit Langhantel	3–6	50	150	konzentrisch/1–0–1	121
3	Rückenstrecken sitzend an der Maschine	3–6	50	150	konzentrisch/1–0–1	129
4	Rumpfrotation am Gerät	3–6	50	150	konzentrisch/1–0–1	134
5	Beinstrecken sitzend an der Maschine	3–6	50	150	konzentrisch/1–0–1	126
6	Latzug vor den Kopf	3–6	50	150	konzentrisch/1–0–1	122
7	Frontheben im Stehen	3–6	50	150	konzentrisch/1–0–1	121
8	Butterfly Reverse	3–6	50	150	konzentrisch/1–0–1	123

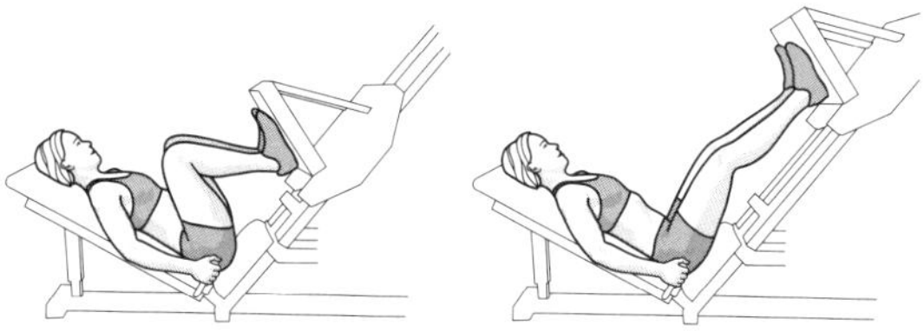

1 Beinpresse 45 Grad an der Maschine

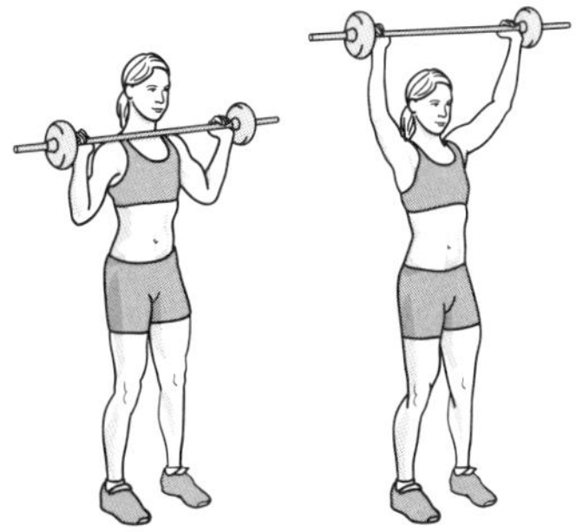

2 Schulter-Nacken-Drücken mit Langhantel

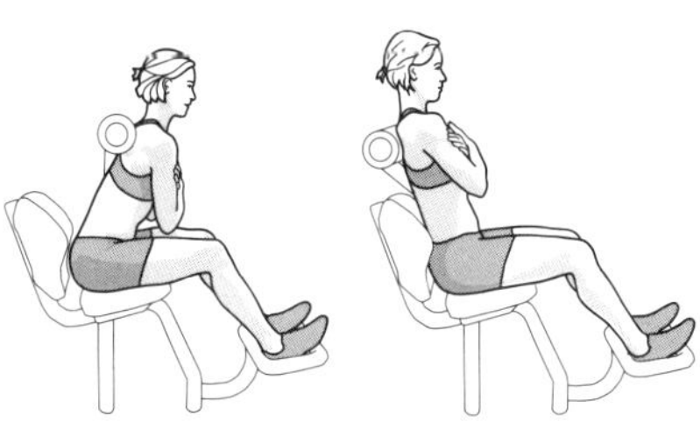

3 Rückenstrecken sitzend an der Maschine

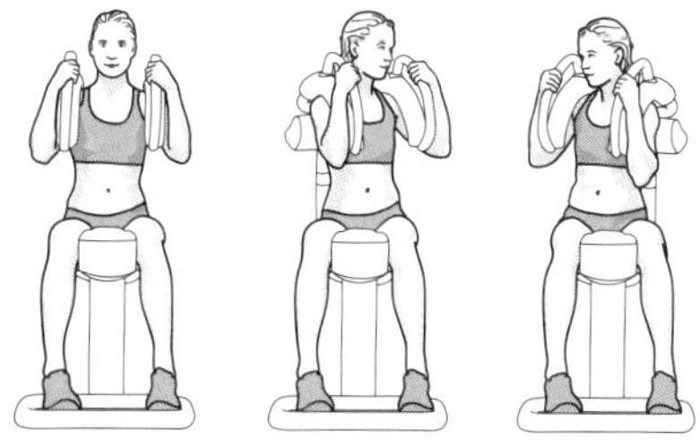

4 Rumpfrotation am Gerät

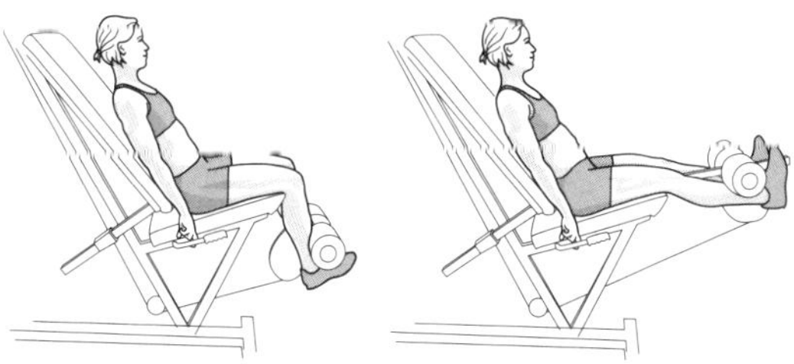

5 Beinstrecken sitzend an der Maschine

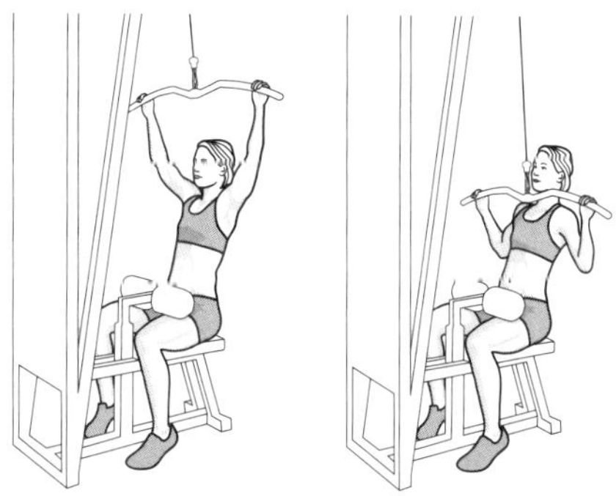

6 Latzug vor den Kopf

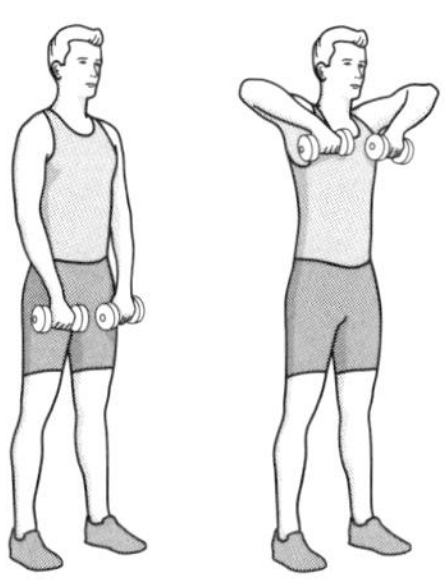

7 Frontheben im Stehen

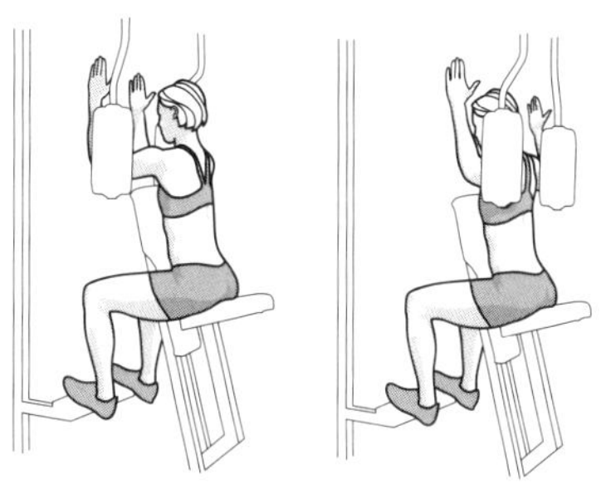

8 Butterfly Reverse

26 Functional Workout 1

Trainingsdauer: 31–55 Minuten
Trainingsziel: Kraftsteigerung, Verbesserung der Körperwahrnehmung und Bewegungskontrolle
Zusätzliches Equipment: Kurzhanteln, Schlingentrainer

1 **2** 3

	Übung	Sätze	Wdh.	Pause in Sek.	Muskelarbeit/ Frequenz	Seite
1	Hüftstreckung am Schlingentrainer	3–5	8–12	70	konzentrisch/1–0–1	129
2	Liegestützkombination	3–5	8–12	70	konzentrisch/1–0–1	130
3	Erhöhte einbeinige Kniebeuge mit Kurzhanteln	3–5	8–12	70	konzentrisch/1–0–1	125
4	Seitlicher Crunch in der Schlinge im Stütz	3–5	8–12	70	konzentrisch/1–0–1	135
5	Plank mit Hüftstreckung	3–5	8–12	70	konzentrisch/1–0–1	130
6	Einarmiges Rudern in Liegestützposition	3–5	8–12	70	konzentrisch/1–0–1	131
7	Boxsprung	3–5	8–12	70	konzentrisch/1–0–1	128

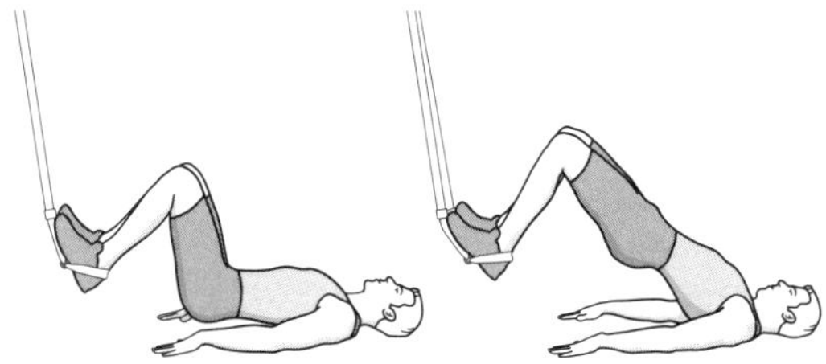

1 Hüftstreckung am Schlingentrainer

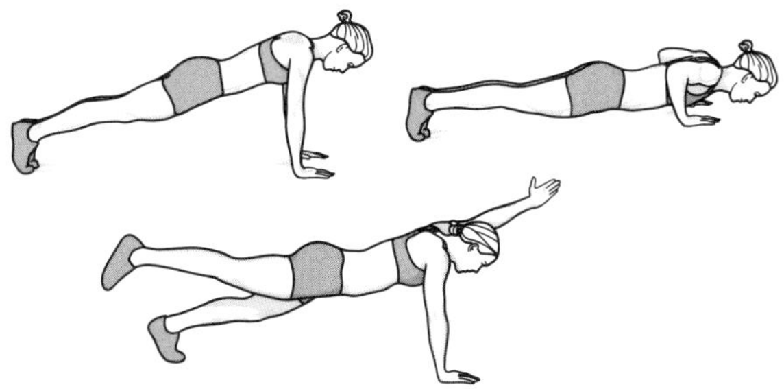

2 Liegestützkombination

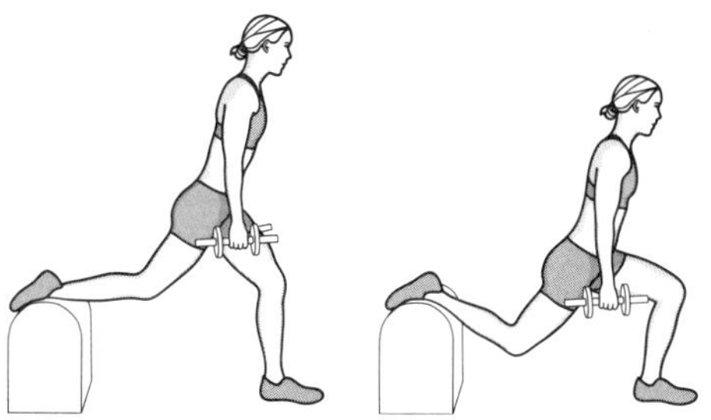

3 Erhöhte einbeinige Kniebeuge mit Kurzhanteln

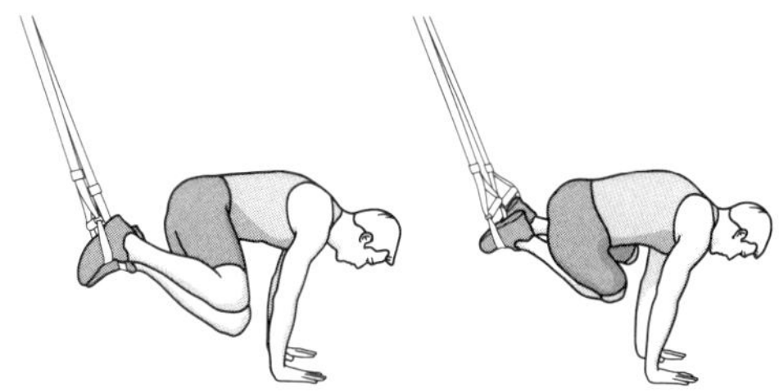

4 Seitlicher Crunch in der Schlinge im Stütz

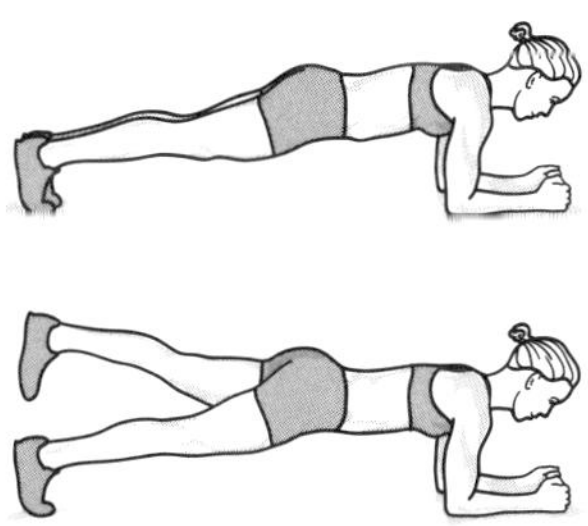

5 Plank mit Hüftstreckung

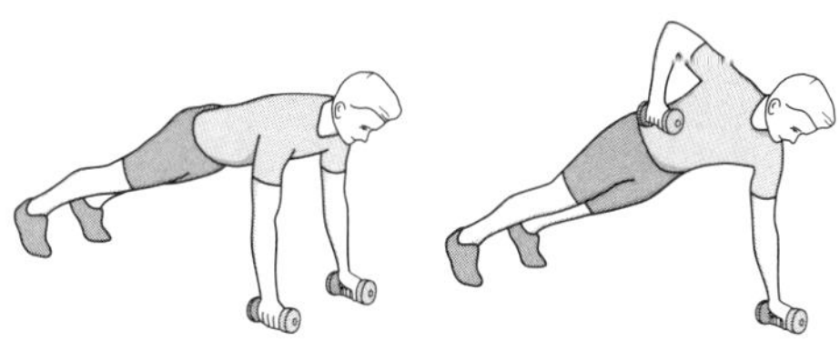

6 Einarmiges Rudern in Liegestützposition

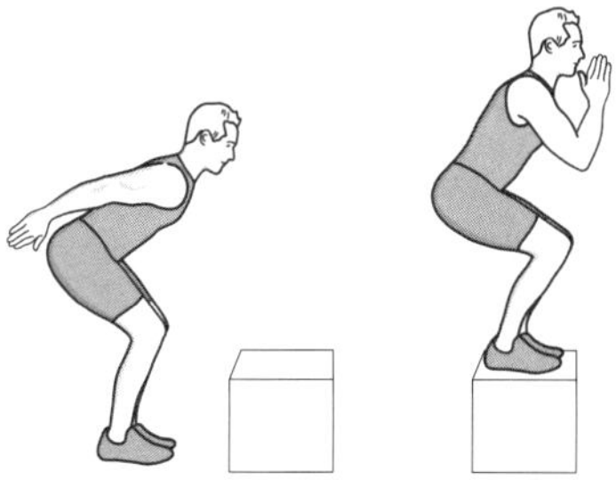

7 Boxsprung

27 Functional Workout 2

Trainingsdauer: 52–116 Minuten
Trainingsziel: Kraftsteigerung, Verbesserung der Körperwahrnehmung und Bewegungskontrolle
Zusätzliches Equipment: Kurzhanteln, Schlingentrainer

1 **2** 3

	Übung	Sätze	Wdh.	Pause in Sek.	Muskelarbeit/ Frequenz	Seite
1	Russian Twist mit gestreckten Armen	3–6	12–18	80	konzentrisch/1–0–1	133
2	Flankendehnung im Sitzen	3–6	12–18	80	konzentrisch/1–0–1	139
3	Beckenheben	3–6	12–18	80	konzentrisch/1–0–1	134
4	Bergsteiger in der Schlinge	3–6	12–18	80	konzentrisch/1–0–1	135
5	Brustpresse am Schlingentrainer	3–6	12–18	80	konzentrisch/1–0–1	138
6	Beckentwist	3–6	12–18	80	konzentrisch/1–0–1	140
7	Seitstützkombination	3–6	12–18	80	konzentrisch/1–0–1	130
8	Schrägbankdrücken mit Kurzhanteln	3–6	12–18	80	konzentrisch/1–0–1	136
9	Crunch in der Schlinge im Unterarmstütz	3–6	12–18	80	konzentrisch/1–0–1	135
10	Trizepsdrücken	3–6	12–18	80	konzentrisch/1–0–1	131

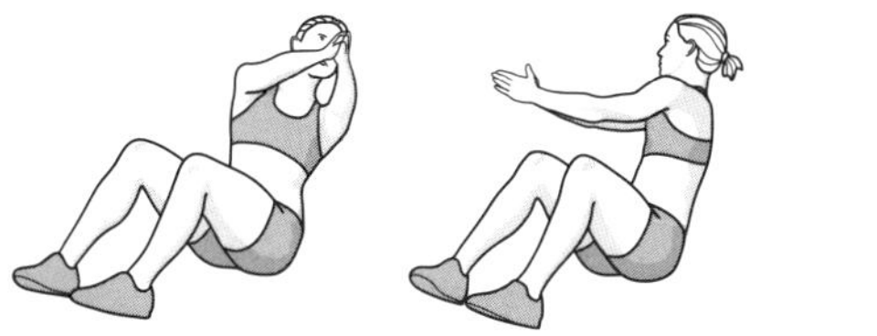

1 Russian Twist mit gestreckten Armen

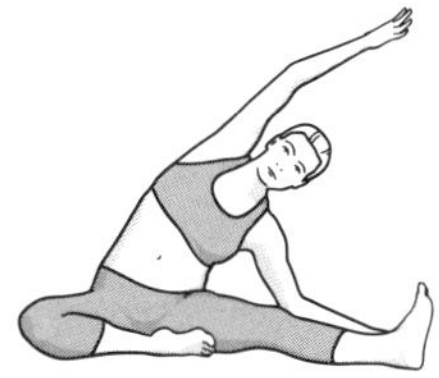

2 Flankendehnung im Sitzen

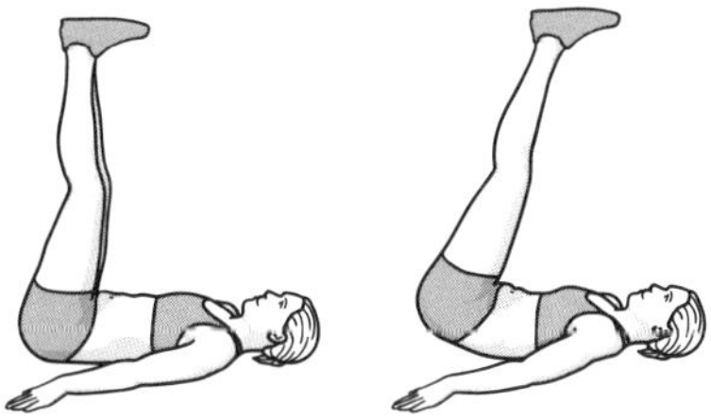

3 Beckenheben

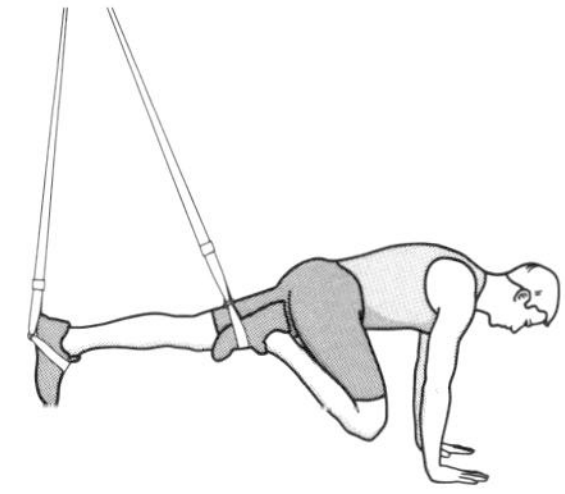

4 Bergsteiger in der Schlinge

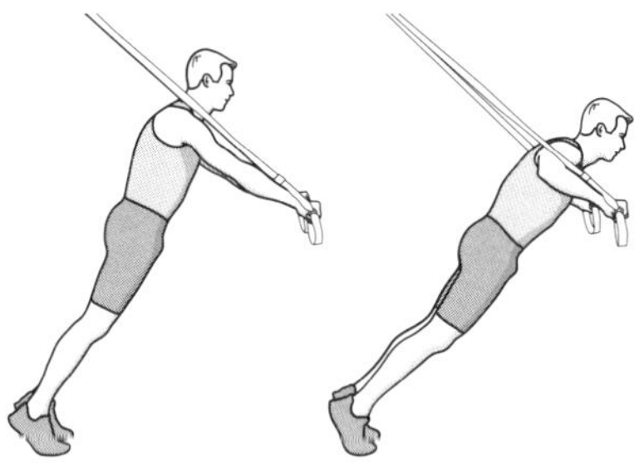

5 Brustpresse am Schlingentrainer

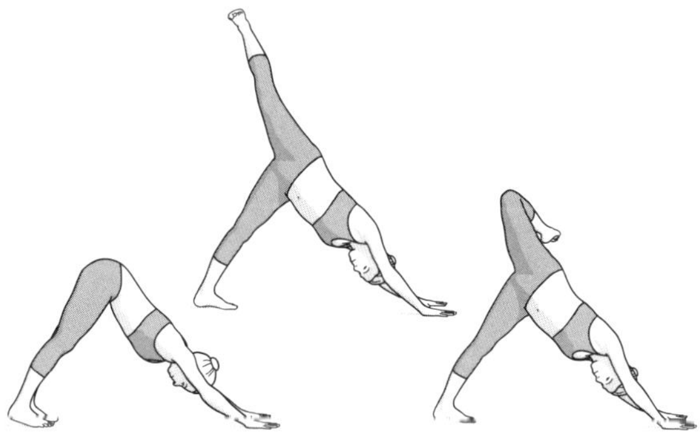

6 Beckentwist

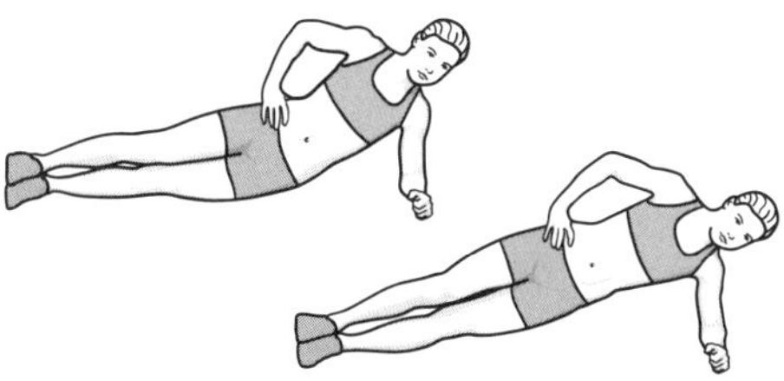

7 Seitstützkombination

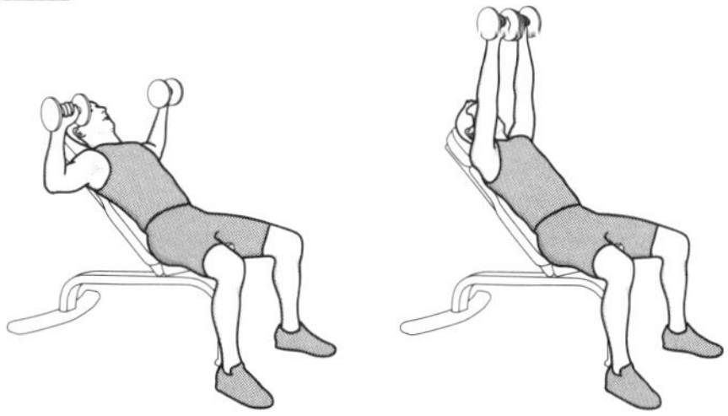

8 Schrägbankdrücken mit Kurzhanteln

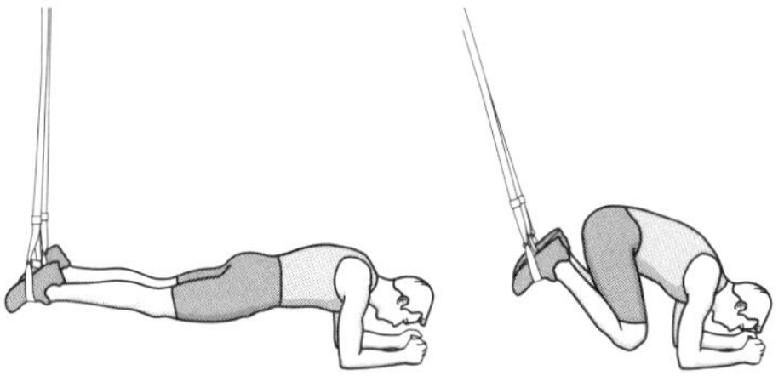

9 Crunch in der Schlinge im Unterarmstütz

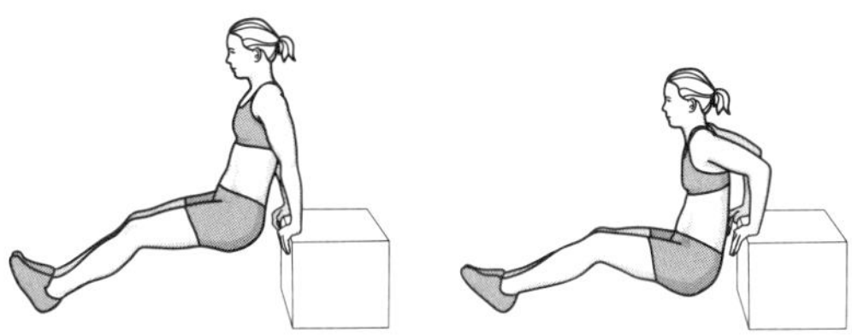

10 Trizepsdrücken

28 Ganzkörperworkout für Eilige 1

Trainingsdauer: 14–25 Minuten
Trainingsziel: zeitsparende Kraftsteigerung
Zusätzliches Equipment: Kurzhanteln

1 **2** 3

	Übung	Sätze	Wdh.	Pause in Sek.	Muskelarbeit/ Frequenz	Seite
1	Latzug vor den Kopf	3–5	12–15	20	konzentrisch/1–0–1	122
2	Seitheben mit Kurzhanteln	3–5	12–15	20	konzentrisch/1–0–1	120
3	Beinpresse an der Maschine	3–5	12–15	20	konzentrisch/1–0–1	127
4	Diagonaler Crunch	3–5	12–15	20	konzentrisch/1–0–1	134
5	Butterfly	3–5	12–15	20	konzentrisch/1–0–1	137
6	Unterstütztes Trizepsdrücken am Gerät	3–5	12–15	20	konzentrisch/1–0–1	132

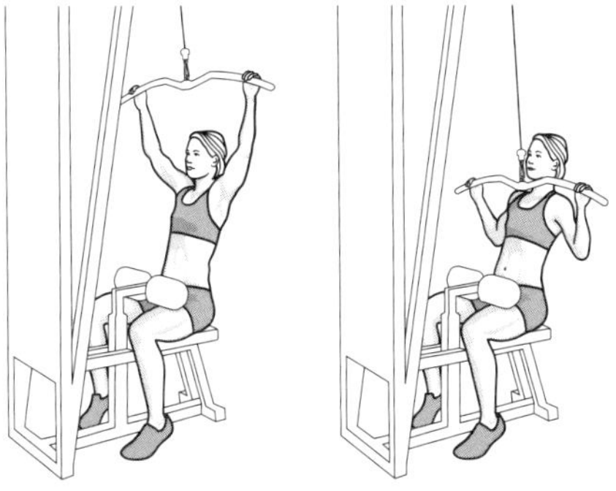

1 Latzug vor den Kopf

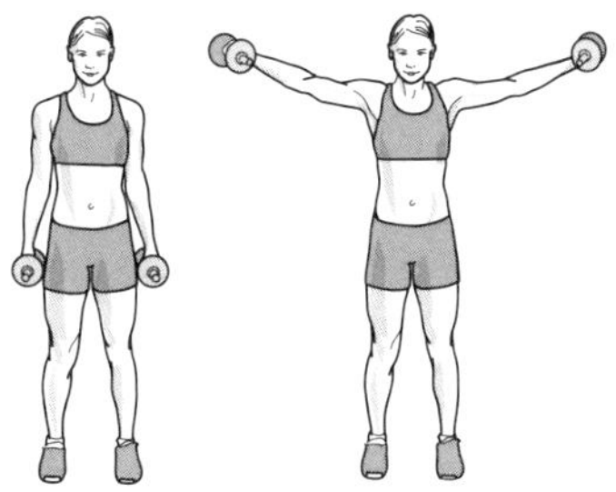

2 Seitheben mit Kurzhanteln

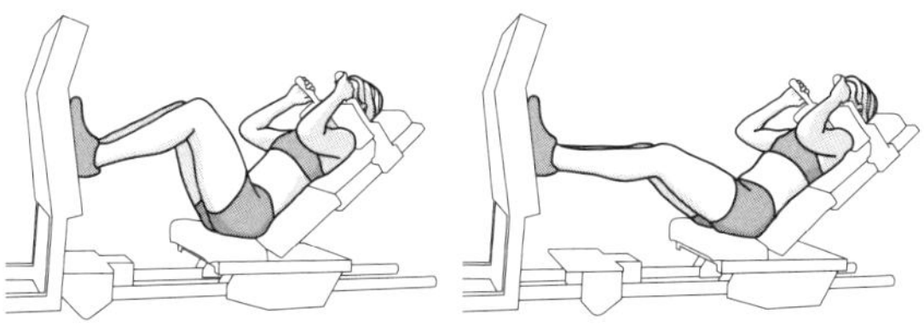

3 Beinpresse an der Maschine

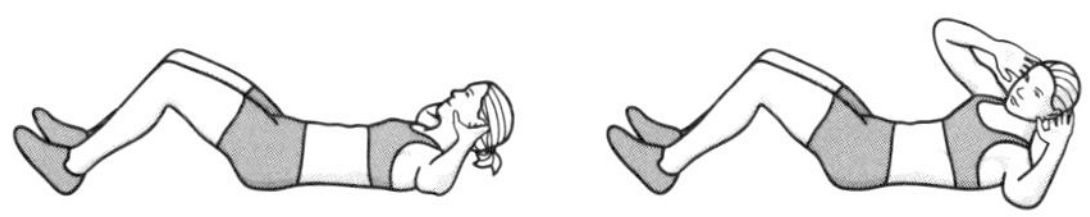

4 Diagonaler Crunch

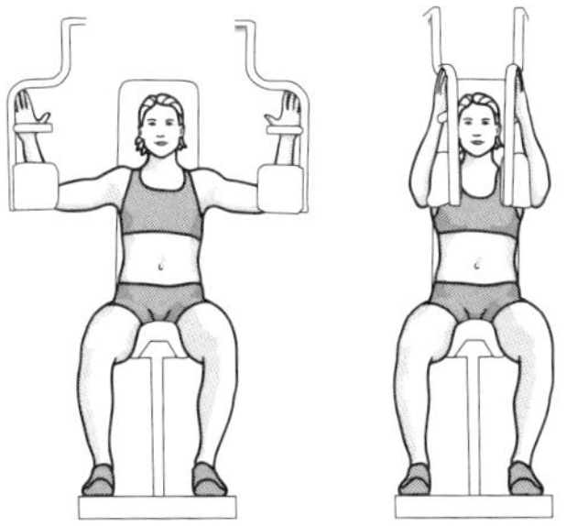

5 Butterfly

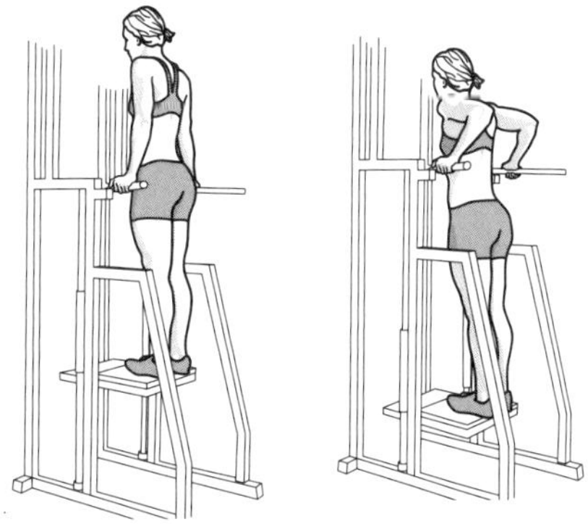

6 Unterstütztes Trizepsdrücken am Gerät

29 Ganzkörperworkout für Eilige 2

Trainingsdauer: 22–44 Minuten
Trainingsziel: zeitsparende Kraftsteigerung, bessere Zusammenarbeit der Muskelgruppen
Zusätzliches Equipment: Kurzhanteln, Langhantel

1 **2** 3

	Übung	Sätze	Wdh.	Pause in Sek.	Muskelarbeit/ Frequenz	Seite
1	Russian Twist mit gestreckten Armen	3–5	8–12	30	exzentrisch/1-0-2	133
2	Brustdrücken am Gerät	3–5	8–12	30	exzentrisch/1-0-2	137
3	Beckentwist	3–5	8–12	30	exzentrisch/1-0-2	140
4	Bizeps-Curl mit Langhantel	3–5	8–12	30	exzentrisch/1-0-2	133
5	Rückenstrecken sitzend an der Maschine	3–5	8–12	30	exzentrisch/1-0-2	129
6	Einarmiges Rudern in Liegestützposition	3–5	8–12	30	exzentrisch/1-0-2	131
7	Boxsprung	3–5	8–12	30	exzentrisch/1-0-2	128
8	Klimmzug am Gerät	3–5	8–12	30	exzentrisch/1-0-2	123

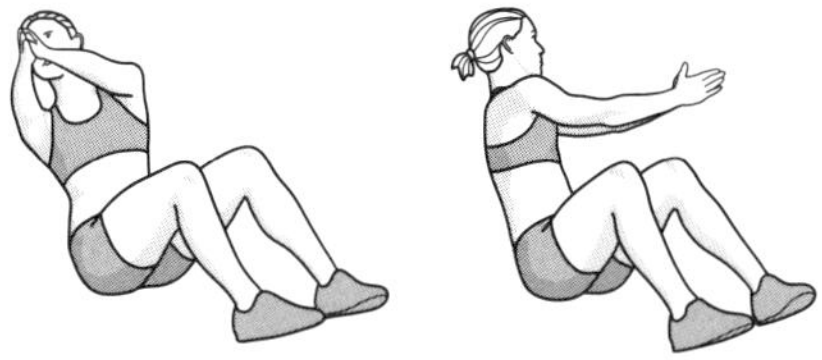

1 Russian Twist mit gestreckten Armen

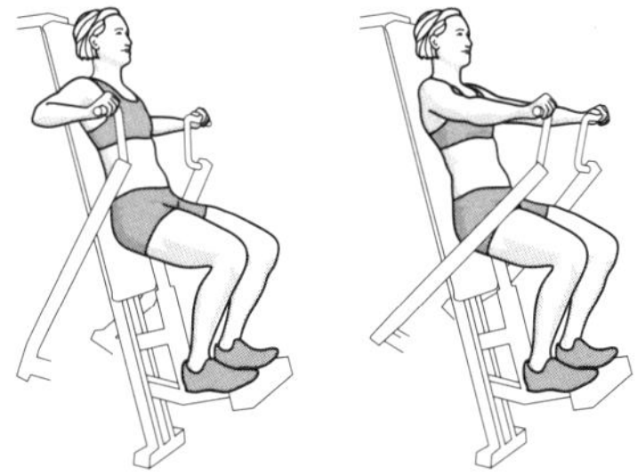

2 Brustdrücken am Gerät

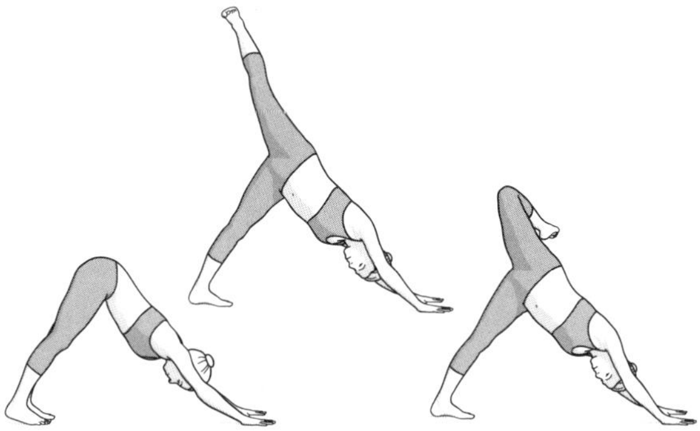

3 Beckentwist

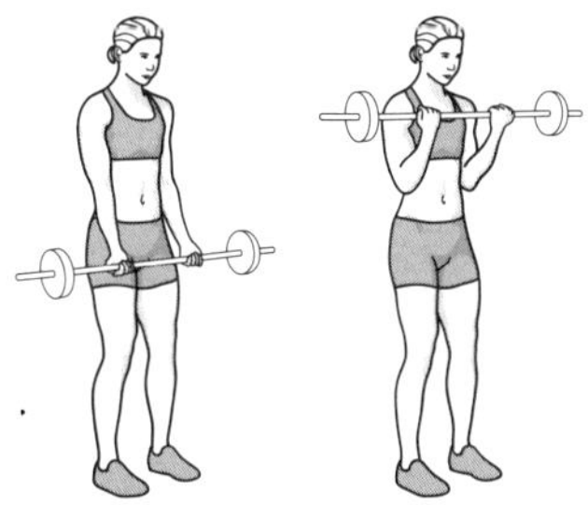

4 Bizeps-Curl mit Langhantel

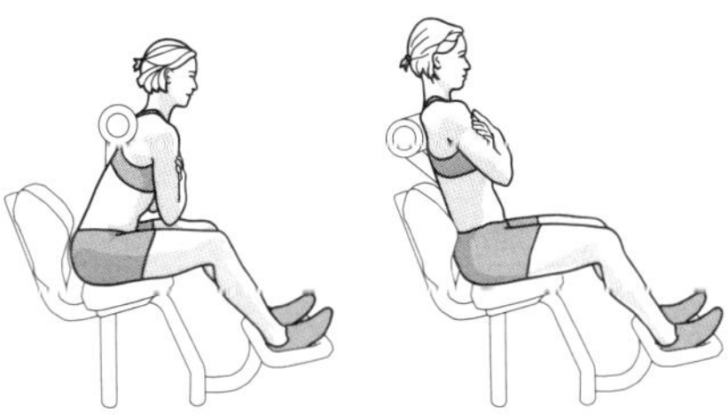

5 Rückenstrecken sitzend an der Maschine

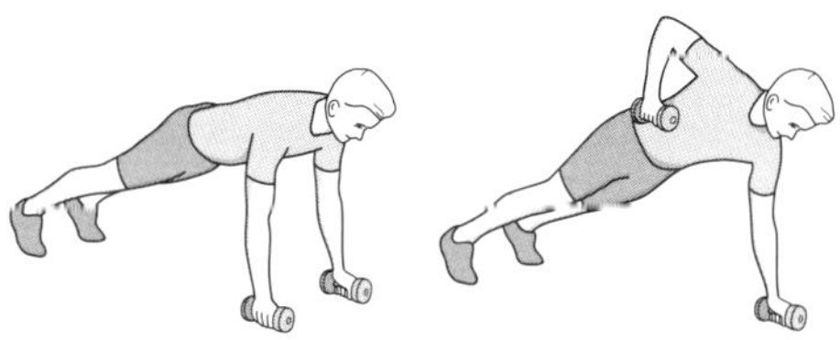

6 Einarmiges Rudern in Liegestützposition

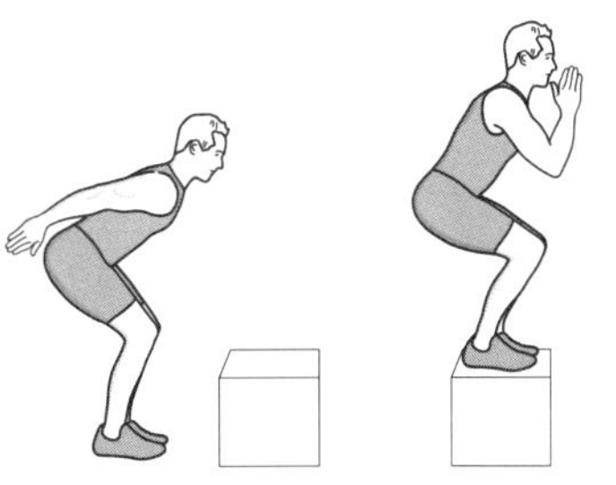

7 Boxsprung

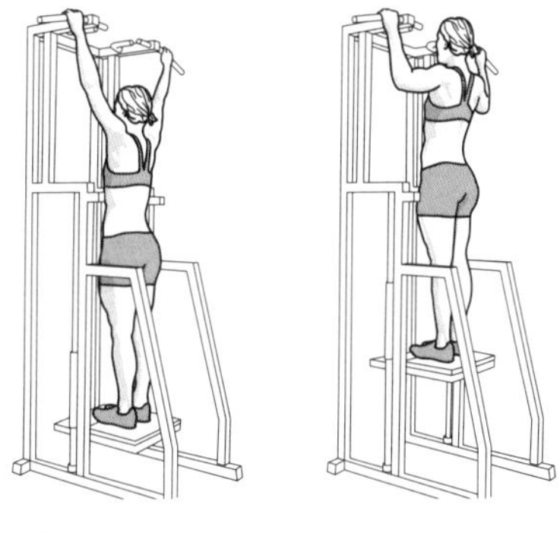

8 Klimmzug am Gerät

30 Ganzkörperworkout für Eilige 3

Trainingsdauer: 21–46 Minuten
Trainingsziel: zeitsparende Kraftsteigerung, bessere Zusammenarbeit der Muskelgruppen
Zusätzliches Equipment: Kurzhanteln, Langhantel, Schlingentrainer

1 2 3

	Übung	Sätze	Wdh.	Pause in Sek.	Muskelarbeit/ Frequenz	Seite
1	Schulterdrücken am Gerät	3–6	15–18	40	konzentrisch/1–0–1	123
2	Adduktion an der Maschine	3–6	15–18	40	konzentrisch/1–0–1	127
3	Abduktion an der Maschine	3–6	15–18	40	konzentrisch/1–0–1	127
4	Fliegende am Seilzug	3–6	15–18	40	konzentrisch/1–0–1	138
5	Seitstützkombination	3–6	15–18	40	konzentrisch/1–0–1	130
6	Vorgebeugtes Seitheben mit Kurzhanteln	3–6	15–18	40	konzentrisch/1–0–1	120

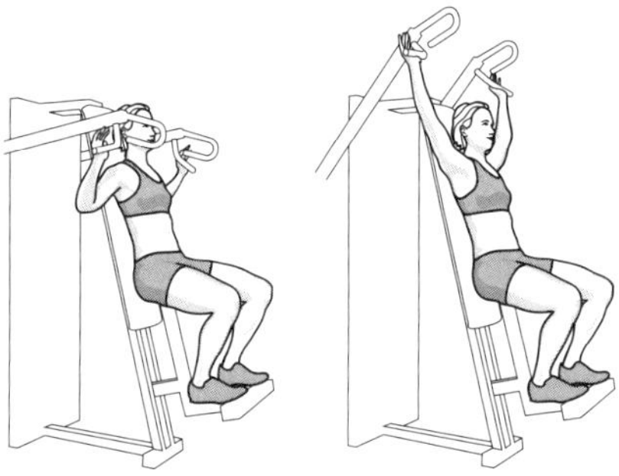

1 Schulterdrücken am Gerät

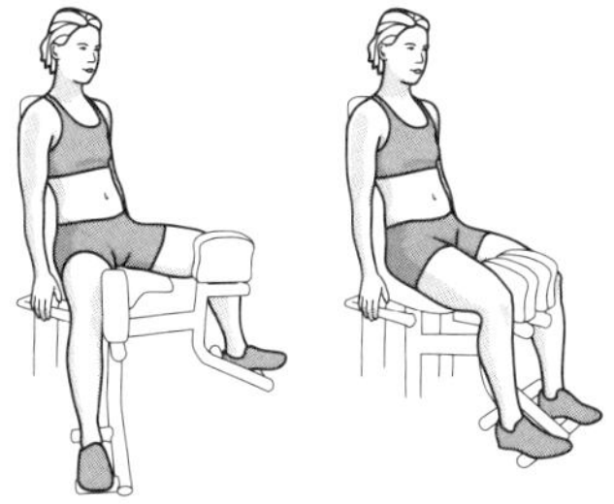

2 Adduktion an der Maschine

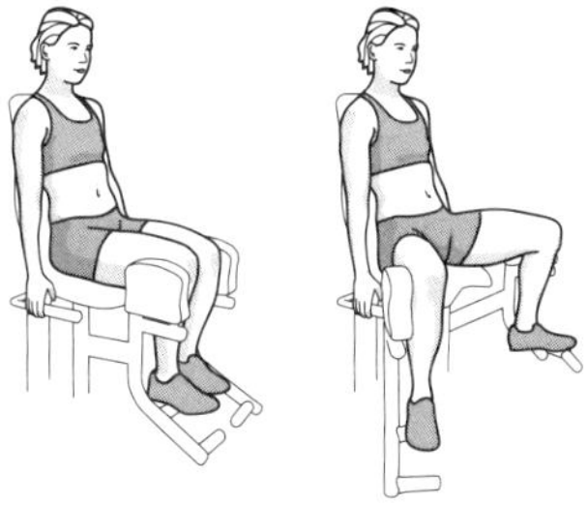

3 Abduktion an der Maschine

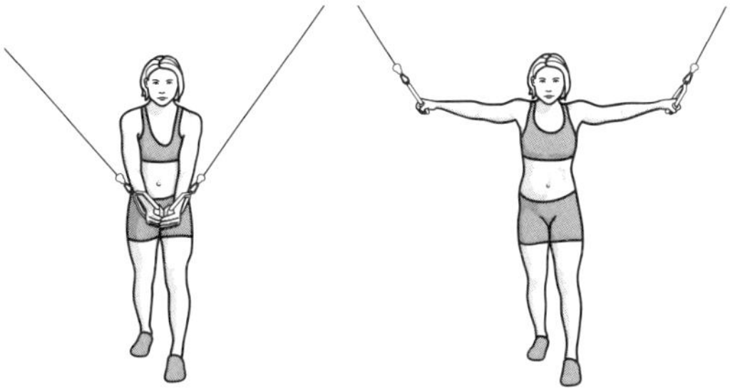

4 Fliegende am Seilzug

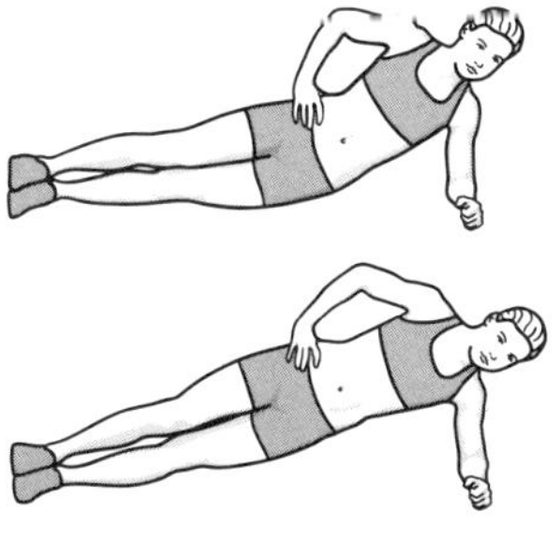

5 Seitstützkombination

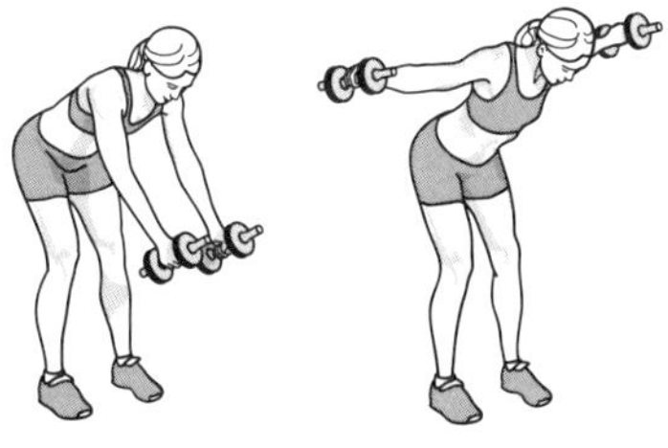

6 Vorgebeugtes Seitheben mit Kurzhanteln

31 Ganzkörperworkout für Eilige 4

Trainingsdauer: 20–46 Minuten
Trainingsziel: zeitsparende Kraftsteigerung,
bessere Zusammenarbeit der Muskelgruppen
Zusätzliches Equipment: Kurzhanteln, Langhantel, Schlingentrainer

1 **2** 3

	Übung	Sätze	Wdh.	Pause in Sek.	Muskelarbeit/ Frequenz	Seite
1	Unterstützte Kniebeuge am Schlingentrainer	3–6	8–12	40	exzentrisch/1–0–2	128
2	Wadenheben mit Kurzhanteln	3–6	8–12	40	exzentrisch/1–0–2	125
3	Seitheben mit Kurzhanteln	3–6	8–12	40	exzentrisch/1–0–2	120
4	Rudern am Schlingentrainer	3–6	8–12	40	exzentrisch/1–0–2	124
5	Kreuzheben mit Langhantel	3–6	8–12	40	exzentrisch/1–0–2	129
6	Unterstütztes Trizepsdrücken am Gerät	3–6	8–12	40	exzentrisch/1–0–2	132

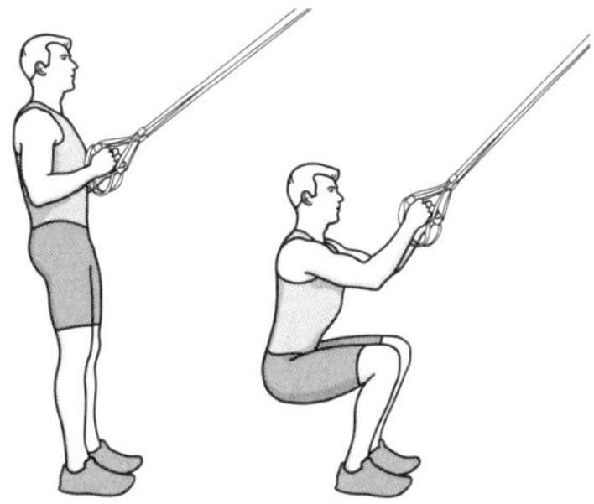

1 Unterstützte Kniebeuge am Schlingentrainer

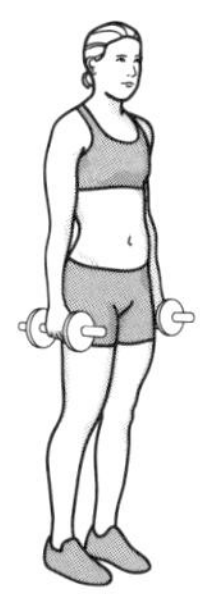

2 Wadenheben mit Kurzhanteln

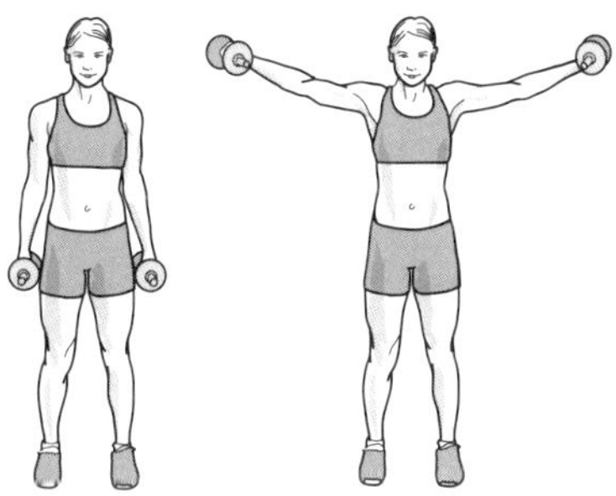

3 Seitheben mit Kurzhanteln

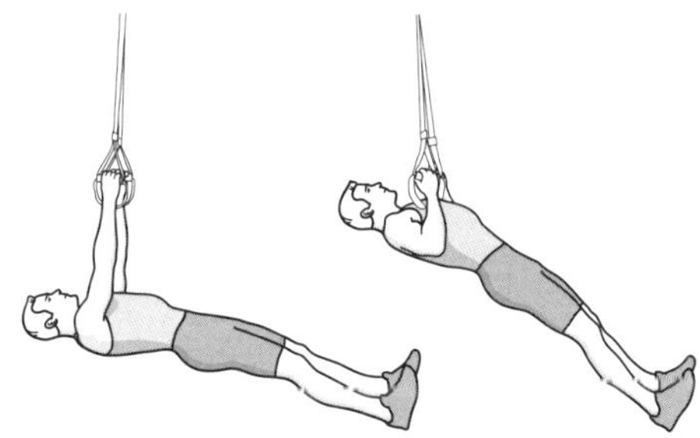

4 Rudern am Schlingentrainer

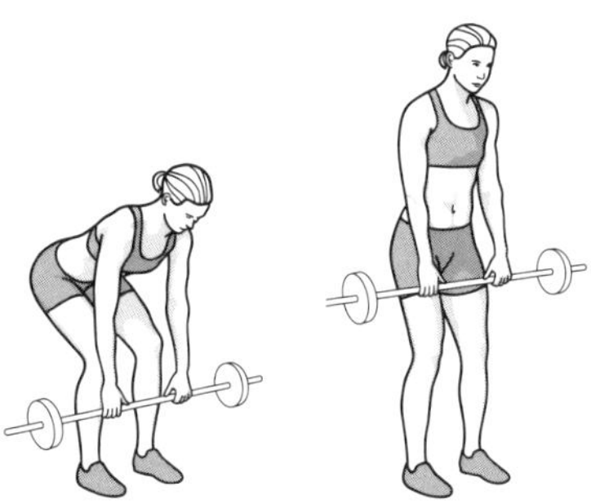

5 Kreuzheben mit Langhantel

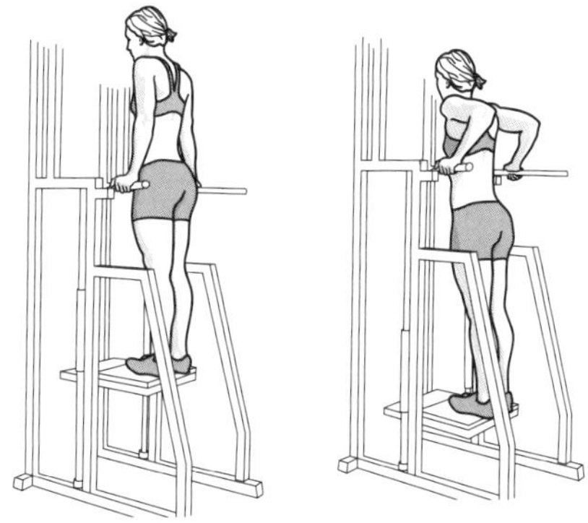

6 Unterstütztes Trizepsdrücken am Gerät

32 Kraftausdauerworkout 1

1 2 3

Trainingsdauer: 32–72 Minuten
Trainingsziel: Verbesserung der Ermüdungswiderstandsfähigkeit, vergrößerter Trainingsumfang
Zusätzliches Equipment: Kurzhanteln, Langhantel, Schlingentrainer

	Übung	Sätze	Wdh.	Pause in Sek.	Muskelarbeit/ Frequenz	Seite
1	Plank mit Hüftstreckung	3–6	18–25	70	konzentrisch/1–0–1	130
2	Rudern am Schlingentrainer	3–6	18–25	70	konzentrisch/1–0–1	124
3	Frontkniebeuge mit Langhantel	3–6	18–25	70	konzentrisch/1–0–1	126
4	Seitstützkombination	3–6	18–25	70	konzentrisch/1–0–1	130
5	Einarmiges Trizepsdrücken mit Kurzhantel	3–6	18–25	70	konzentrisch/1–0–1	131
6	Beckenheben	3–6	18–25	70	konzentrisch/1–0–1	134

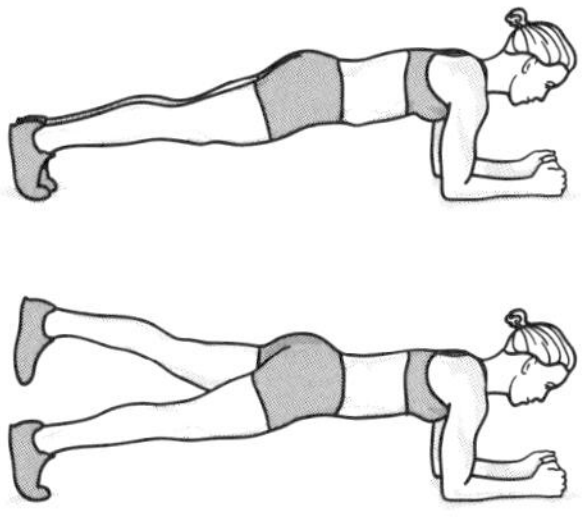

1 Plank mit Hüftstreckung

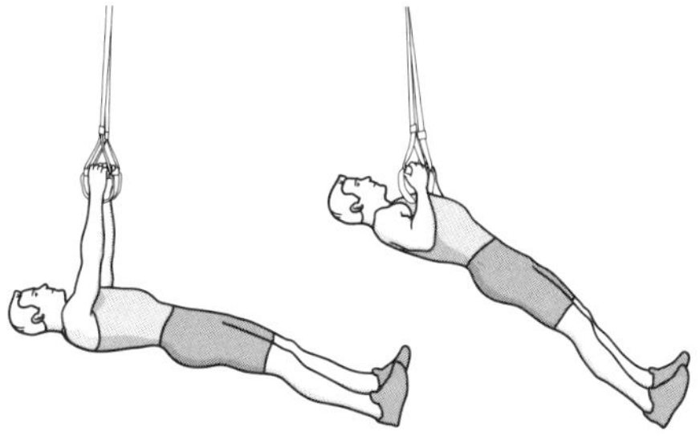

2 Rudern am Schlingentrainer

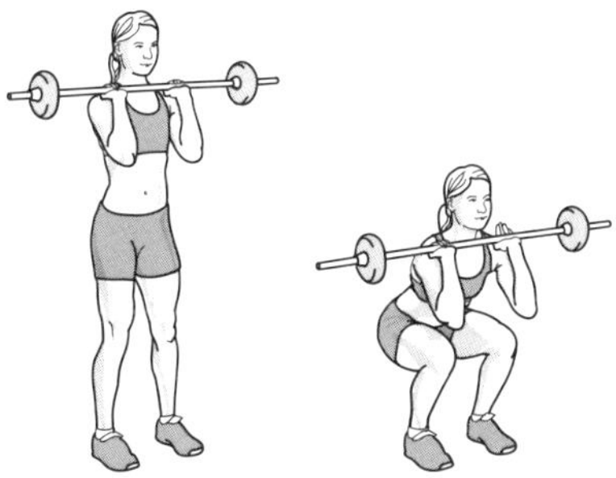

3 Frontkniebeuge mit Langhantel

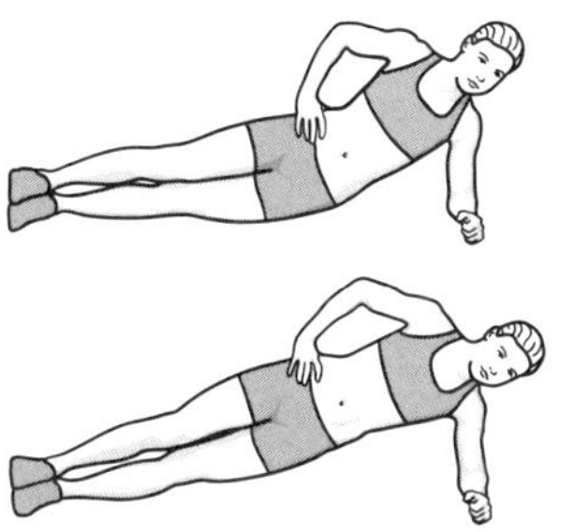

4 Seitstützkombination

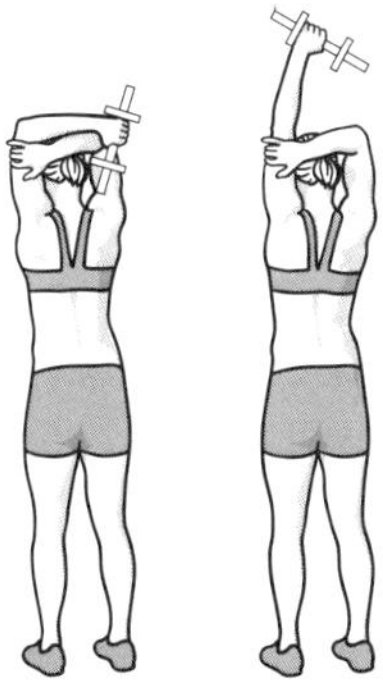

5 Einarmiges Trizepsdrücken mit Kurzhantel

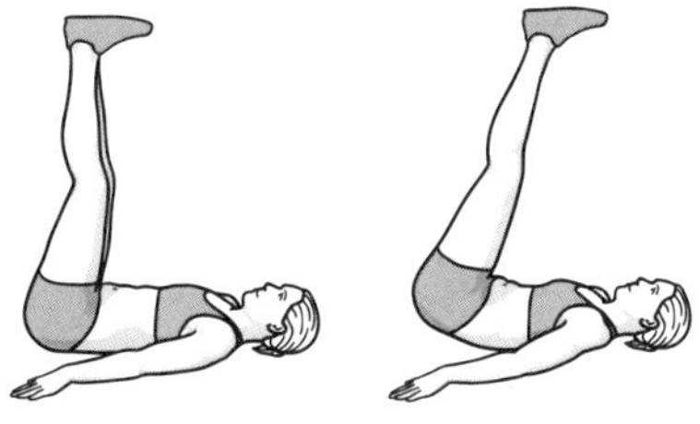

6 Beckenheben

33 Kraftausdauerworkout 2

Trainingsdauer: 40–88 Minuten
Trainingsziel: Verbesserung der Ermüdungswiderstandsfähigkeit, vergrößerter Trainingsumfang
Zusätzliches Equipment: Langhantel, Schlingentrainer

1 **2** 3

	Übung	Sätze	Wdh.	Pause in Sek.	Muskelarbeit/ Frequenz	Seite
1	Brustpresse am Schlingentrainer	3-6	25-30	50	konzentrisch/1-0-1	138
2	Bizeps-Curl mit Langhantel	3-6	25-30	50	konzentrisch/1-0-1	133
3	Trizepsdrücken am Seilzug	3-6	25-30	50	konzentrisch/1-0-1	133
4	Beckentwist	3-6	25-30	50	konzentrisch/1-0-1	140
5	Unterstützte Kniebeuge am Schlingentrainer	3-6	25-30	50	konzentrisch/1-0-1	128
6	Seitlicher Crunch in der Schlinge im Stütz	3-6	25-30	50	konzentrisch/1-0-1	135
7	Seitheben am Seilzug	3-6	25-30	50	konzentrisch/1-0-1	124
8	Einarmiges Rudern in Liegestützposition	3-6	25-30	50	konzentrisch/1-0-1	131

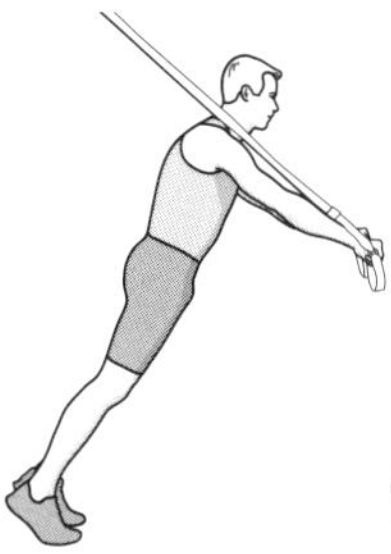

1 Brustpresse am Schlingentrainer

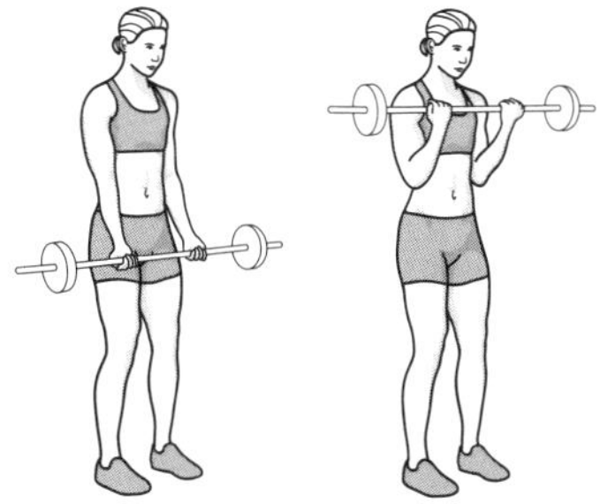

2 Bizeps-Curl mit Langhantel

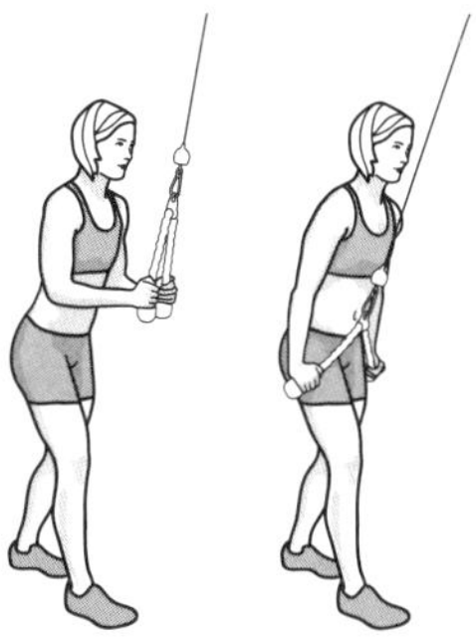

3 Trizepsdrücken am Seilzug

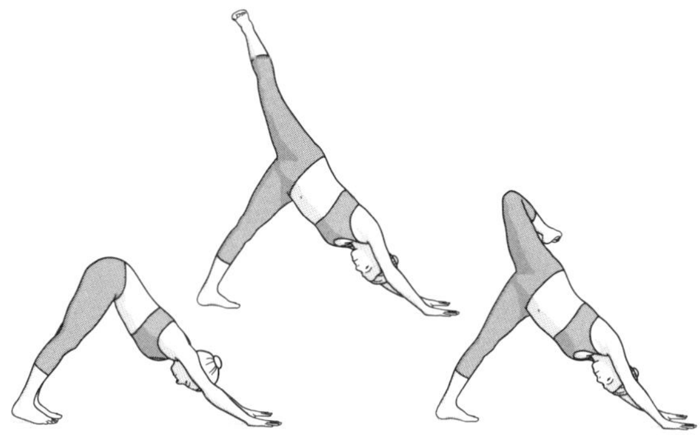

4 Beckentwist

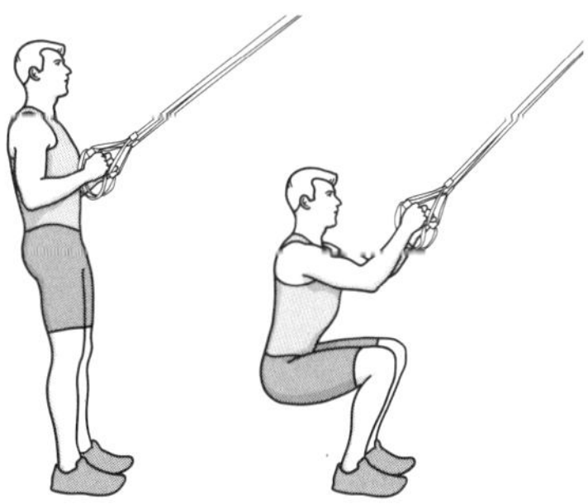

5 Unterstützte Kniebeuge am Schlingentrainer

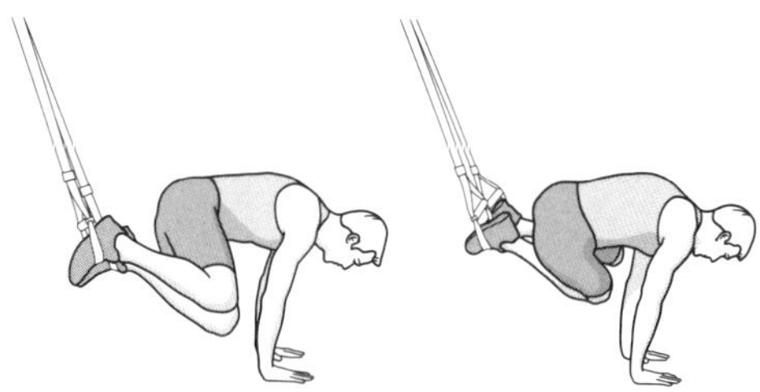

6 Seitlicher Crunch in der Schlinge im Stütz

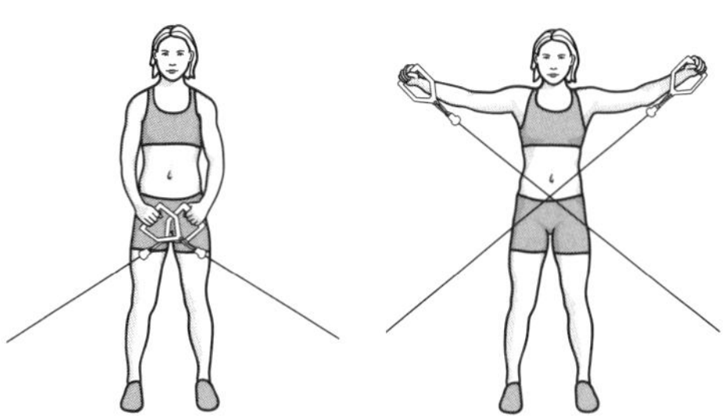

7 Seitheben am Seilzug

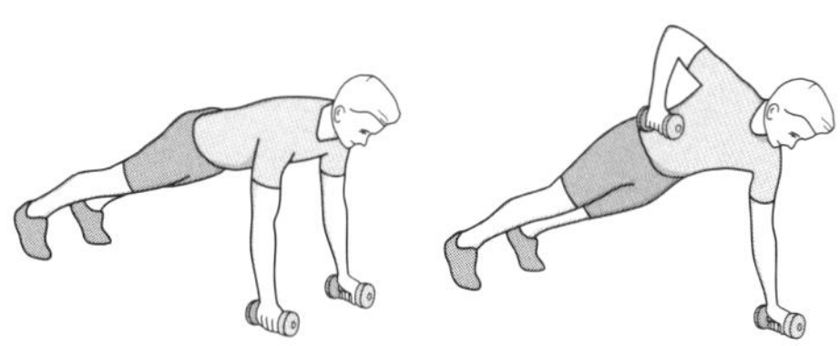

8 Einarmiges Rudern in Liegestützposition

34 Kraftausdauerworkout 3

Trainingsdauer: 50–120 Minuten
Trainingsziel: Verbesserung der Ermüdungswiderstandsfähigkeit, vergrößerter Trainingsumfang
Zusätzliches Equipment: Kurzhanteln, Schlingentrainer

	Übung	Sätze	Wdh.	Pause in Sek.	Muskelarbeit/ Frequenz	Seite
1	Latzug vor den Kopf	3-6	30–40	40	konzentrisch/1–0–1	122
2	Erhöhte einbeinige Kniebeuge mit Kurzhanteln	3-6	30–40	40	konzentrisch/1–0–1	125
3	Rückenstrecken am Gerät	3-6	30–40	40	konzentrisch/1–0–1	129
4	Vorgebeugtes Seitheben mit Kurzhanteln	3-6	30–40	40	konzentrisch/1–0–1	120
5	Beinpresse 45 Grad an der Maschine	3-6	30–40	40	konzentrisch/1–0–1	127
6	Trizepsdrücken am Gerät	3-6	30–40	40	konzentrisch/1–0–1	132
7	Rumpfrotation am Gerät	3-6	30–40	40	konzentrisch/1–0–1	134
8	Butterfly	3-6	30–40	40	konzentrisch/1–0–1	137
9	Bizeps-Curl mit Kurzhanteln	3-6	30–40	40	konzentrisch/1–0–1	132
10	Crunch in der Schlinge im Unterarmstütz	3-6	30–40	40	konzentrisch/1–0–1	135

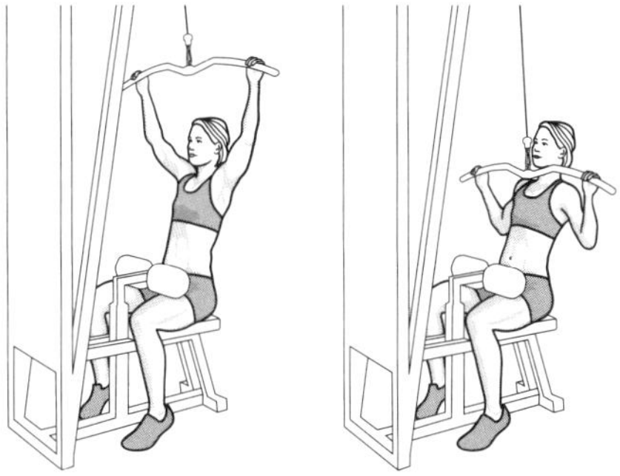

1 Latzug vor den Kopf

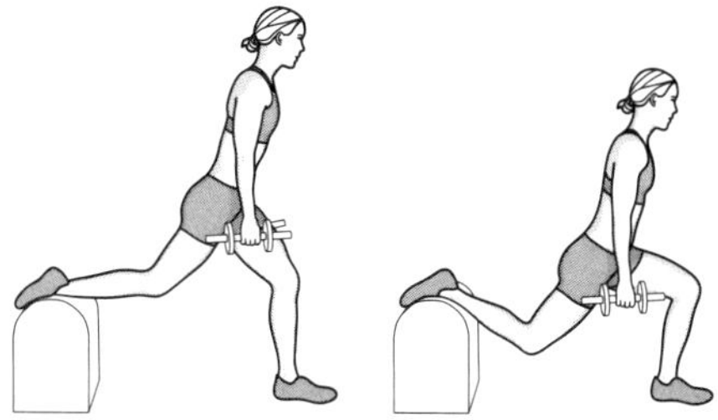

2 Erhöhte einbeinige Kniebeuge mit Kurzhanteln

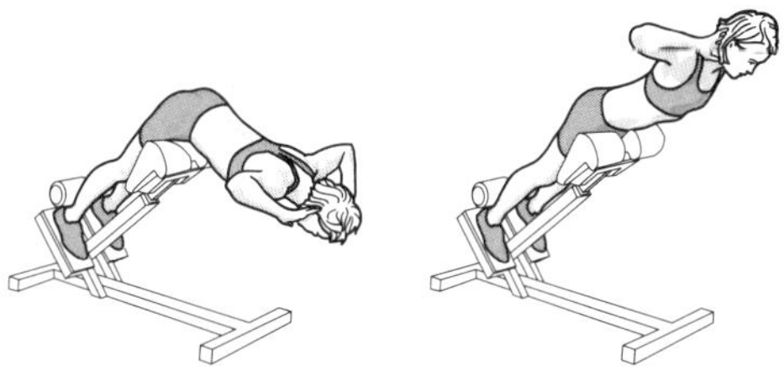

3 Rückenstrecken am Gerät

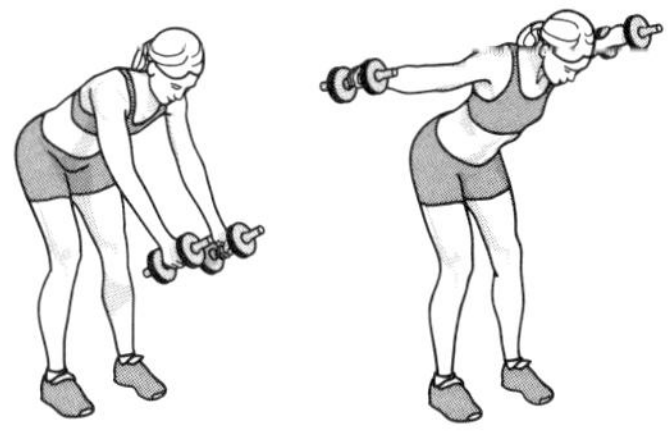

4 Vorgebeugtes Seitheben mit Kurzhanteln

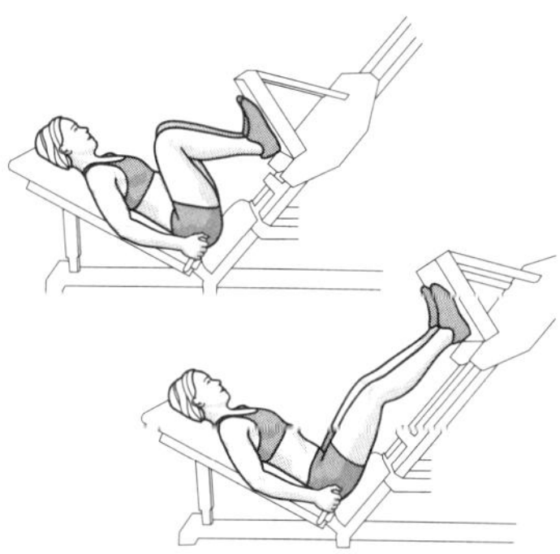

5 Beinpresse 45 Grad an der Maschine

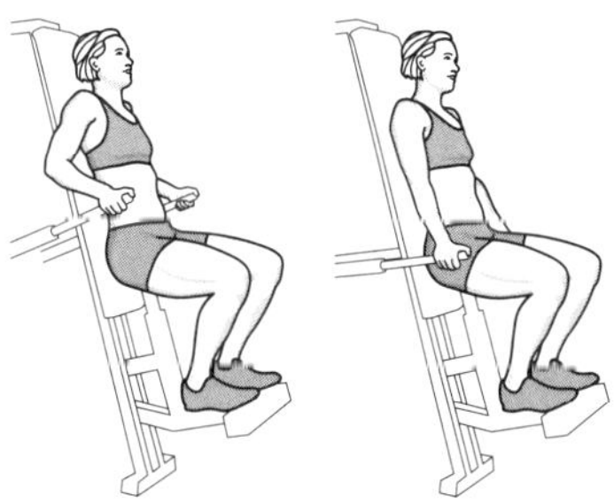

6 Trizepsdrücken am Gerät

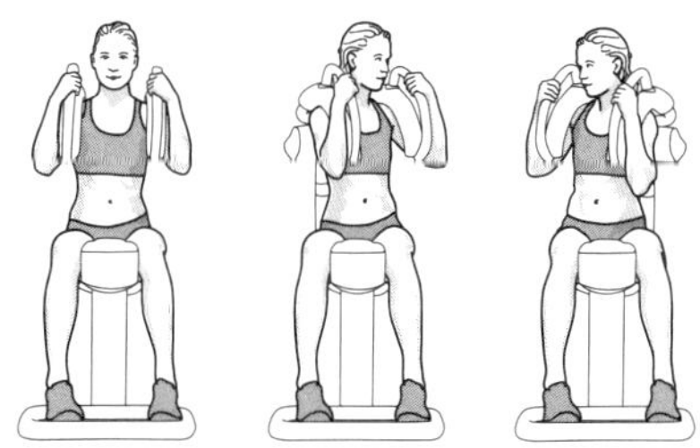

7 Rumpfrotation am Gerät

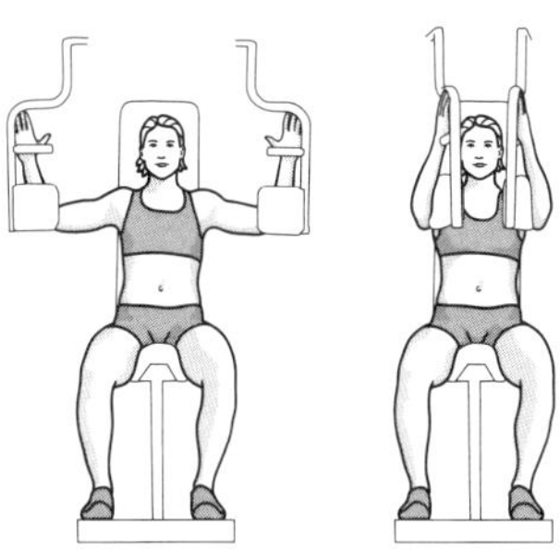

8 Butterfly

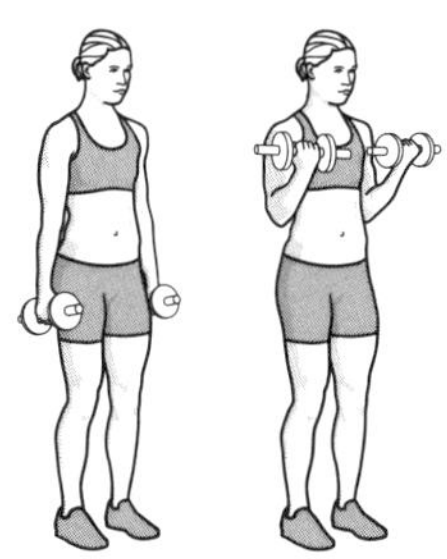

9 Bizeps-Curl mit Kurzhanteln

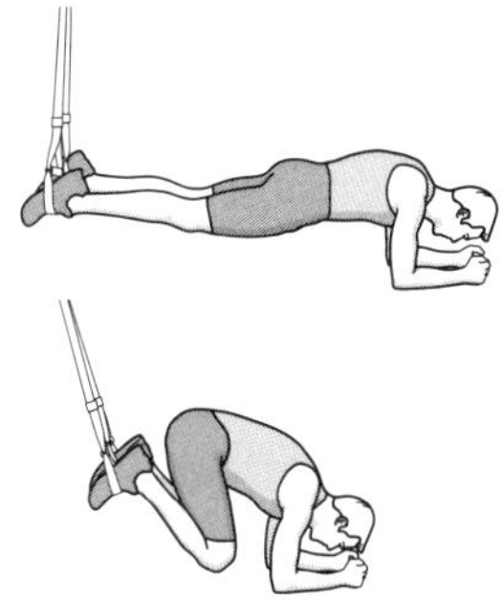

10 Crunch in der Schlinge im Unterarmstütz

35 Workout für Schultern und Nacken

Trainingsdauer: 68–150 Minuten
Trainingsziel: Kraftsteigerung, stabile Beweglichkeit
Zusätzliches Equipment: Kurzhanteln, Langhantel

1 **2** 3

	Übung	Sätze	Wdh.	Pause in Sek.	Muskelarbeit/ Frequenz	Seite
1	Schulter-Nacken-Drücken mit Langhantel	3–6	8–15	120	konzentrisch/1–0–1	121
2	Einarmiges Kurzhantelrudern im Stehen	3–6	8–15	120	konzentrisch/1–0–1	121
3	Frontheben im Stehen	3–6	8–15	120	konzentrisch/1–0–1	121
4	Latzug hinter den Kopf	3–6	8–15	120	konzentrisch/1–0–1	122
5	Rudern am Gerät	3–6	8–15	120	konzentrisch/1–0–1	122
6	Latzug vor den Kopf	3–6	8–15	120	konzentrisch/1–0–1	122
7	Butterfly Reverse	3–6	8–15	120	konzentrisch/1–0–1	123
8	Schulterdrücken mit Kurzhanteln	3–6	8–15	120	konzentrisch/1–0–1	120
9	Vorgebeugtes Seitheben mit Kurzhanteln	3–6	8–15	120	konzentrisch/1–0–1	120
10	Schultermobilisation	3–6	8–15	120	konzentrisch/1–0–1	141

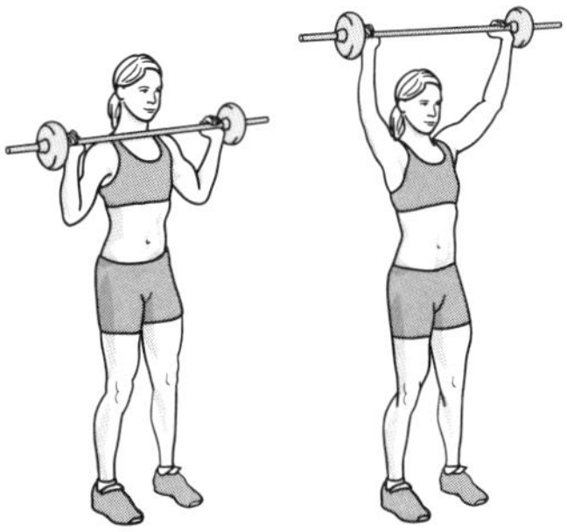

1 Schulter-Nacken-Drücken mit Langhantel

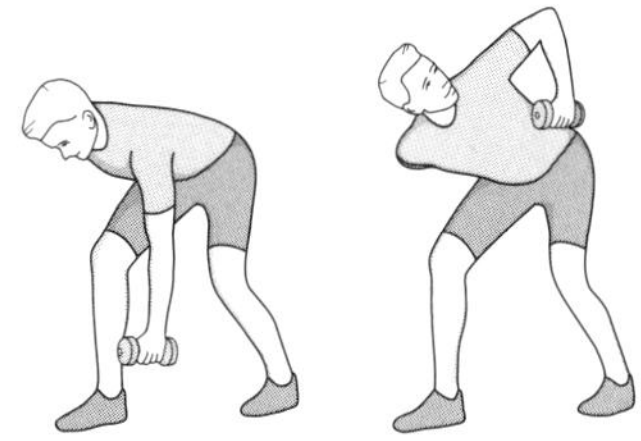

2 Einarmiges Kurzhantelrudern im Stehen

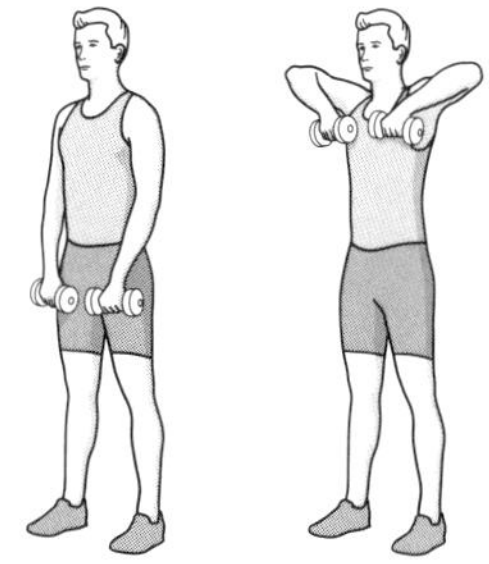

3 Frontheben im Stehen

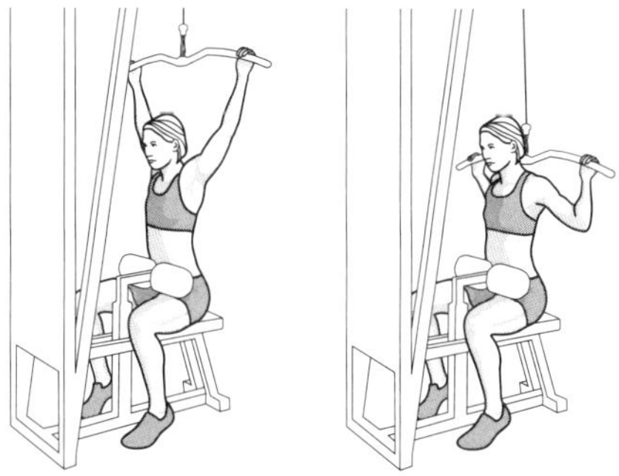

4 Latzug hinter den Kopf

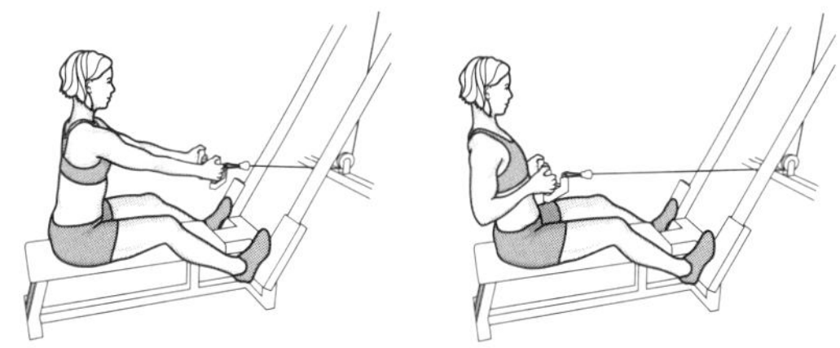

5 Rudern am Gerät

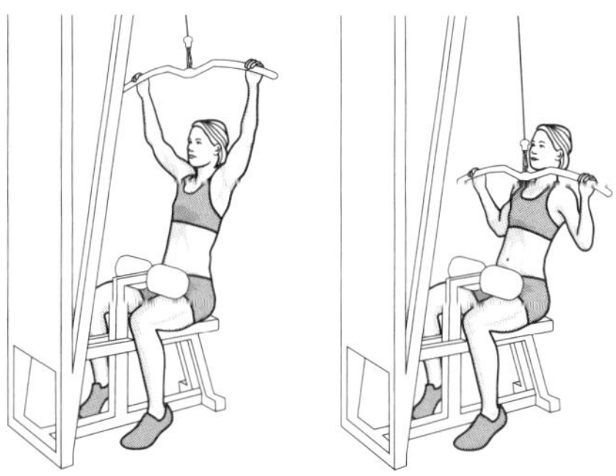

6 Latzug vor den Kopf

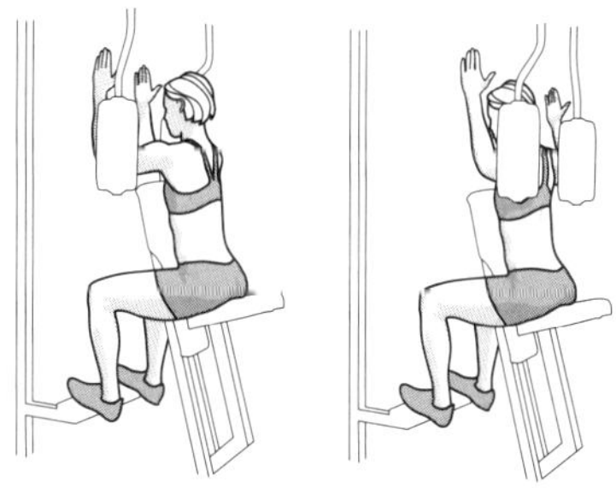

7 Butterfly Reverse

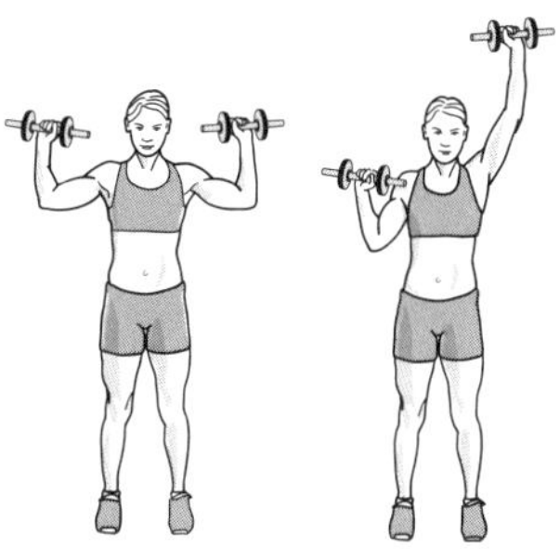

8 Schulterdrücken mit Kurzhanteln

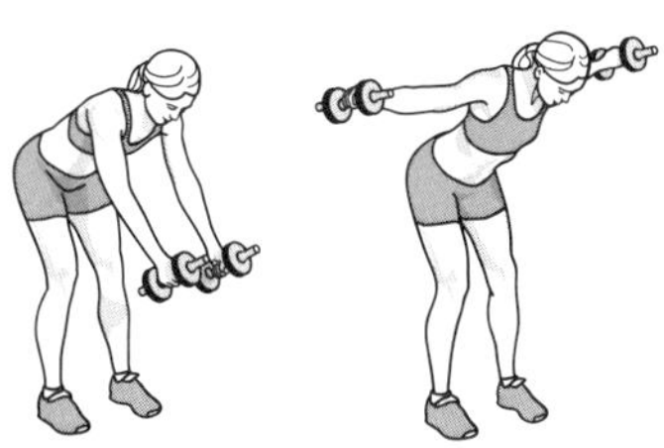

9 Vorgebeugtes Seitheben mit Kurzhanteln

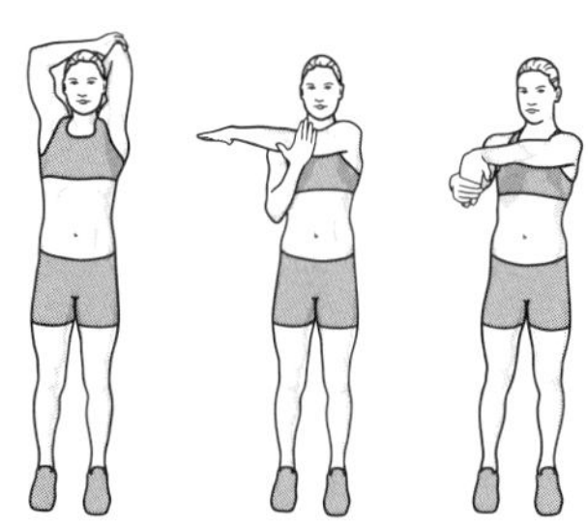

10 Schultermobilisation

36 Workout für den Rücken

Trainingsdauer: 62–135 Minuten
Trainingsziel: Kraftsteigerung, stabile Beweglichkeit
Zusätzliches Equipment: Kurzhanteln, Langhantel

1 **2** 3

	Übung	Sätze	Wdh.	Pause in Sek.	Muskelarbeit/ Frequenz	Seite
1	Rückenstrecken sitzend an der Maschine	3–6	8–15	120	konzentrisch/1-0-1	129
2	Bizeps-Curl mit Kurzhanteln	3–6	8–15	120	konzentrisch/1-0-1	132
3	Seitstützkombination	3–6	8–15	120	konzentrisch/1-0-1	130
4	Einarmiges Rudern in Liegestützposition	3–6	8–15	120	konzentrisch/1-0-1	131
5	Kreuzheben mit Langhantel	3–6	8–15	120	konzentrisch/1-0-1	129
6	Bizeps-Curl mit Langhantel	3–6	8–15	120	konzentrisch/1-0-1	133
7	Plank mit Hüftstreckung	3–6	8–15	120	konzentrisch/1-0-1	130
8	Rückenstrecken am Gerät	3–6	8–15	120	konzentrisch/1-0-1	129
9	Rumpfrotation am Gerät	3–6	8–15	120	konzentrisch/1-0-1	134

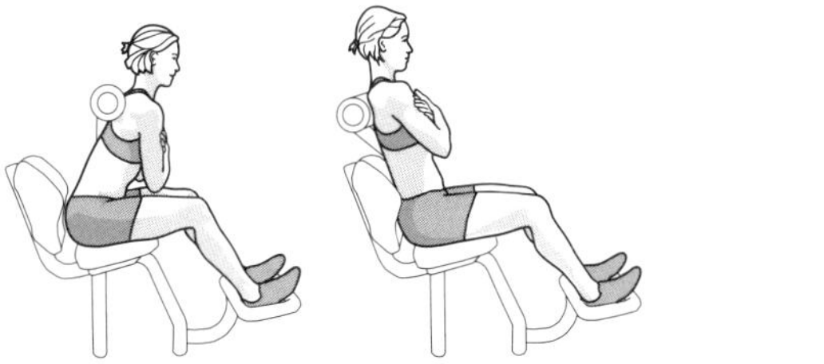

1 Rückenstrecken sitzend an der Maschine

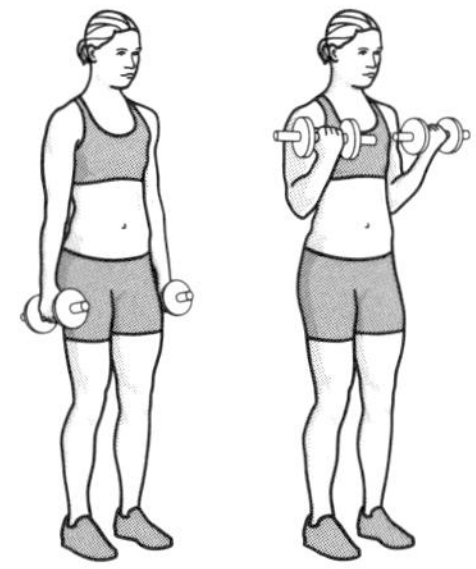

2 Bizeps-Curl mit Kurzhanteln

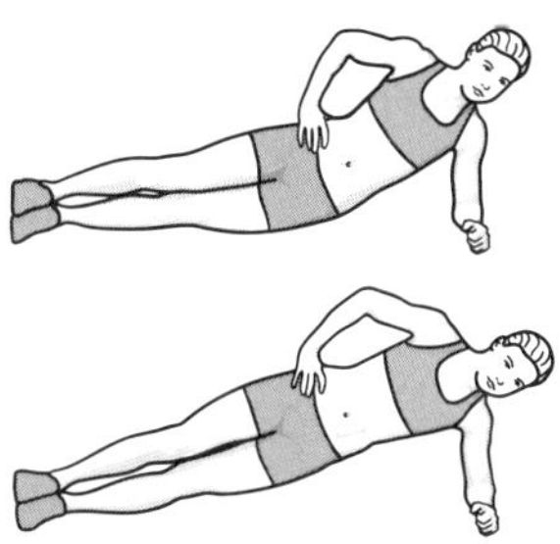

3 Seitstützkombination

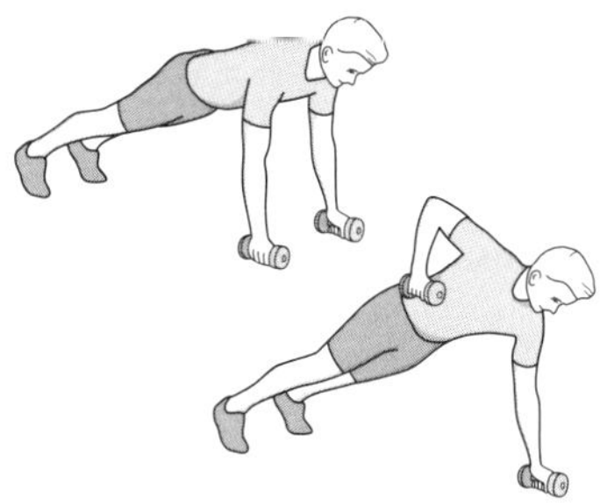

4 Einarmiges Rudern in Liegestützposition

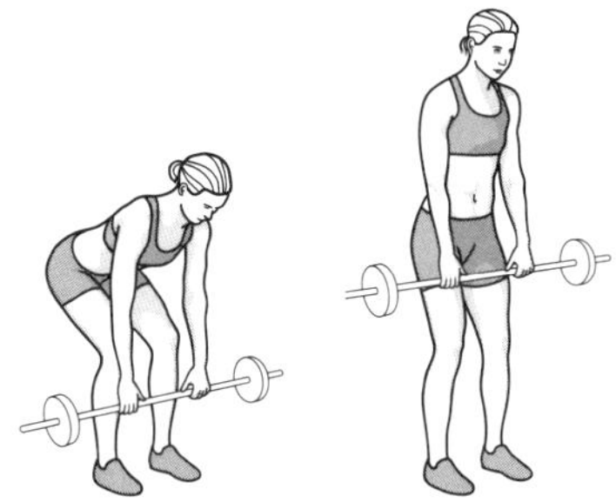

5 Kreuzheben mit Langhantel

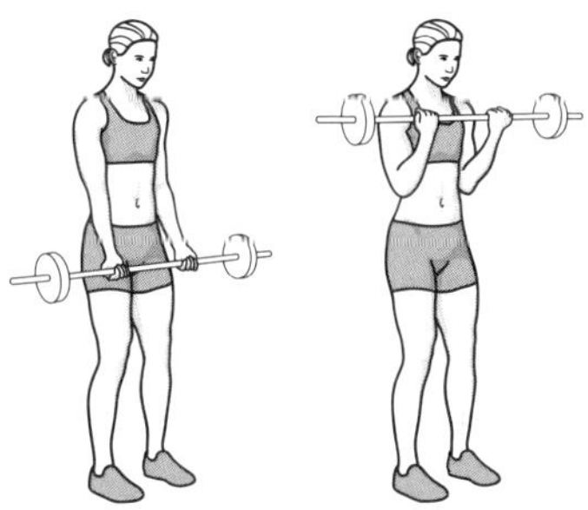

6 Bizeps-Curl mit Langhantel

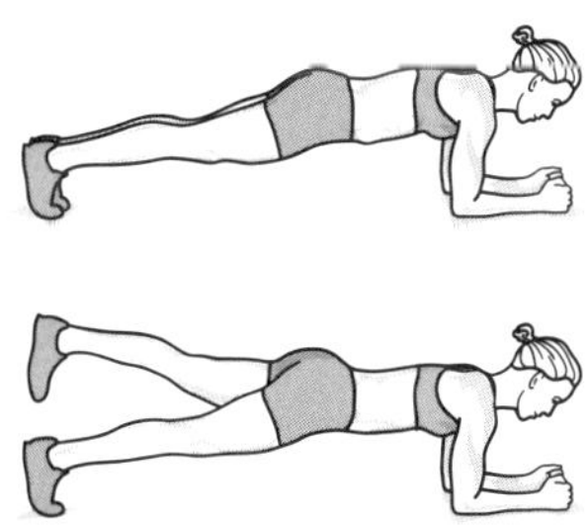

7 Plank mit Hüftstreckung

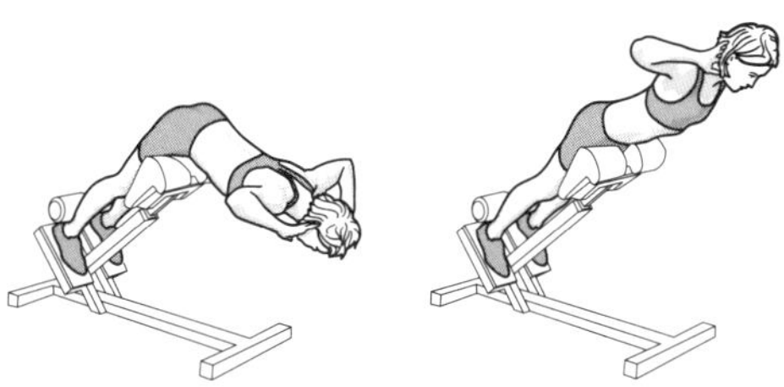

8 Rückenstrecken am Gerät

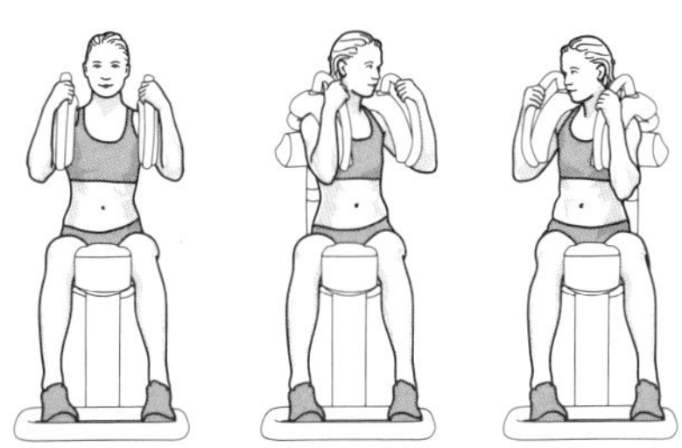

9 Rumpfrotation am Gerät

37 Workout für die Arme

Trainingsdauer: 55–120 Minuten
Trainingsziel: Kraftsteigerung, stabile Beweglichkeit
Zusätzliches Equipment: Kurzhanteln, Langhantel

1 **2** 3

	Übung	Sätze	Wdh.	Pause in Sek.	Muskelarbeit/ Frequenz	Seite
1	Bizeps-Curl mit Kurzhanteln	3–6	8–15	120	konzentrisch/1–0–1	132
2	Bizeps-Curl mit Langhantel	3–6	8–15	120	konzentrisch/1–0–1	133
3	Rudern am Gerät	3–6	8–15	120	konzentrisch/1–0–1	122
4	Trizepsdrücken am Seilzug	3–6	8–15	120	konzentrisch/1–0–1	133
5	Vorgebeugtes einarmiges Trizepsdrücken	3–6	8–15	120	konzentrisch/1–0–1	133
6	Trizepsdrücken am Gerät	3–6	8–15	120	konzentrisch/1–0–1	132
7	Trizepsdrücken	3–6	8–15	120	konzentrisch/1–0–1	131
8	Unterstütztes Trizepsdrücken am Gerät	3–6	8–15	120	konzentrisch/1–0–1	132

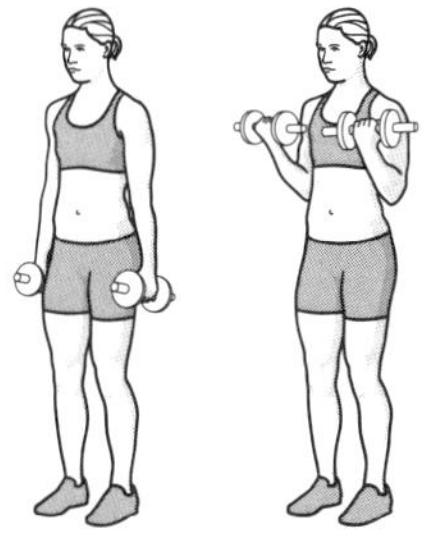

1 Bizeps-Curl mit Kurzhanteln

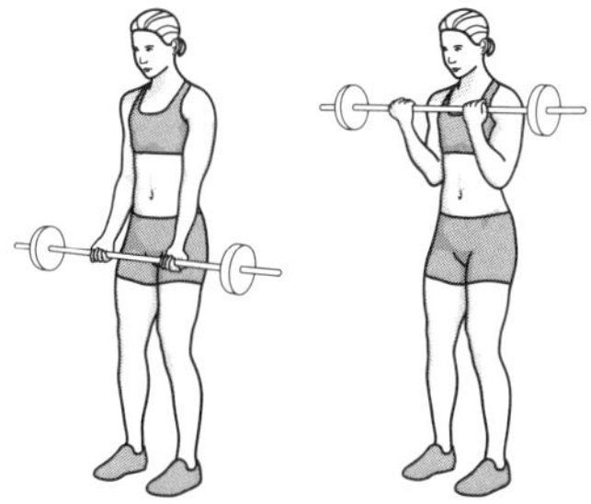

2 Bizeps-Curl mit Langhantel

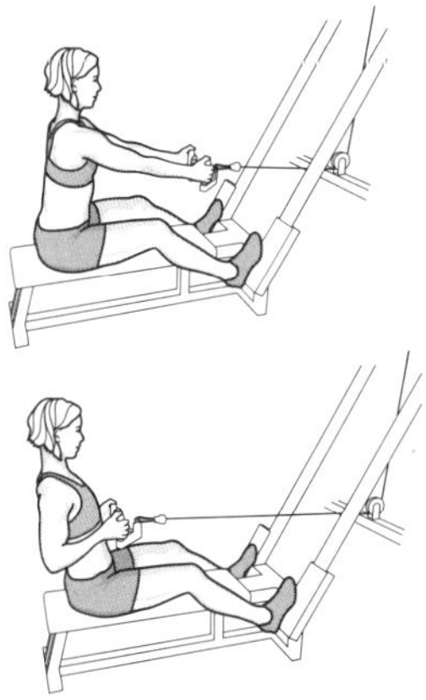

3 Rudern am Gerät

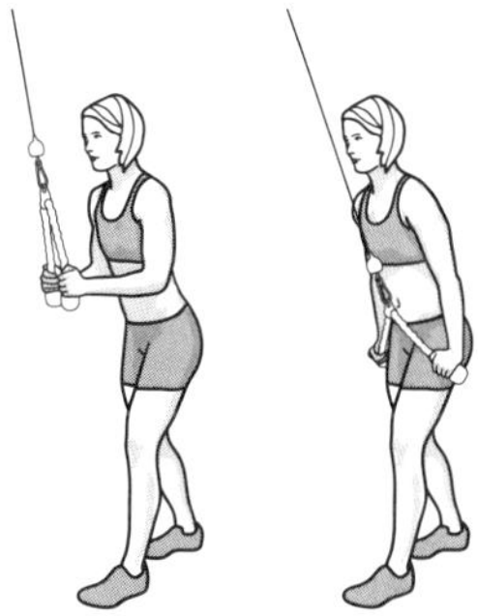

4 Trizepsdrücken am Seilzug

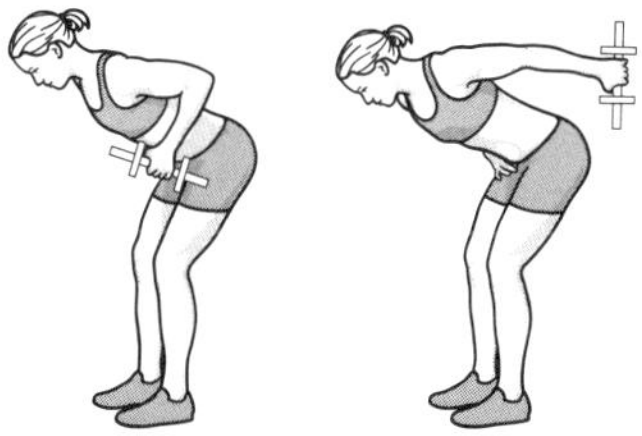

5 Vorgebeugtes einarmiges Trizepsdrücken

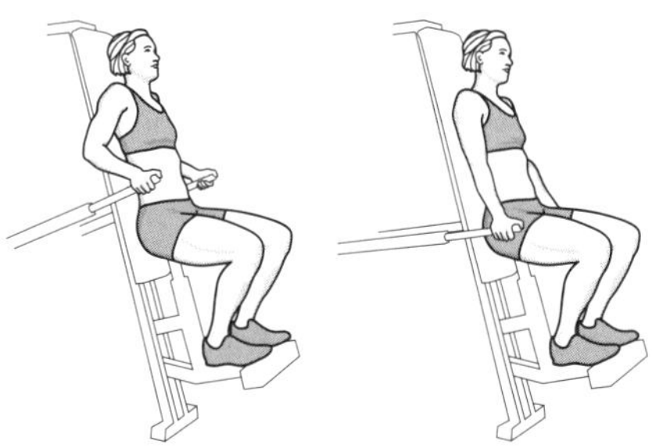

6 Trizepsdrücken am Gerät

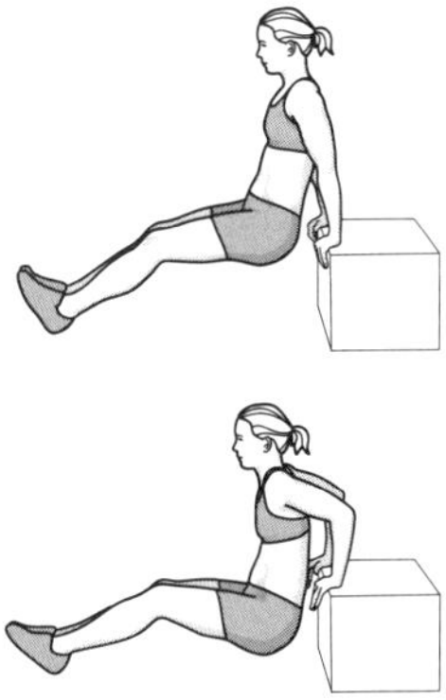

7 Trizepsdrücken

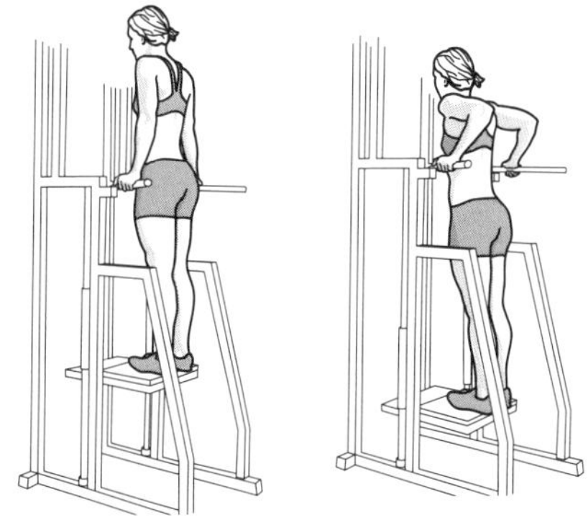

8 Unterstütztes Trizepsdrücken am Gerät

38 Workout für die Brust

Trainingsdauer: 55–120 Minuten
Trainingsziel: Kraftsteigerung, stabile Beweglichkeit
Zusätzliches Equipment: Kurzhanteln, Langhantel, Schlingentrainer

1 **2** 3

	Übung	Sätze	Wdh.	Pause in Sek.	Muskelarbeit/ Frequenz	Seite
1	Brustdrücken am Gerät	3–6	8–15	120	konzentrisch/1–0–1	137
2	Butterfly	3–6	8–15	120	konzentrisch/1–0–1	137
3	Flachbankdrücken mit Langhantel	3–6	8–15	120	konzentrisch/1–0–1	138
4	Fliegende am Seilzug	3–6	8–15	120	konzentrisch/1–0–1	138
5	Fliegende mit Kurzhanteln auf der Schrägbank	3–6	8–15	120	konzentrisch/1–0–1	137
6	Überzug	3–6	8–15	120	konzentrisch/1–0–1	136
7	Brustpresse am Schlingentrainer	3–6	8–15	120	konzentrisch/1–0–1	138
8	Schrägbankdrücken mit Langhantel	3–6	8–15	120	konzentrisch/1–0–1	138

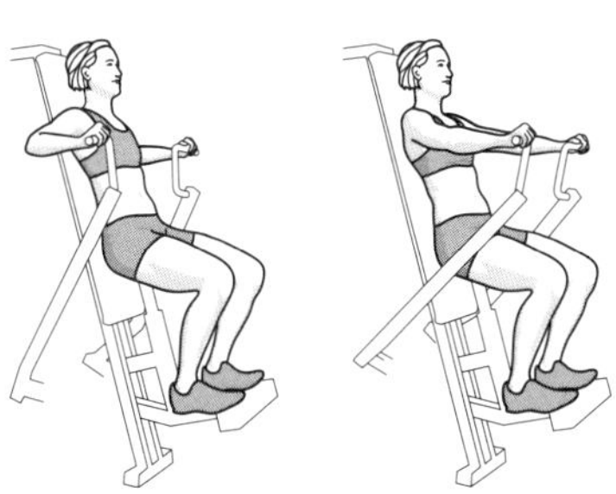

1 Brustdrücken am Gerät

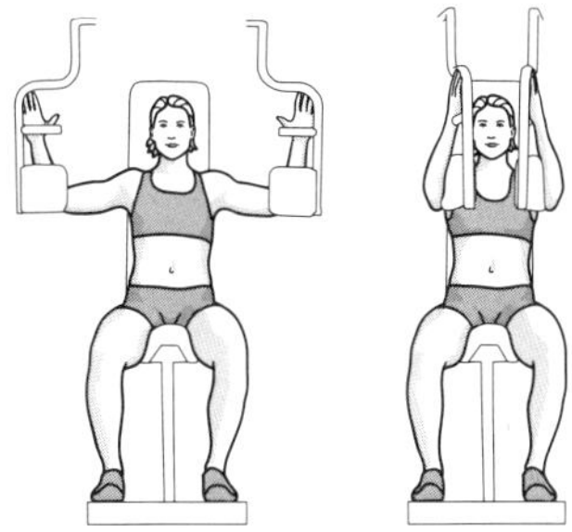

2 Butterfly

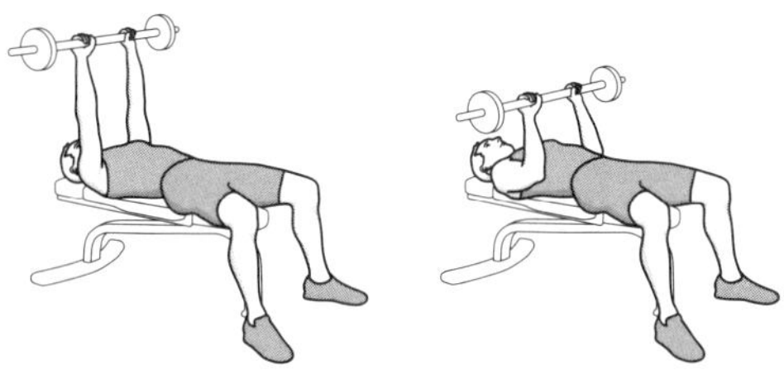

3 Flachbankdrücken mit Langhantel

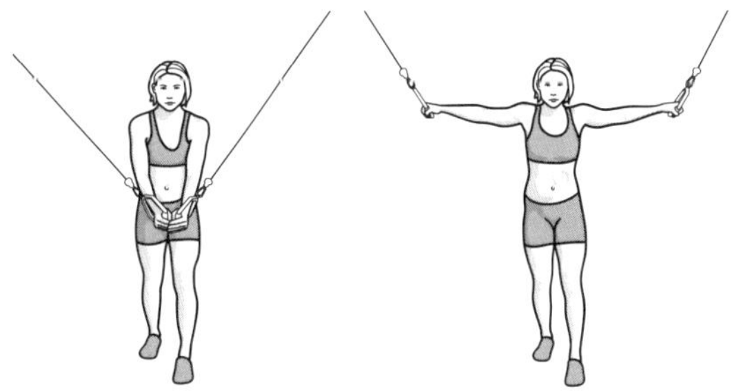

4 Fliegende am Seilzug

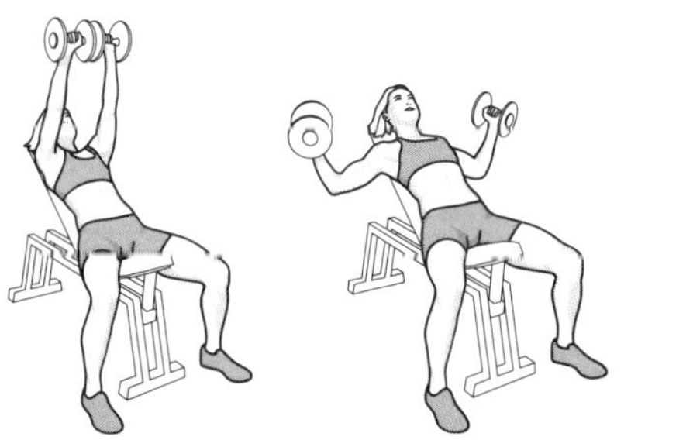

5 Fliegende mit Kurzhanteln auf der Schrägbank

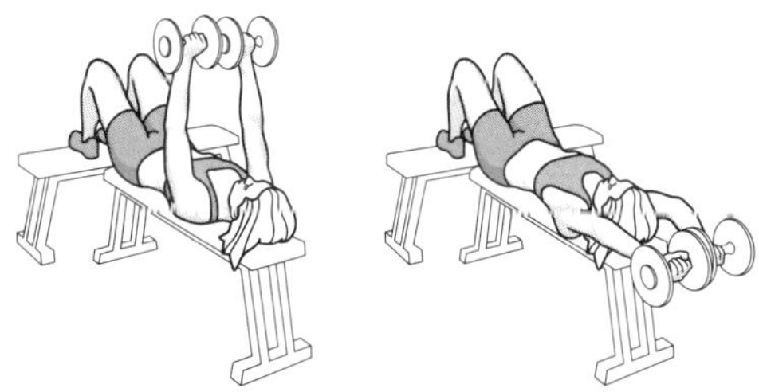

6 Überzug

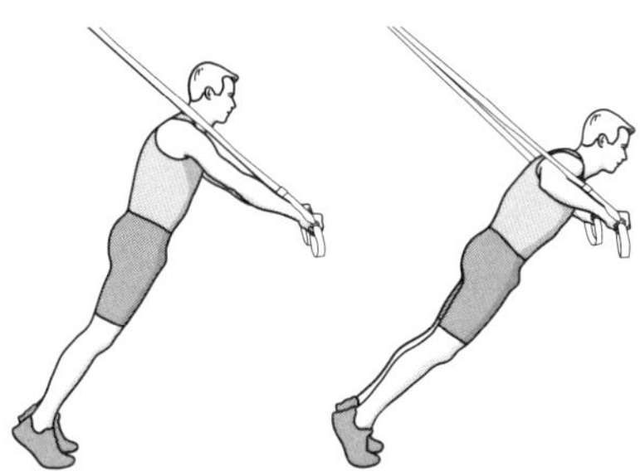

7 Brustpresse am Schlingentrainer

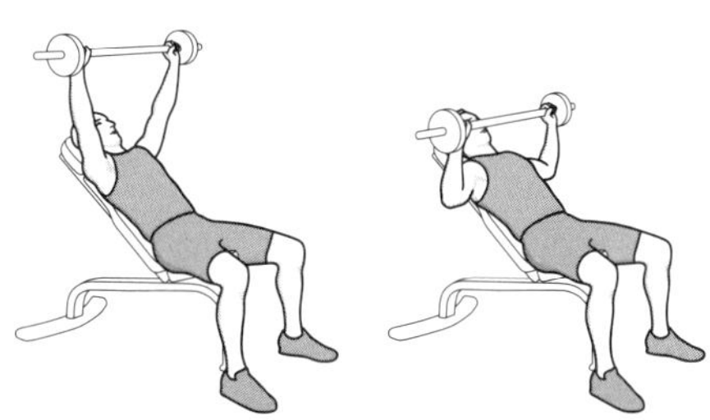

8 Schrägbankdrücken mit Langhantel

39 Workout für den Bauch

Trainingsdauer: 50–55 Minuten
Trainingsziel: Kraftsteigerung, Stabile Beweglichkeit
Zusätzliches Equipment: Schlingentrainer

1 **2** 3

	Übung	Sätze	Wdh.	Pause in Sek.	Muskelarbeit/ Frequenz	Seite
1	Gerader Crunch	3	12–18	100	konzentrisch/1-0-1	133
2	Diagonaler Crunch	3	12–18	100	konzentrisch/1-0-1	134
3	Rumpfrotation am Gerät	3	12–18	100	konzentrisch/1-0-1	134
4	Crunch am Seilzug	3	12–18	100	konzentrisch/1-0-1	135
5	Russian Twist mit gestreckten Armen	3	12–18	100	konzentrisch/1-0-1	133
6	Seitlicher Crunch in der Schlinge im Stütz	3	12–18	100	konzentrisch/1-0-1	135
7	Beckenheben	3	12–18	100	konzentrisch/1-0-1	134
8	Bergsteiger in der Schlinge	3	12–18	100	konzentrisch/1-0-1	135

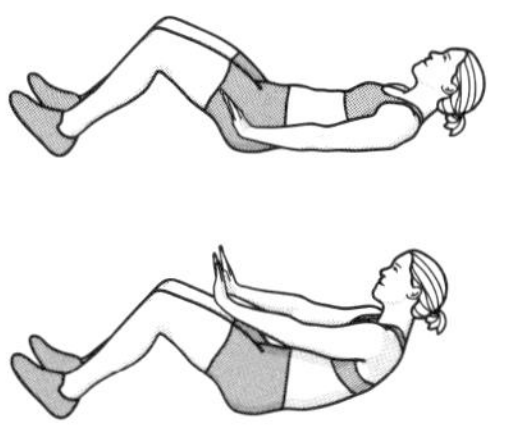

1 Gerader Crunch

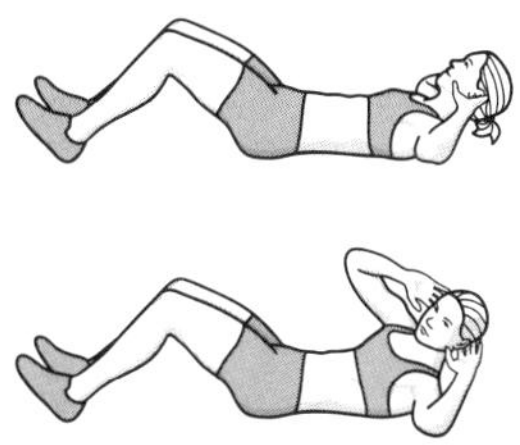

2 Diagonaler Crunch

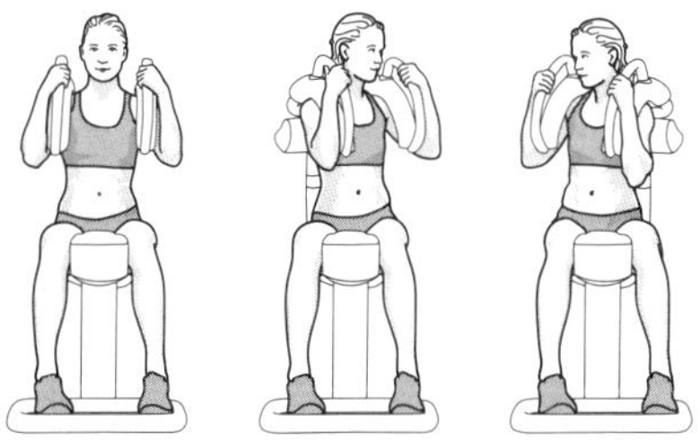

3 Rumpfrotation am Gerät

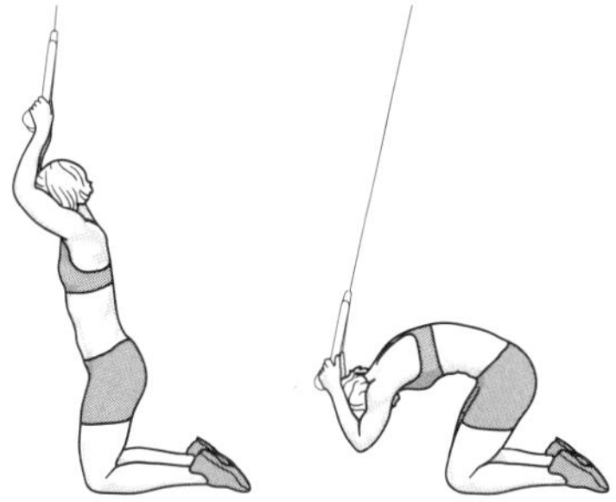

4 Crunch am Seilzug

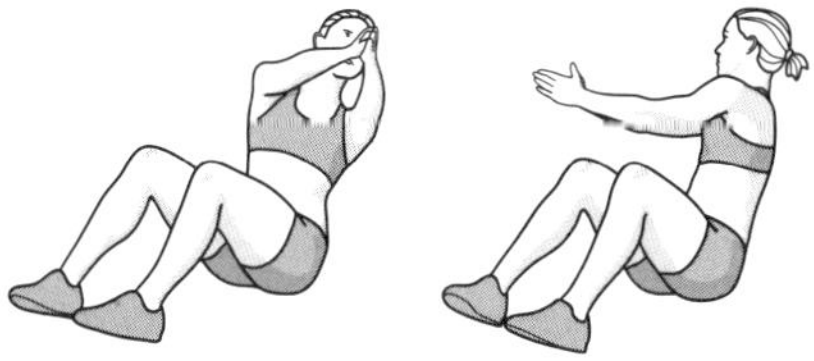

5 Russian Twist mit gestreckten Armen

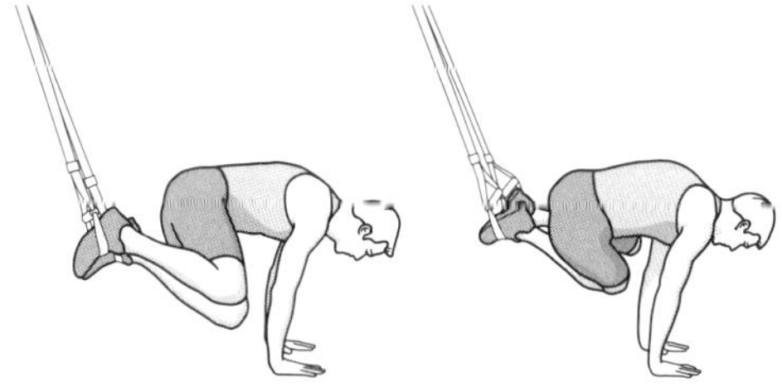

6 Seitlicher Crunch in der Schlinge im Stütz

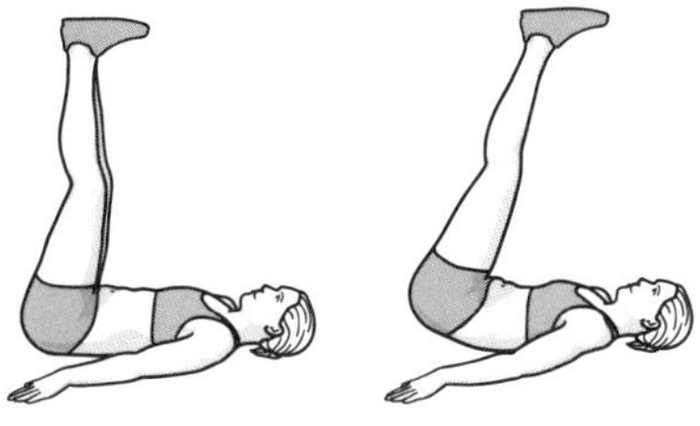

7 Beckenheben

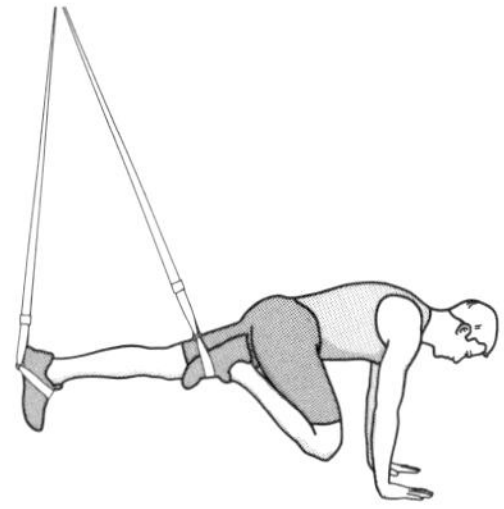

8 Bergsteiger in der Schlinge

40 Workout für die Beine

Trainingsdauer: 75–165 Minuten
Trainingsziel: Kraftsteigerung, stabile Beweglichkeit
Zusätzliches Equipment: Kurzhanteln, Langhantel, Schlingentrainer

1 **2** 3

	Übung	Sätze	Wdh.	Pause in Sek.	Muskelarbeit/ Frequenz	Seite
1	Beinpresse 45 Grad an der Maschine	3–6	8–15	120	konzentrisch/1–0–1	127
2	Beinstrecken sitzend an der Maschine	3–6	8–15	120	konzentrisch/1–0–1	126
3	Beinbeugen liegend an der Maschine	3–6	8–15	120	konzentrisch/1–0–1	126
4	Split-Kniebeuge mit Langhantel	3–6	8–15	120	konzentrisch/1–0–1	128
5	Wadenheben mit Kurzhanteln	3–6	8–15	120	konzentrisch/1–0–1	125
6	Frontkniebeuge mit Langhantel	3–6	8–15	120	konzentrisch/1–0–1	126
7	Boxsprung	3–6	8–15	120	konzentrisch/1–0–1	128
8	Abduktion an der Maschine	3–6	8–15	120	konzentrisch/1–0–1	127
9	Adduktion an der Maschine	3–6	8–15	120	konzentrisch/1–0–1	127
10	Kniebeuge mit Langhantel	3–6	8–15	120	konzentrisch/1–0–1	125
11	Hüftstreckung am Schlingentrainer	3–6	8–15	120	konzentrisch/1–0–1	129

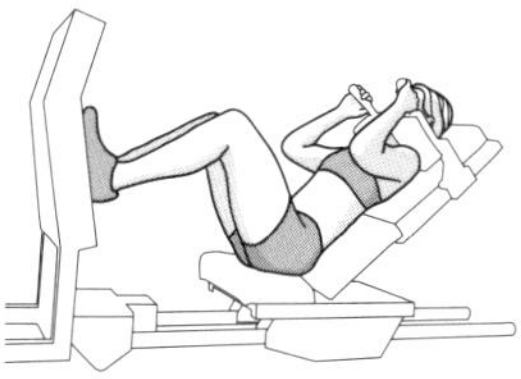

1 Beinpresse 45 Grad an der Maschine

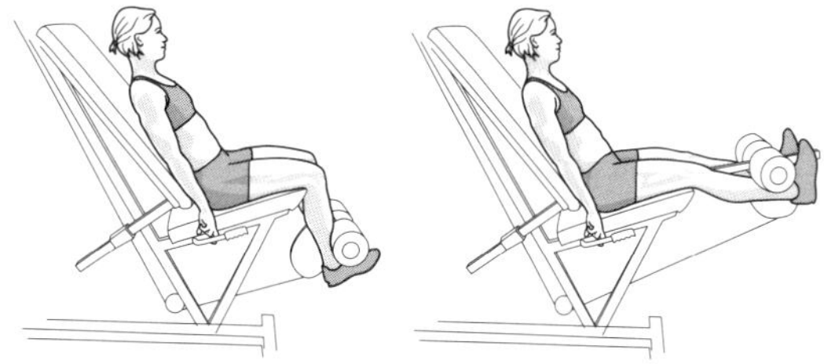

2 Beinstrecken sitzend an der Maschine

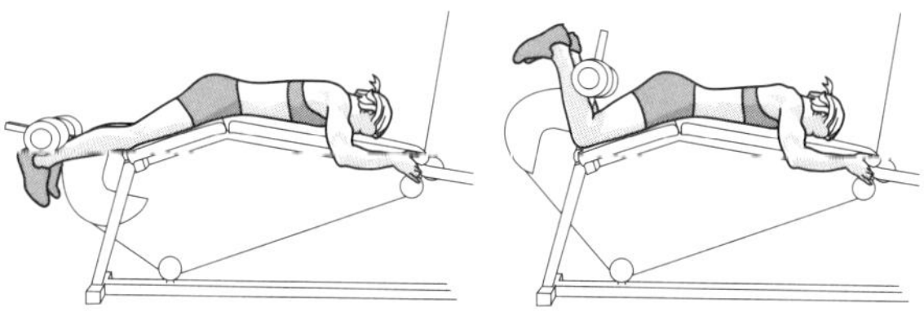

3 Beinbeugen liegend an der Maschine

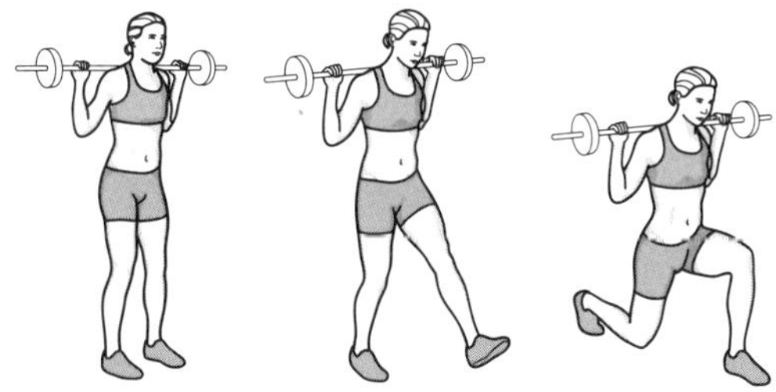

4 Split-Kniebeuge mit Langhantel

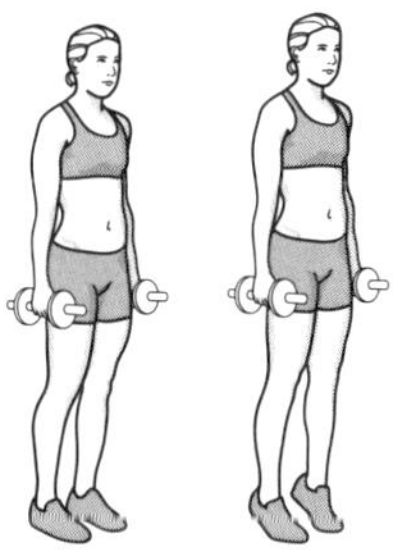

5 Wadenheben mit Kurzhanteln

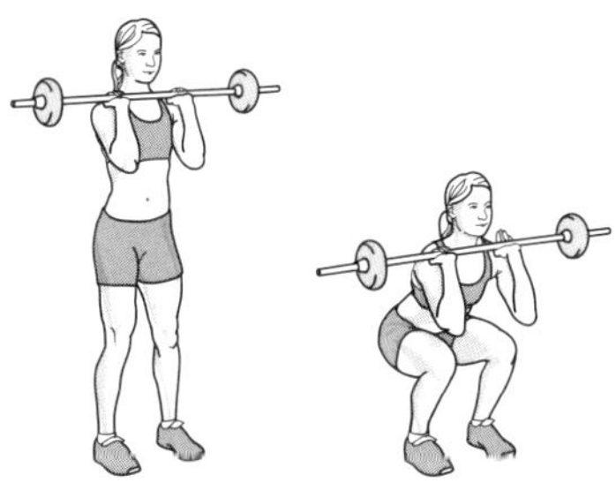

6 Frontkniebeuge mit Langhantel

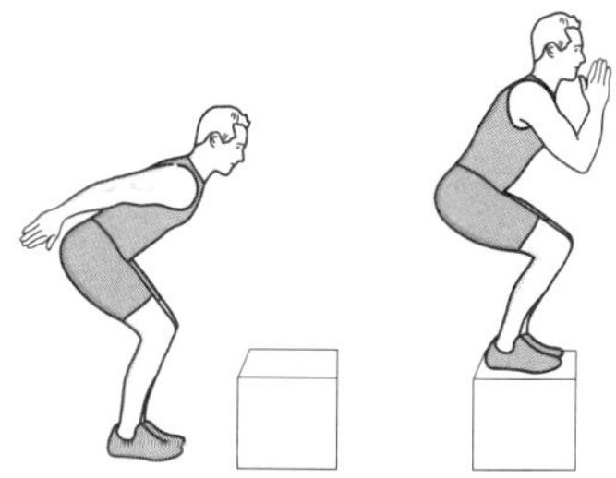

7 Boxsprung

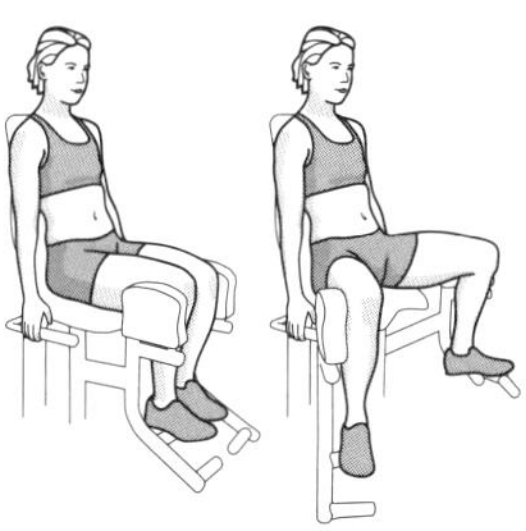

8 Abduktion an der Maschine

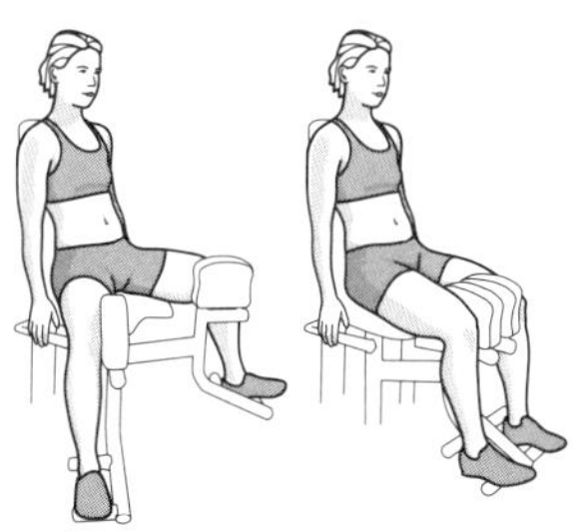

9 Adduktion an der Maschine

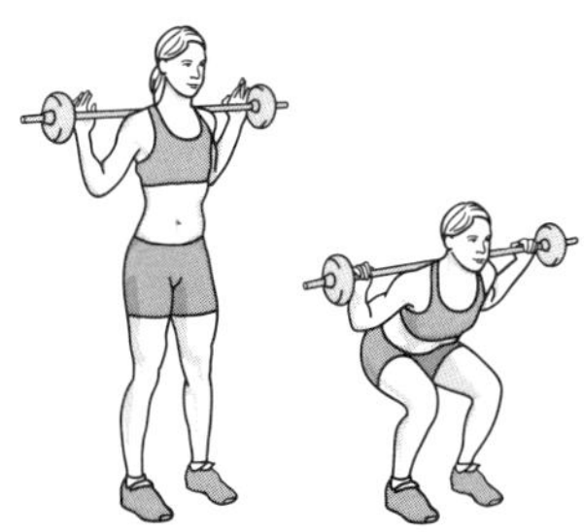

10 Kniebeuge mit Langhantel

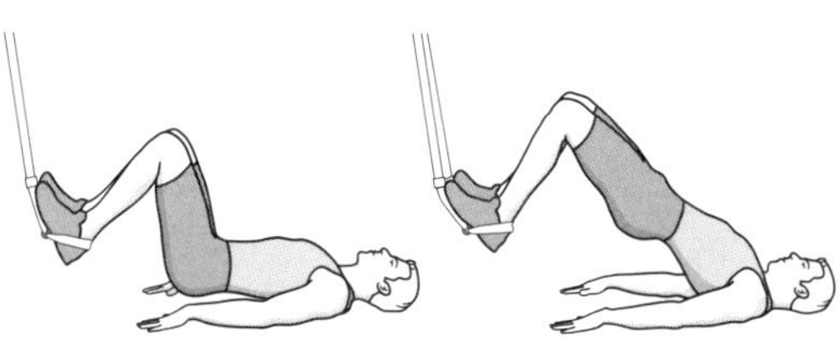

11 Hüftstreckung am Schlingentrainer

41 Ganzkörperworkout Muskel und Gegenmuskel 1

1 2 **3**

Trainingsdauer: 41–98 Minuten
Trainingsziel: tiefere Ausschöpfung/Ermüdung, Kraftsteigerung, Stoffwechselaktivierung
Zusätzliches Equipment: Kurzhanteln, Langhantel, Schlingentrainer

	Übung	Sätze	Wdh.	Pause in Sek.	Muskelarbeit/ Frequenz	Seite
1	Bizeps-Curl mit Kurzhanteln	3–6	8–12	50	exzentrisch/1-0-3	132
2	Einarmiges Trizepsdrücken mit Kurzhantel	3–6	8–12	50	exzentrisch/1-0-3	131
3	Latzug vor den Kopf	3–6	8–12	50	exzentrisch/1-0-3	122
4	Flachbankdrücken mit Langhantel	3–6	8–12	50	exzentrisch/1-0-3	138
5	Beinstrecken sitzend an der Maschine	3–6	8–12	50	exzentrisch/1-0-3	126
6	Beinbeugen liegend an der Maschine	3–6	8–12	50	exzentrisch/1-0-3	126
7	Diagonaler Crunch	3–6	8–12	50	exzentrisch/1-0-3	134
8	Rückenstrecken sitzend an der Maschine	3–6	8–12	50	exzentrisch/1-0-3	129
9	Butterfly Reverse	3–6	8–12	50	exzentrisch/1-0-3	123
10	Butterfly	3–6	8–12	50	exzentrisch/1-0-3	137

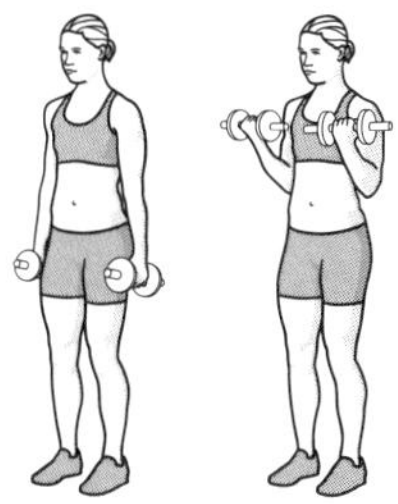

1 Bizeps-Curl mit Kurzhanteln

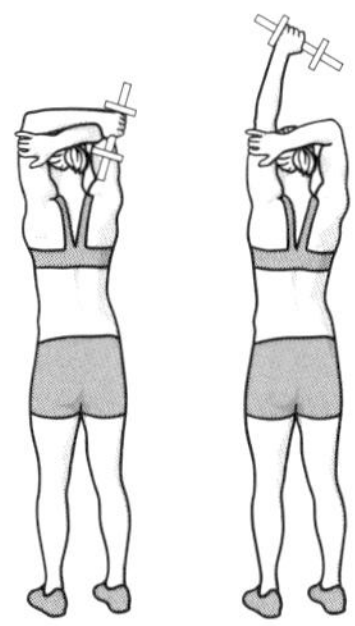

2 Einarmiges Trizepsdrücken mit Kurzhantel

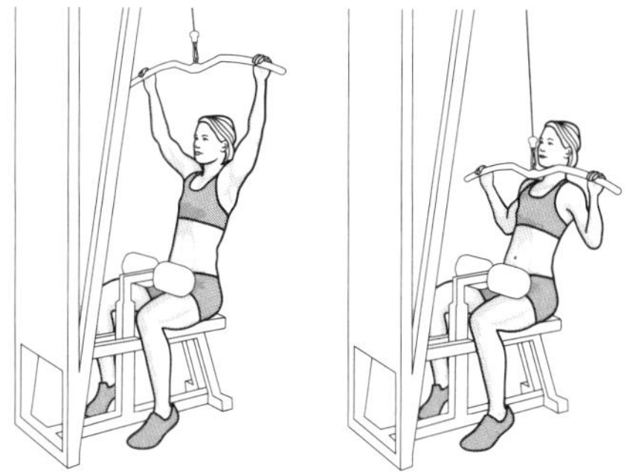

3 Latzug vor den Kopf

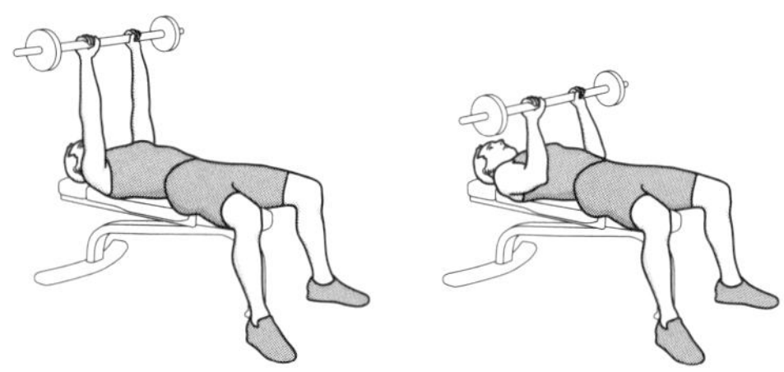

4 Flachbankdrücken mit Langhantel

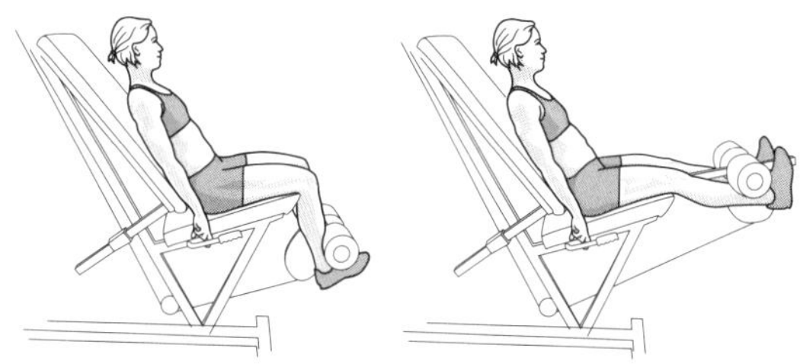

5 Beinstrecken sitzend an der Maschine

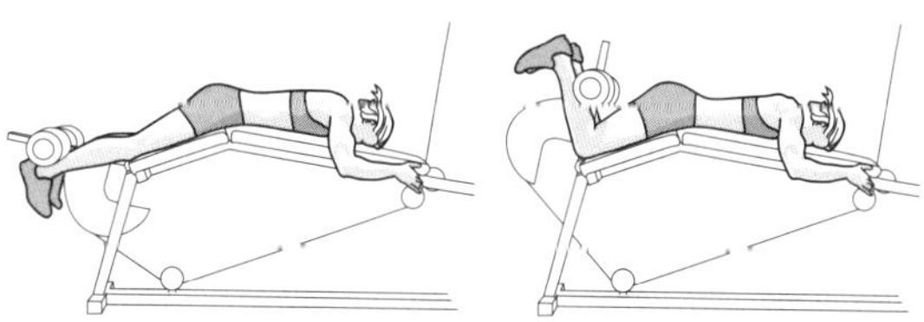

6 Beinbeugen liegend an der Maschine

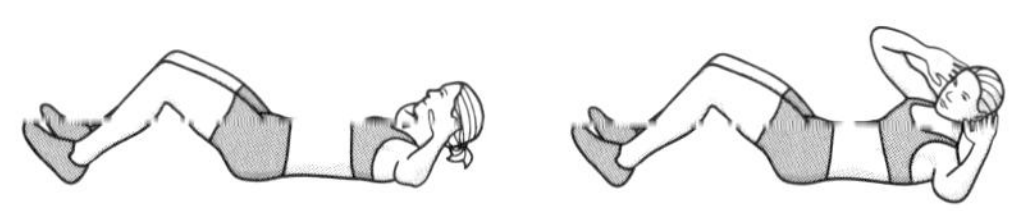

7 Diagonaler Crunch

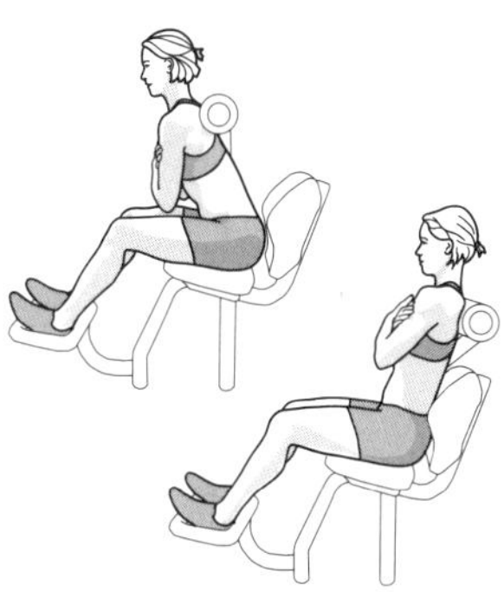

8 Rückenstrecken sitzend an der Maschine

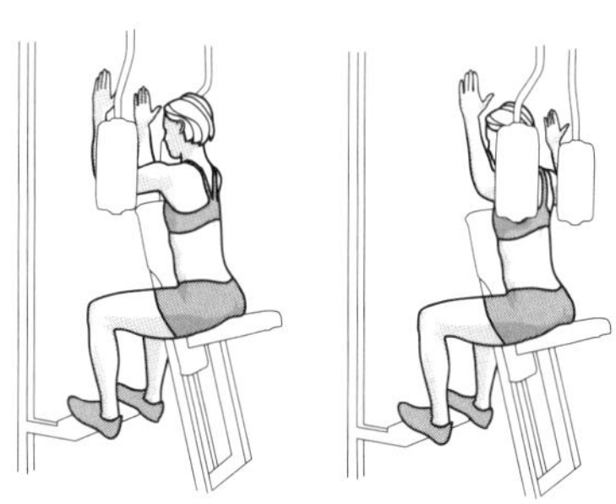

9 Butterfly Reverse

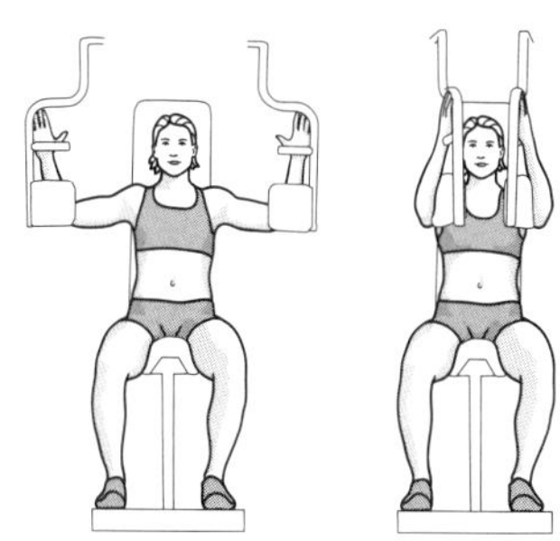

10 Butterfly

42 Ganzkörperworkout Muskel und Gegenmuskel 2

1 2 **3**

Trainingsdauer: 33–88 Minuten
Trainingsziel: tiefere Ausschöpfung/Ermüdung, Kraftsteigerung, Stoffwechselaktivierung
Zusätzliches Equipment: Kurzhanteln, Langhantel, Schlingentrainer

	Übung	Sätze	Wdh.	Pause in Sek.	Muskelarbeit/ Frequenz	Seite
1	Kreuzheben mit Langhantel	3–6	8–15	50	konzentrisch/2–0–2	129
2	Russian Twist mit gestreckten Armen	3–6	8–15	50	konzentrisch/2–0–2	133
3	Adduktion an der Maschine	3–6	8–15	50	konzentrisch/2–0–2	127
4	Abduktion an der Maschine	3–6	8–15	50	konzentrisch/2–0–2	127
5	Bizeps-Curl mit Langhantel	3–6	8–15	50	konzentrisch/2–0–2	133
6	Trizepsdrücken am Seilzug	3–6	8–15	50	konzentrisch/2–0–2	133
7	Fliegende am Seilzug	3–6	8–15	50	konzentrisch/2–0–2	138
8	Vorgebeugtes Seitheben mit Kurzhanteln	3–6	8–15	50	konzentrisch/2–0–2	120

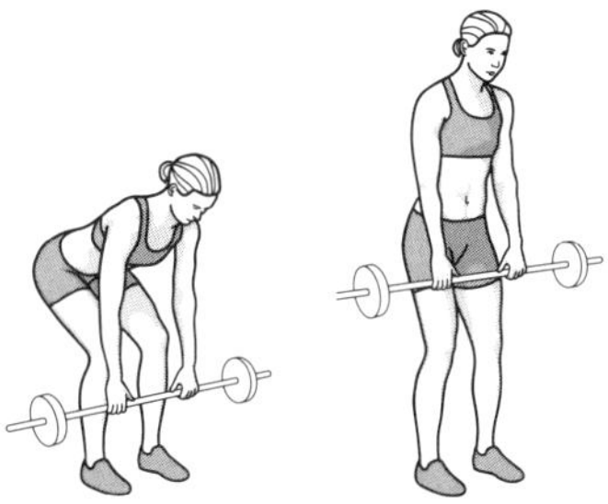

1 Kreuzheben mit Langhantel

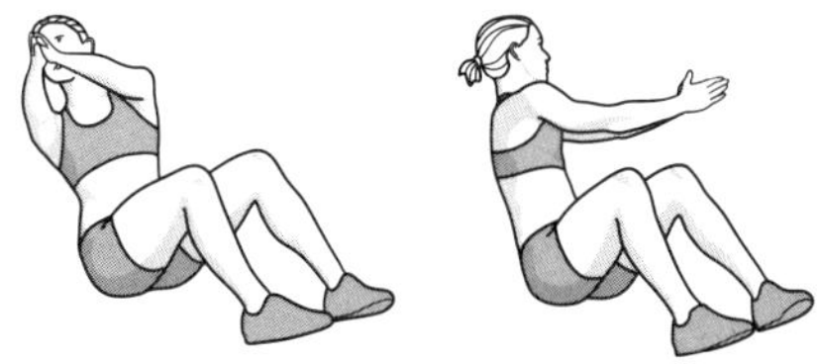

2 Russian Twist mit gestreckten Armen

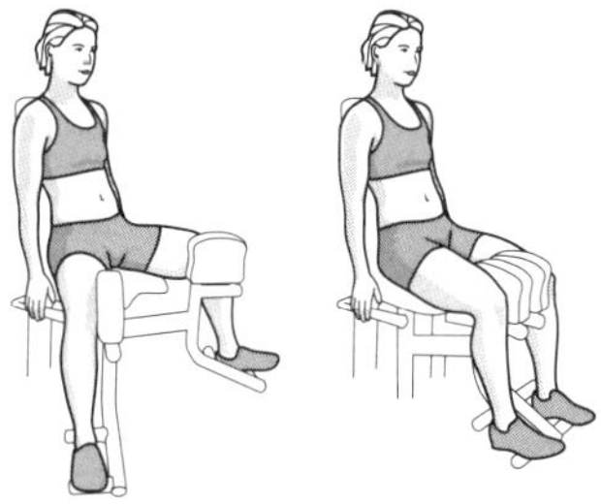

3 Adduktion an der Maschine

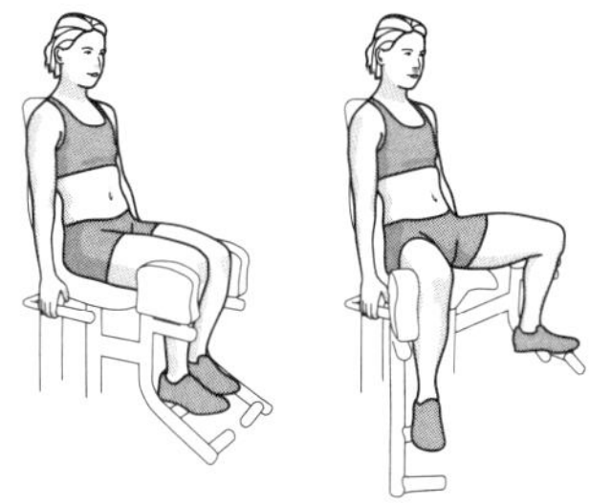

4 Abduktion an der Maschine

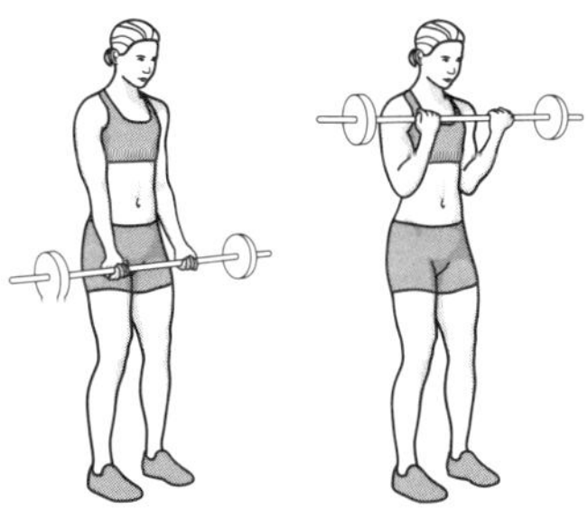

5 Bizeps-Curl mit Langhantel

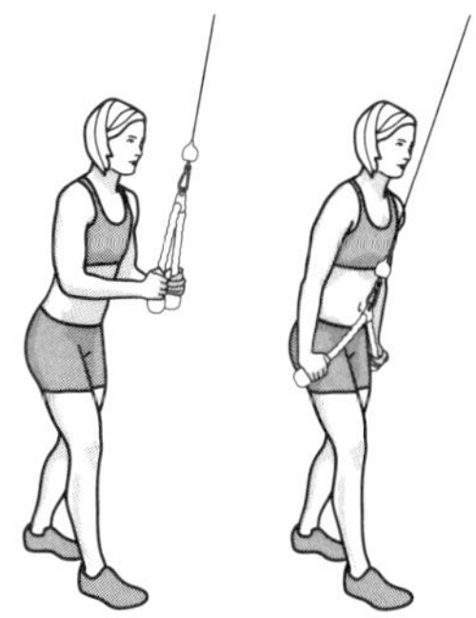

6 Trizepsdrücken am Seilzug

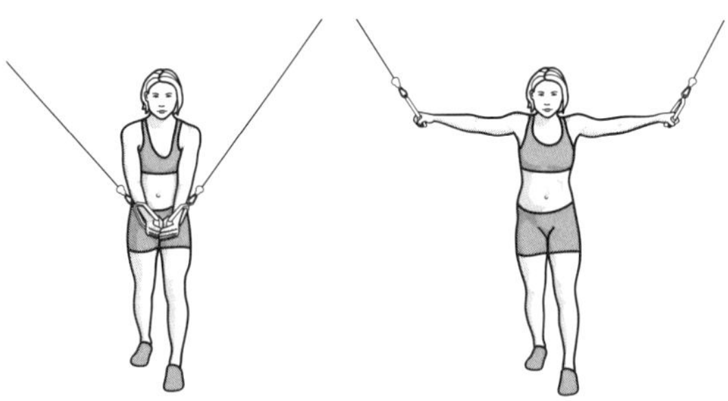

7 Fliegende am Seilzug

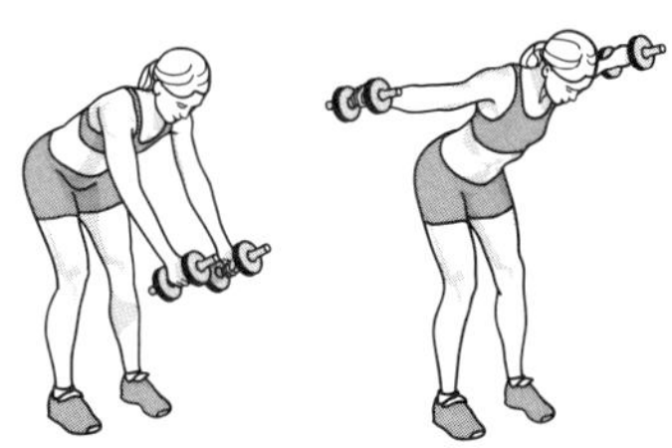

8 Vorgebeugtes Seitheben mit Kurzhanteln

43 Coreworkout

Trainingsdauer: 57–114 Minuten
Trainingsziel: bessere Stabilität der Körpermitte, Steigerung der Kraftausdauer
Zusätzliches Equipment: Kurzhanteln

1 2 **3**

	Übung	Sätze	Wdh.	Pause in Sek.	Muskelarbeit/ Frequenz	Seite
1	Plank mit Hüftstreckung	3–5	18–25	70	exzentrisch/1-0-3	130
2	Rumpfrotation am Gerät	3–5	18–25	70	exzentrisch/1-0-3	134
3	Einarmiges Rudern in Liegestützposition	3–5	18–25	70	exzentrisch/1-0-3	131
4	Rückenstrecken am Gerät	3–5	18–25	70	exzentrisch/1-0-3	129
5	Liegestützkombination	3–5	18–25	70	exzentrisch/1-0-3	130
6	Frontheben mit Kurzhanteln	3–5	18–25	70	exzentrisch/1-0-3	120
7	Russian Twist mit gestreckten Armen	3–5	18–25	70	exzentrisch/1-0-3	133
8	Crunch am Seilzug	3–5	18–25	70	exzentrisch/1-0-3	135

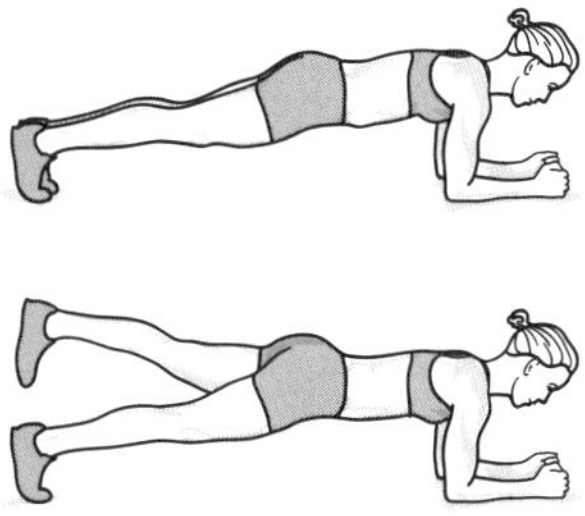

1 Plank mit Hüftstreckung

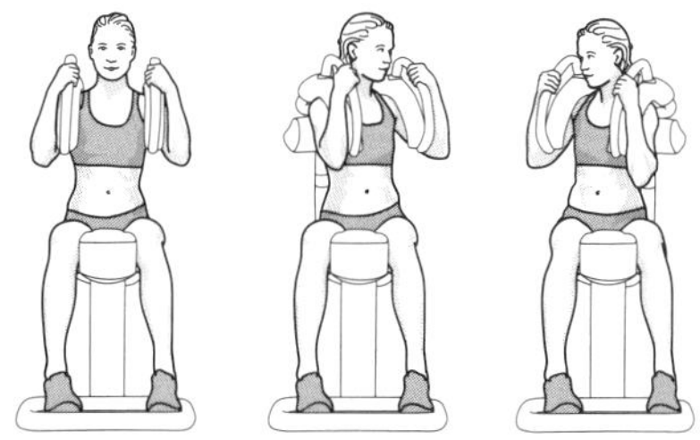

2 Rumpfrotation am Gerät

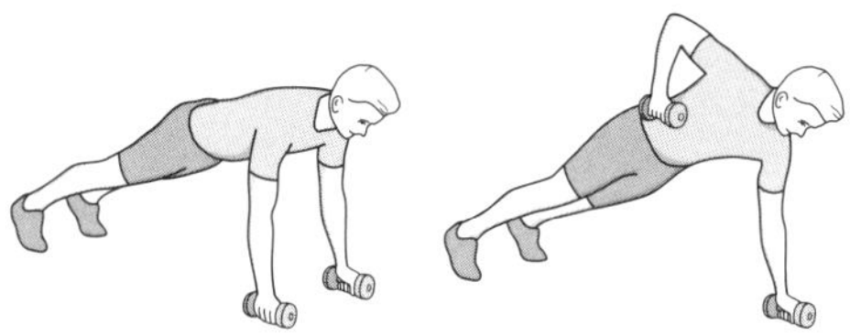

3 Einarmiges Rudern in Liegestützposition

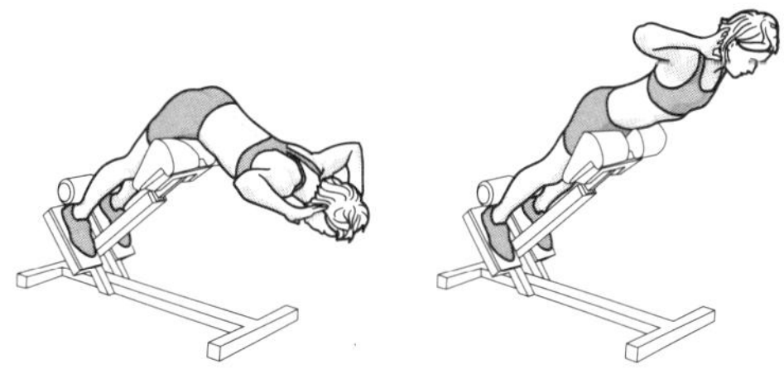

4 Rückenstrecken am Gerät

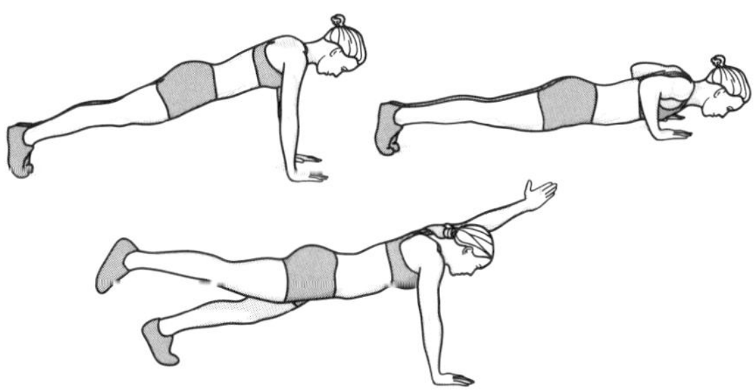

5 Liegestützkombination

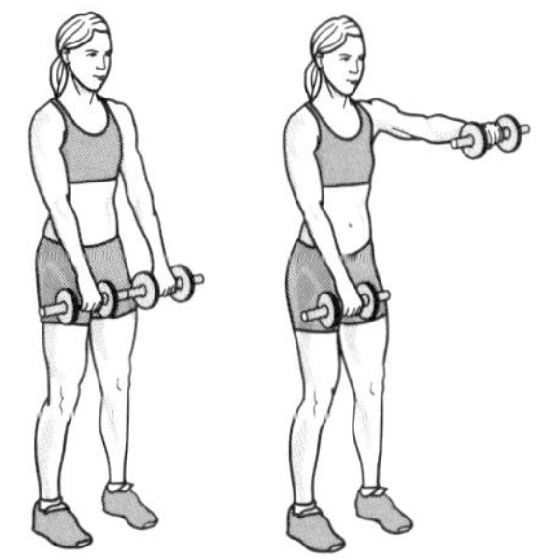

6 Frontheben mit Kurzhanteln

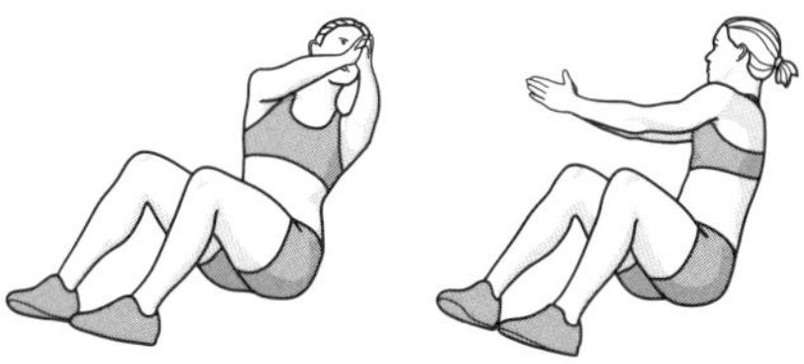

7 Russian Twist mit gestreckten Armen

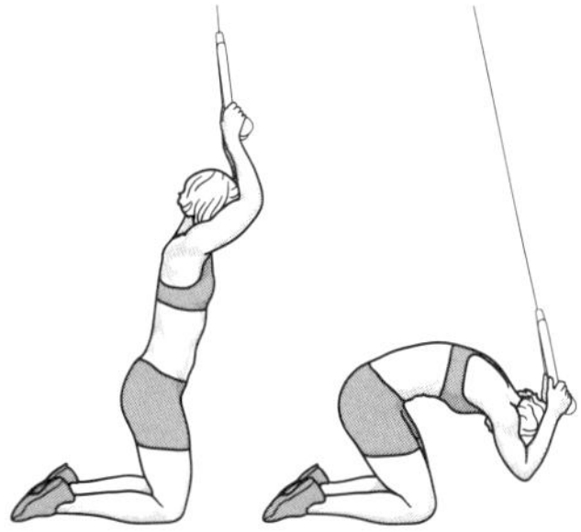

8 Crunch am Seilzug

44 Workout 1 für Muskelwachstum (Hypertrophie)

1 2 **3**

Trainingsdauer: 81–146 Minuten
Trainingsziel: Vergrößerung des Muskelquerschnitts, Kraftsteigerung
Zusätzliches Equipment: Kurzhanteln, Langhantel

	Übung	Sätze	Wdh.	Pause in Sek.	Muskelarbeit/ Frequenz	Seite
1	Schulterdrücken mit Kurzhanteln	3–5	12–15	120	exzentrisch/1-0-3	120
2	Seitheben mit Kurzhanteln	3–5	12–15	120	exzentrisch/1-0-3	120
3	Latzug vor den Kopf	3–5	12–15	120	exzentrisch/1-0-3	120
4	Rudern am Gerät	3–5	12–15	120	exzentrisch/1-0-3	122
5	Beinpresse 45 Grad an der Maschine	3–5	12–15	120	exzentrisch/1-0-3	127
6	Wadenheben mit Kurzhanteln	3–5	12–15	120	exzentrisch/1-0-3	125
7	Flachbankdrücken mit Langhantel	3–5	8–12	120	exzentrisch/1-0-3	138
8	Fliegende mit Kurzhanteln auf der Schrägbank	3–5	8–12	120	exzentrisch/1-0-3	137
9	Trizepsdrücken am Seilzug	3–5	8–12	120	exzentrisch/1-0-3	133
10	Bizeps-Curl mit Langhantel	3–5	8–12	120	exzentrisch/1-0-3	133

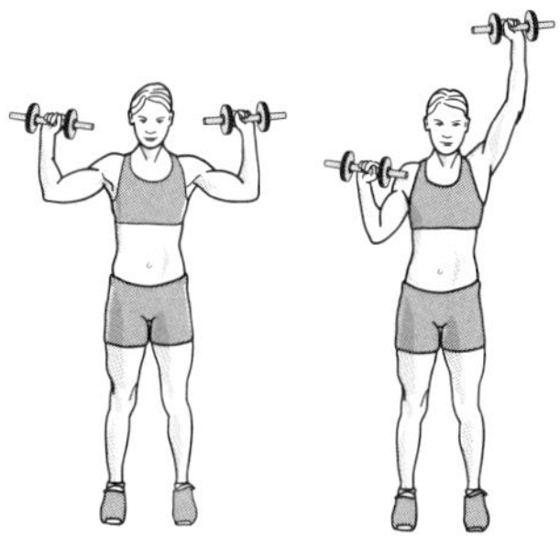

1 Schulterdrücken mit Kurzhanteln

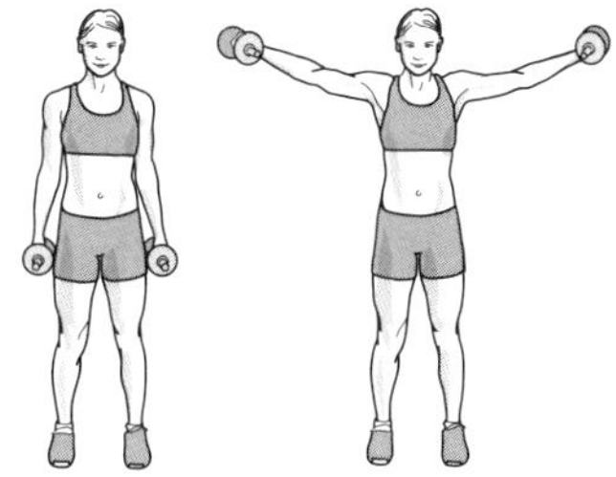

2 Seitheben mit Kurzhanteln

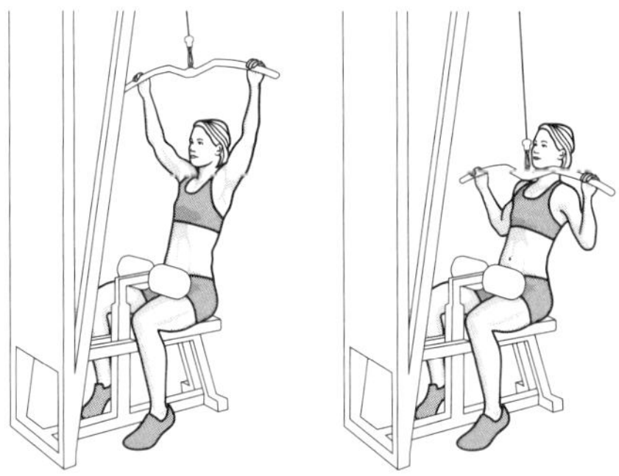

3 Latzug vor den Kopf

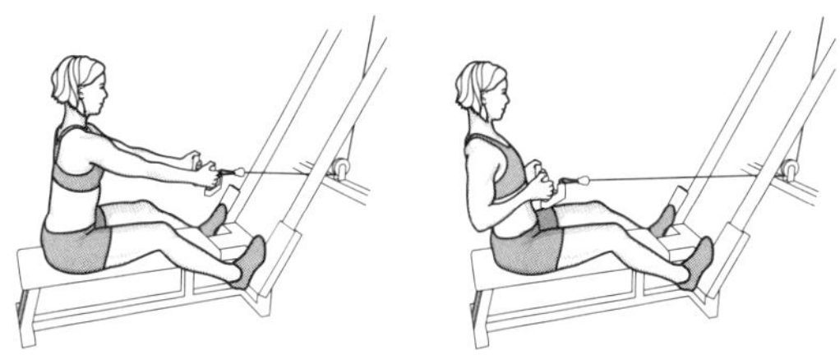

4 Rudern am Gerät

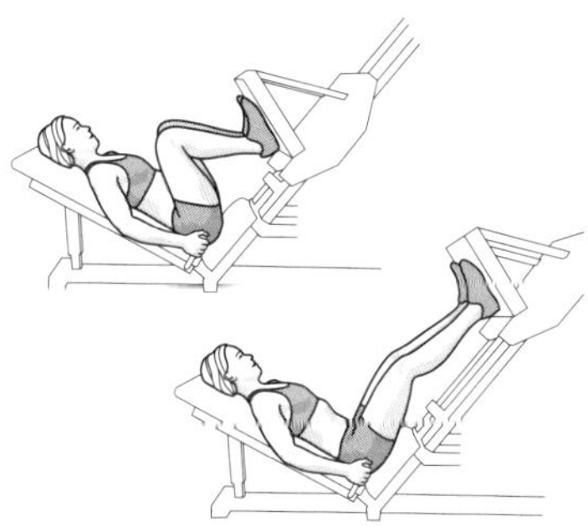

5 Beinpresse 45 Grad an der Maschine

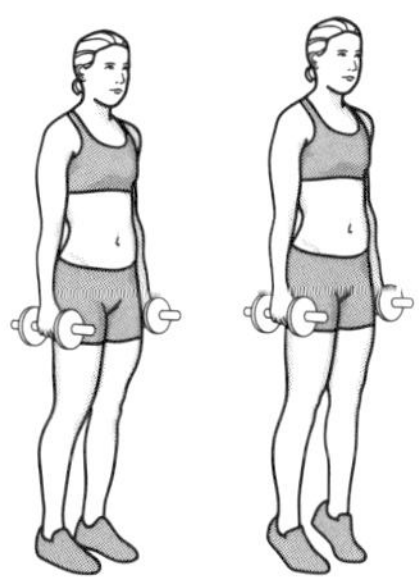

6 Wadenheben mit Kurzhanteln

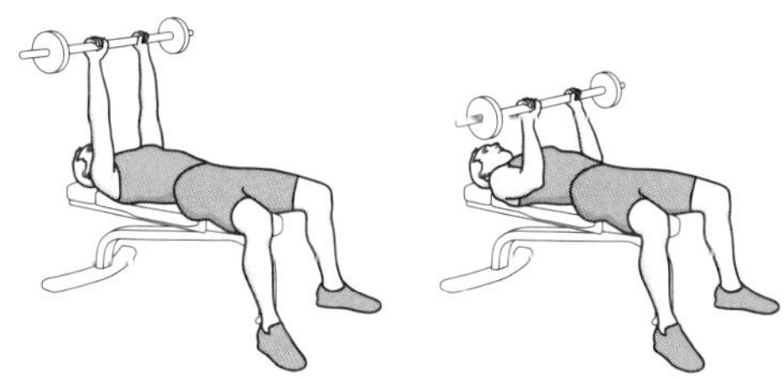

7 Flachbankdrücken mit Langhantel

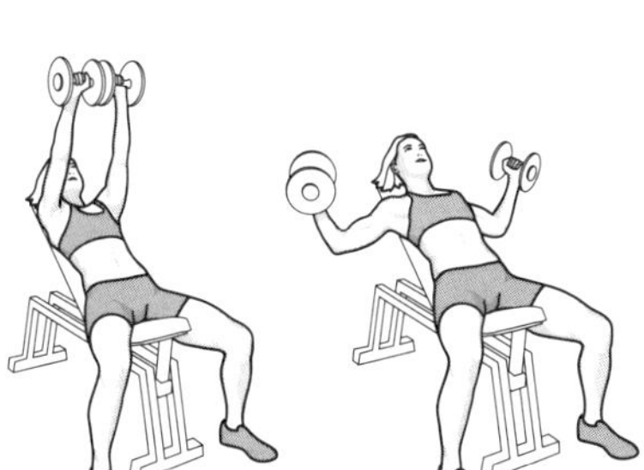

8 Fliegende mit Kurzhanteln auf der Schrägbank

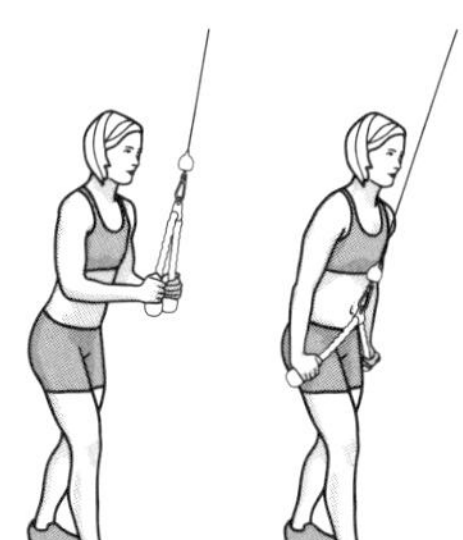

9 Trizepsdrücken am Seilzug

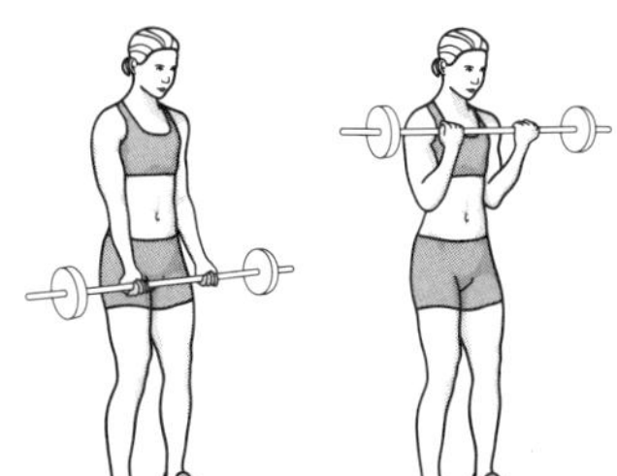

10 Bizeps-Curl mit Langhantel

45 Workout 2 für Muskelwachstum (Hypertrophie)

1 2 **3**

Trainingsdauer: 72–153 Minuten
Trainingsziel: Vergrößerung des Muskelquerschnitts, Kraftsteigerung
Zusätzliches Equipment: Kurzhanteln, Langhantel, Schlingentrainer

	Übung	Sätze	Wdh.	Pause in Sek.	Muskelarbeit/ Frequenz	Seite
1	Latzug hinter den Kopf	3–6	8–12	120	exzentrisch/1–0–2	122
2	Einarmiges Rudern am Schlingentrainer	3–6	12–15	120	konzentrisch/1–0–1	124
3	Schulter-Nacken-Drücken mit Langhantel	3–6	8–12	120	exzentrisch/1–0–2	121
4	Vorgebeugtes Seitheben mit Kurzhanteln	3–6	12–15	120	konzentrisch/1–0–1	120
5	Trizepsdrücken am Seilzug	3–6	8–12	120	exzentrisch/1–0–2	133
6	Einarmiges Trizepsdrücken mit Kurzhantel	3–6	12–15	120	konzentrisch/1–0–1	131
7	Trizepsdrücken	3–6	8–12	120	exzentrisch/1–0–2	131
8	Vorgebeugtes einarmiges Trizepsdrücken	3–6	12–15	120	konzentrisch/1–0–1	132
9	Schrägbankdrücken mit Langhantel	3–6	8–12	120	exzentrisch/1–0–2	138
10	Brustdrücken mit Kurzhanteln im Liegen	3–6	12–15	120	konzentrisch/1–0–1	136

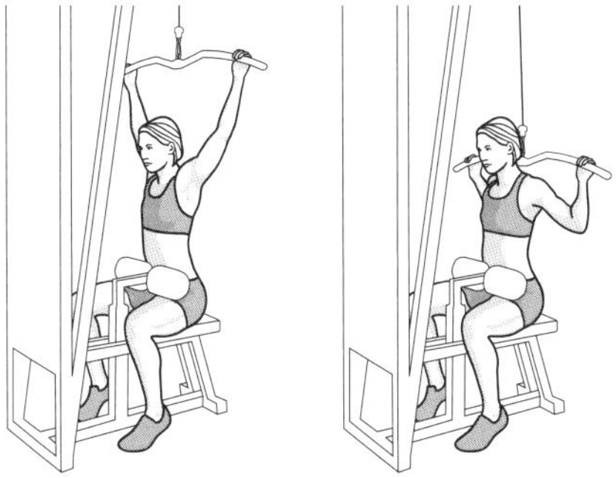

1 Latzug hinter den Kopf

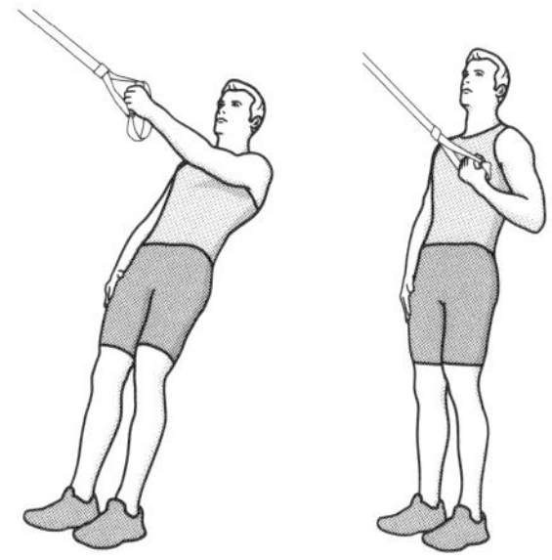

2 Einarmiges Rudern am Schlingentrainer

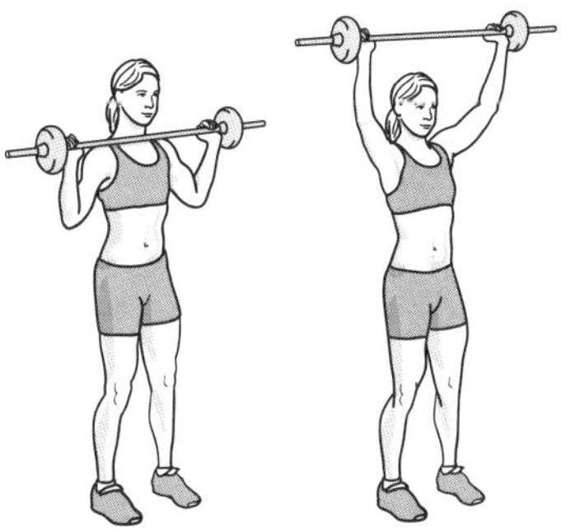

3 Schulter-Nacken-Drücken mit Langhantel

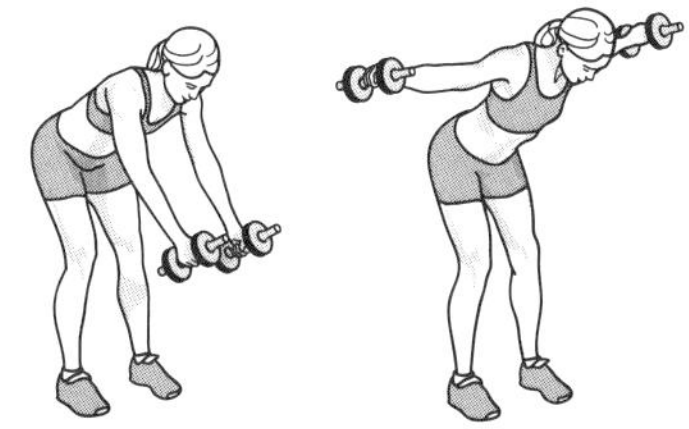

4 Vorgebeugtes Seitheben mit Kurzhanteln

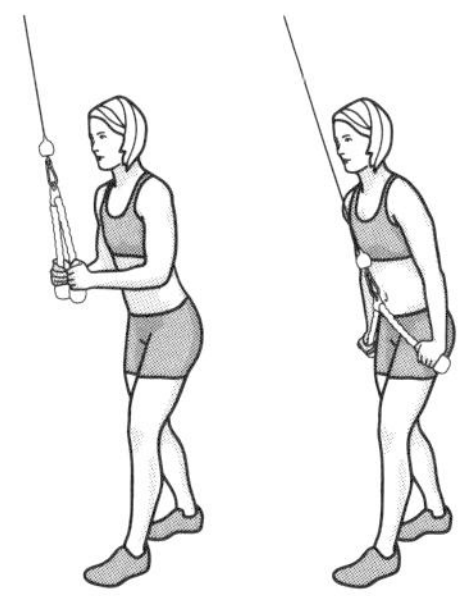

5 Trizepsdrücken am Seilzug

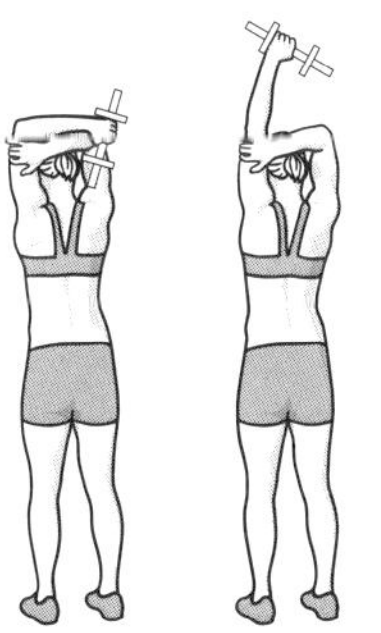

6 Einarmiges Trizepsdrücken mit Kurzhantel

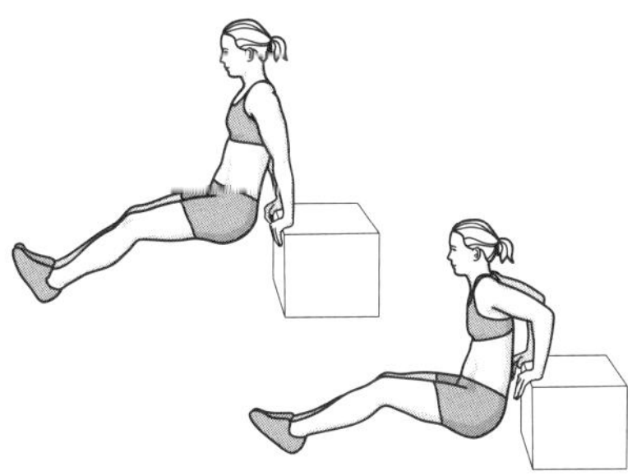

7 Trizepsdrücken

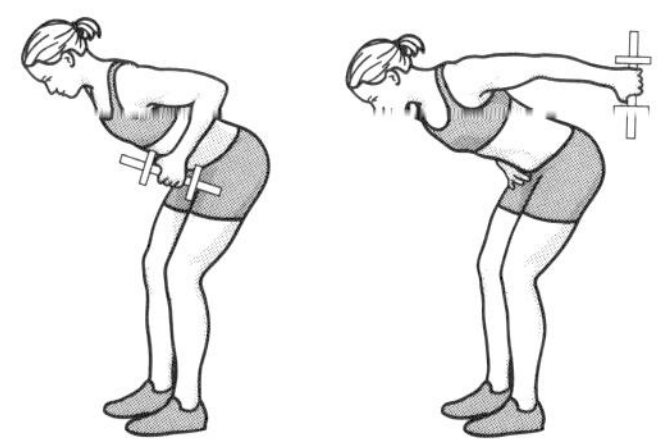

8 Vorgebeugtes einarmiges Trizepsdrücken

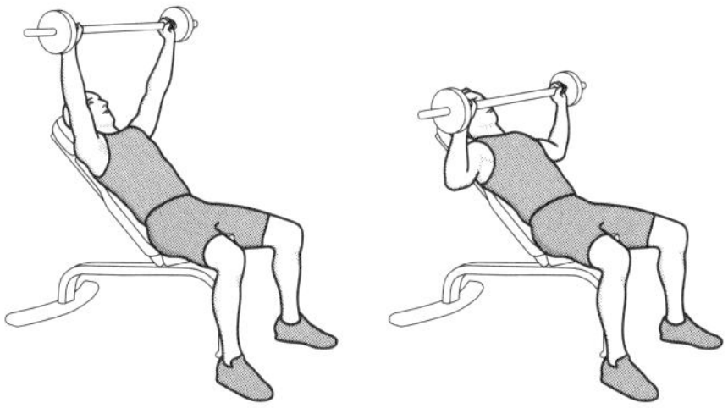

9 Schrägbankdrücken mit Langhantel

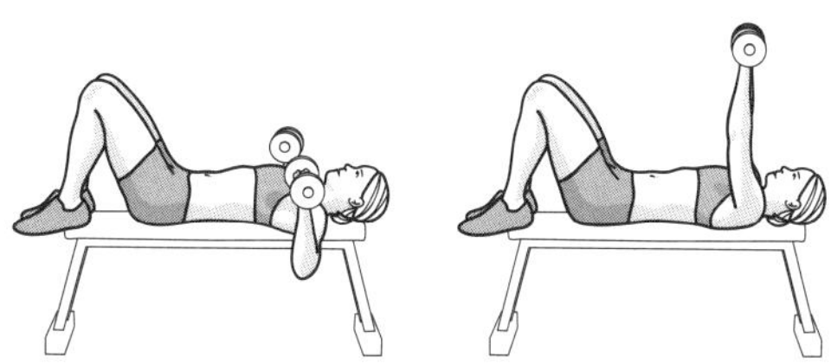

10 Brustdrücken mit Kurzhanteln im Liegen

46 Workout 3 für Muskelwachstum (Hypertrophie)

1 2 **3**

Trainingsdauer: 62–132 Minuten
Trainingsziel: Vergrößerung des Muskelquerschnitts, Kraftsteigerung
Zusätzliches Equipment: Kurzhanteln, Langhantel

	Übung	Sätze	Wdh.	Pause in Sek.	Muskelarbeit/ Frequenz	Seite
1	Beinstrecken sitzend an der Maschine	3–6	6–8	120	exzentrisch/1-0-3	126
2	Beinbeugen liegend an der Maschine	3–6	8–12	120	konzentrisch/2-0-2	126
3	Split-Kniebeuge mit Langhantel	3–6	12–15	120	exzentrisch/1-0-3	128
4	Beinpresse 45 Grad an der Maschine	3–6	6–8	120	konzentrisch/2-0-2	127
5	Fliegende mit Kurzhanteln auf der Schrägbank	3–6	8–12	120	exzentrisch/1-0-3	137
6	Brustdrücken am Gerät	3–6	12–15	120	konzentrisch/2-0-2	137
7	Überzug	3–6	6–8	120	exzentrisch/1-0-3	136
8	Flachbankdrücken mit Langhantel	3–6	8–12	120	konzentrisch/2-0-2	138

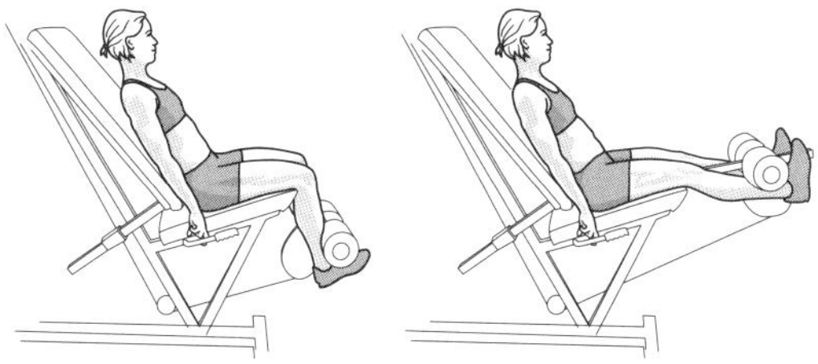

1 Beinstrecken sitzend an der Maschine

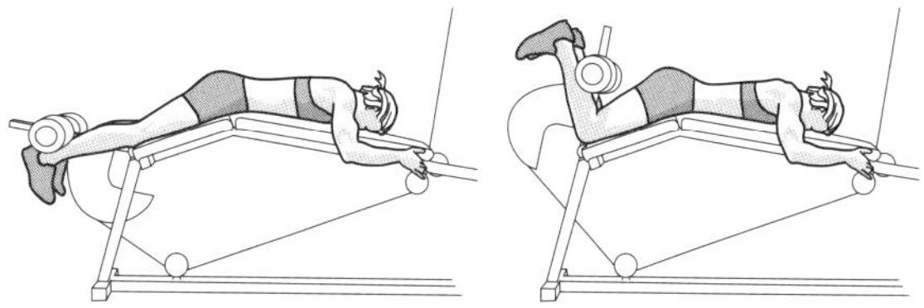

2 Beinbeugen liegend an der Maschine

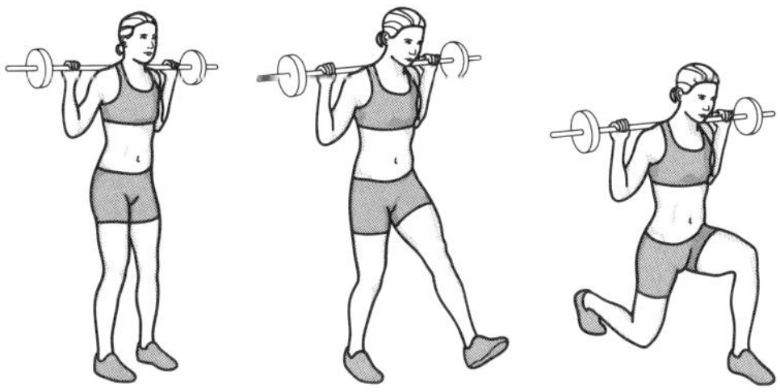

3 Split-Kniebeuge mit Langhantel

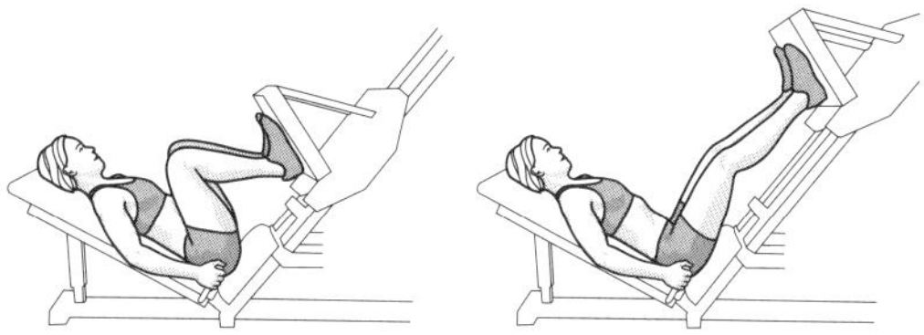

4 Beinpresse 45 Grad an der Maschine

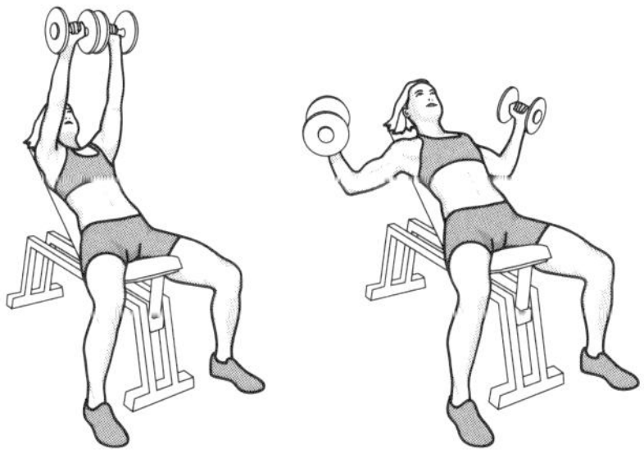

5 Fliegende mit Kurzhanteln auf der Schrägbank

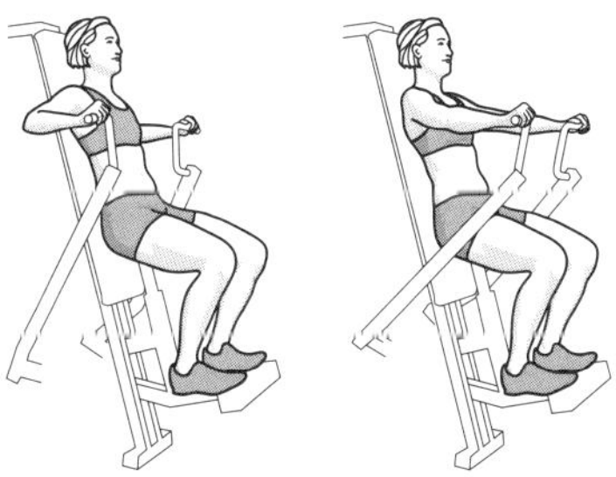

6 Brustdrücken am Gerät

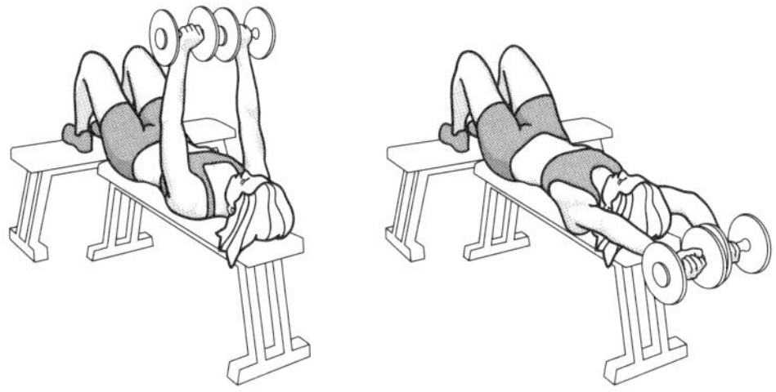

7 Überzug

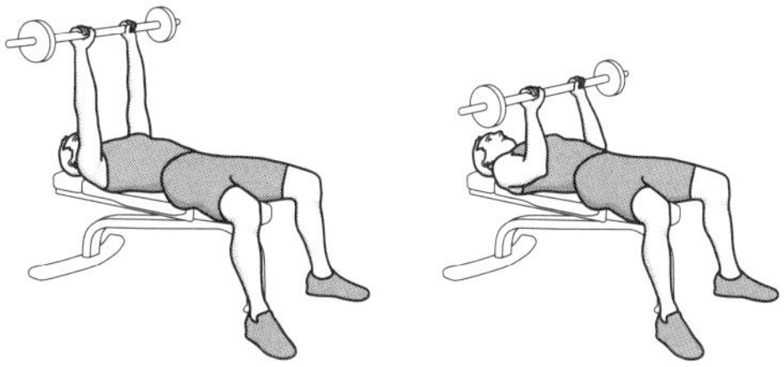

8 Flachbankdrücken mit Langhantel

47 IK-Workout zur Kraftsteigerung für Beine, Brust und Schultern

1 2 **3**

Trainingsdauer: 53–69 Minuten
Trainingsziel: Steigerung der Muskelkraft
Zusätzliches Equipment: Kurzhanteln, Langhantel

	Übung	Sätze	Wdh.	Pause in Sek.	Muskelarbeit/ Frequenz	Seite
1	Beinstrecken sitzend an der Maschine	4–5	3–6	100	konzentrisch/1–0–1	126
2	Beinpresse 45 Grad an der Maschine	4–5	3–6	100	konzentrisch/1–0–1	127
3	Flachbankdrücken mit Langhantel	4–5	3–6	100	konzentrisch/1–0–1	138
4	Fliegende mit Kurzhanteln auf der Schrägbank	4–5	3–6	150	konzentrisch/1–0–1	137
5	Schulter-Nacken-Drücken mit Langhantel	4–5	3–6	150	konzentrisch/1–0–1	121
6	Latzug vor den Kopf	4–5	3–6	150	konzentrisch/1–0–1	122

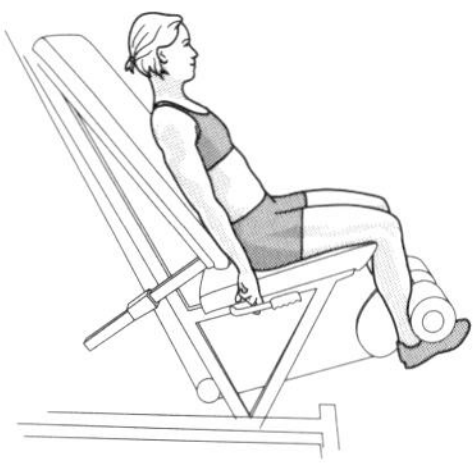

1 Beinstrecken sitzend an der Maschine

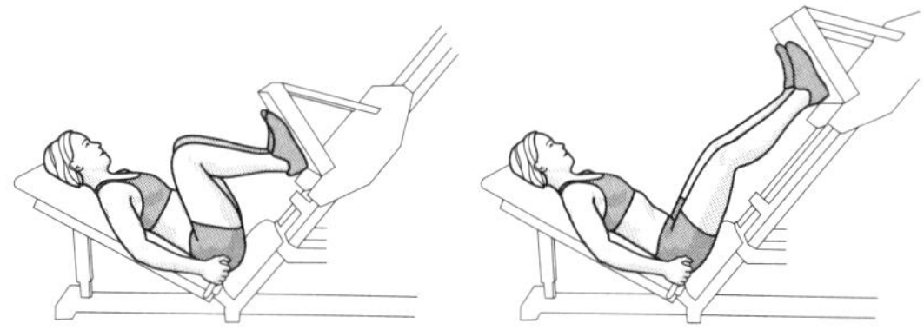

2 Beinpresse 45 Grad an der Maschine

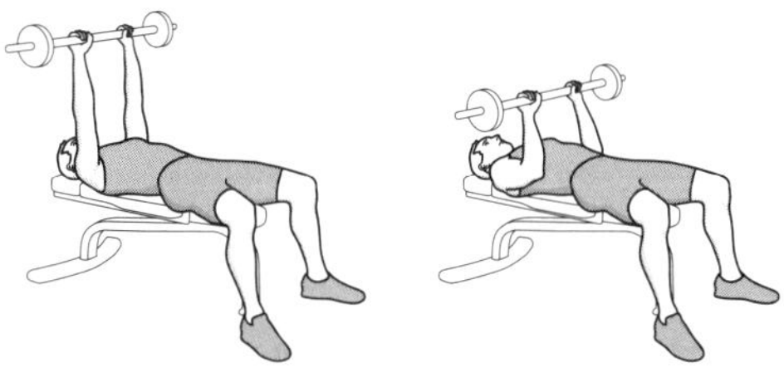

3 Flachbankdrücken mit Langhantel

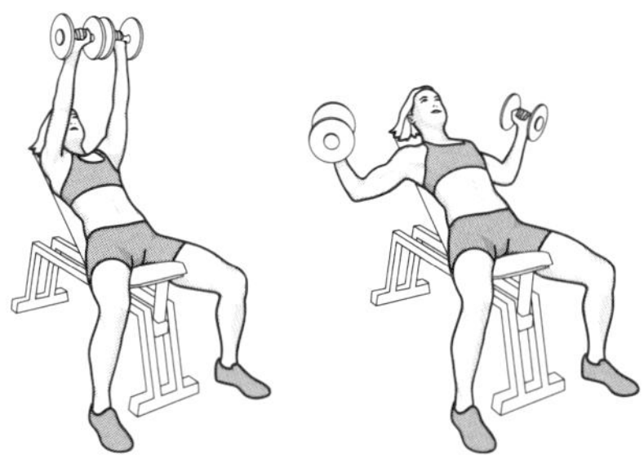

4 Fliegende mit Kurzhanteln auf der Schrägbank

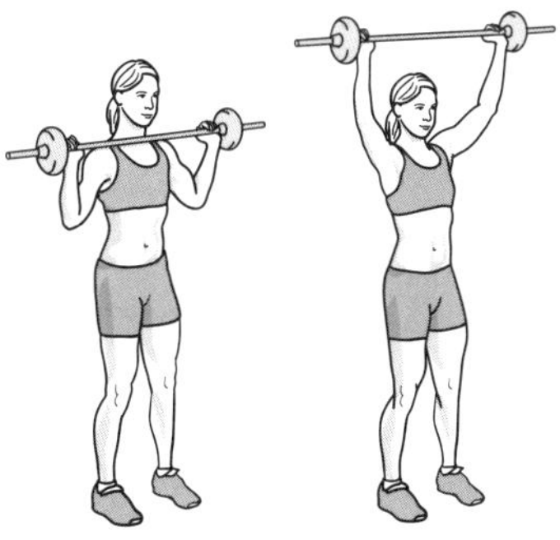

5 Schulter-Nacken-Drücken mit Langhantel

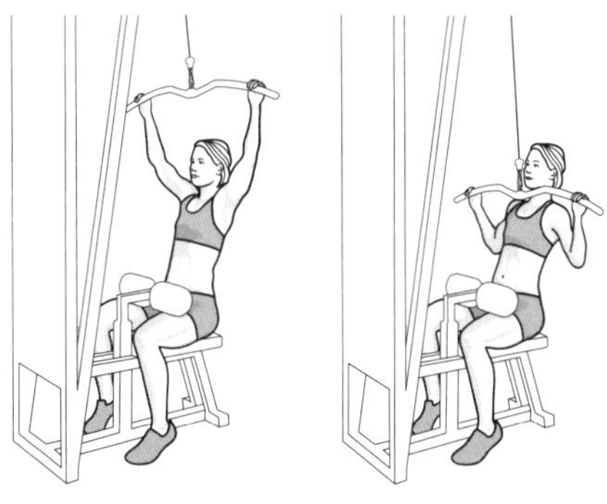

6 Latzug vor den Kopf

48 IK-Workout zur Kraftsteigerung für Arme, Schultern und Brust

1 2 **3**

Trainingsdauer: 49–53 Minuten
Trainingsziel: Steigerung der Muskelkraft
Zusätzliches Equipment: Kurzhanteln, Langhantel

	Übung	Sätze	Wdh.	Pause in Sek.	Muskelarbeit/ Frequenz	Seite
1	Bizeps-Curl mit Kurzhanteln	3	3–6	150	konzentrisch/2–0–2	132
2	Schulterdrücken mit Kurzhanteln	3	3–6	150	konzentrisch/2–0–2	120
3	Schrägbankdrücken mit Langhantel	3	3–6	150	konzentrisch/2–0–2	138
4	Trizepsdrücken am Gerät	3	3–6	150	konzentrisch/2–0–2	132
5	Vorgebeugtes Seitheben mit Kurzhanteln	3	3–6	150	konzentrisch/2–0–2	120
6	Rudern am Gerät	3	3–6	150	konzentrisch/2–0–2	122

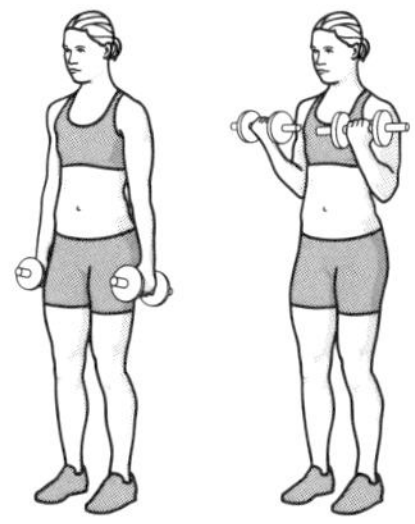

1 Bizeps-Curl mit Kurzhanteln

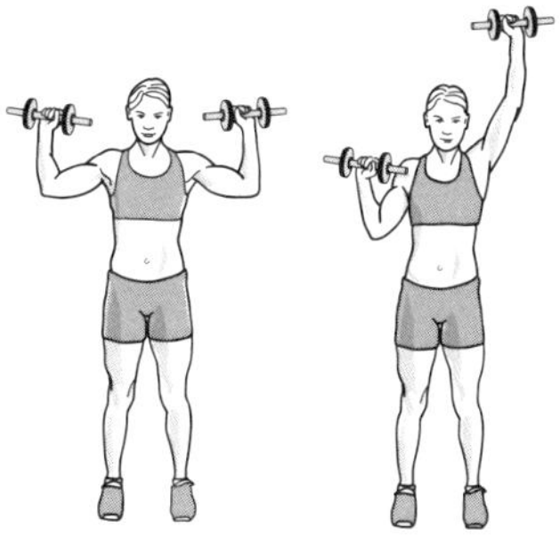

2 Schulterdrücken mit Kurzhanteln

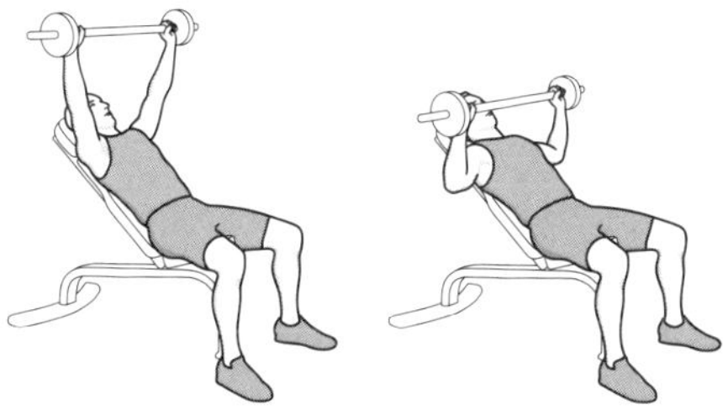

3 Schrägbankdrücken mit Langhantel

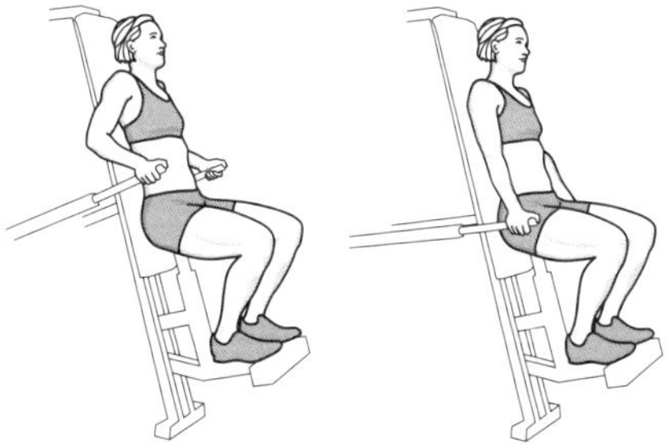

4 Trizepsdrücken am Gerät

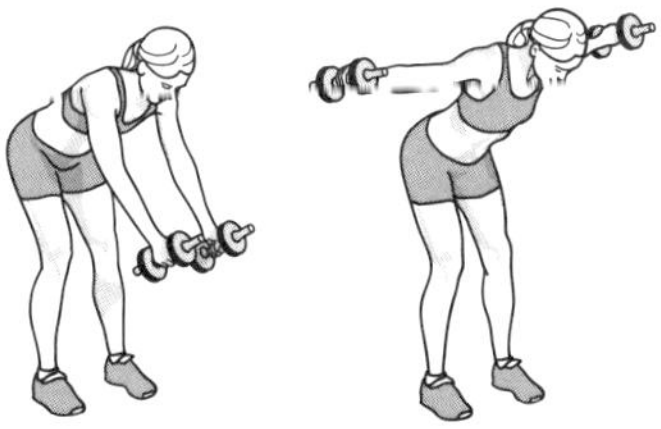

5 Vorgebeugtes Seitheben mit Kurzhanteln

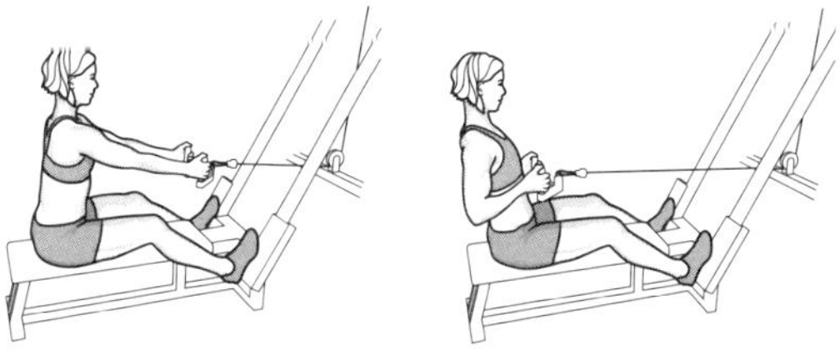

6 Rudern am Gerät

49 Challenge 1 – die maximale Herausforderung

1 2 **3**

Trainingsdauer: 63–94 Minuten
Trainingsziel: Steigerung der körperlichen Belastbarkeit, Ausdauer und Kraft
Zusätzliches Equipment: Kurzhanteln, Langhantel

	Übung	Sätze	Wdh.	Pause in Sek.	Muskelarbeit/ Frequenz	Seite
1	Latzug vor den Kopf	3	3–6	150	konzentrisch/1–0–1	122
2	Schrägbankdrücken mit Langhantel	3	3–6	150	konzentrisch/1–0–1	138
3	Bizeps-Curl mit Langhantel	3–5	8–12	100	exzentrisch/1–0–2	133
4	Frontkniebeuge mit Langhantel	3–5	8–12	100	exzentrisch/1–0–2	126
5	Schulterdrücken am Gerät	4	15–18	70	exzentrisch/1–0–2	123
6	Beinstrecken sitzend an der Maschine	4	15–18	70	exzentrisch/1–0–2	126
7	Rückenstrecken am Gerät	3	18–30	50	konzentrisch/1–0–1	129
8	Einarmiges Rudern in Liegestützposition	3	18–30	50	konzentrisch/1–0–1	131
9	Rumpfrotation am Gerät	3–6	30–50	30	konzentrisch/1–0–1	134
10	Brustdrücken mit Kurzhanteln im Liegen	3–6	30–50	30	konzentrisch/1–0–1	136

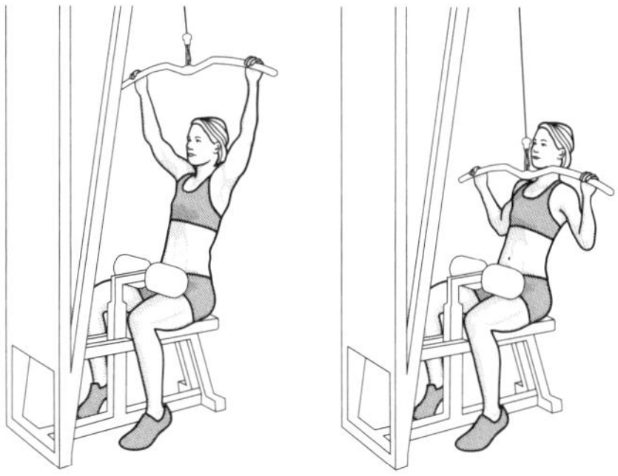

1 Latzug vor den Kopf

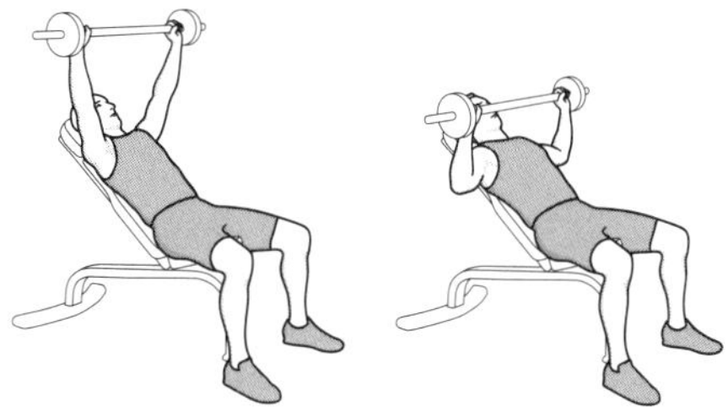

2 Schrägbankdrücken mit Langhantel

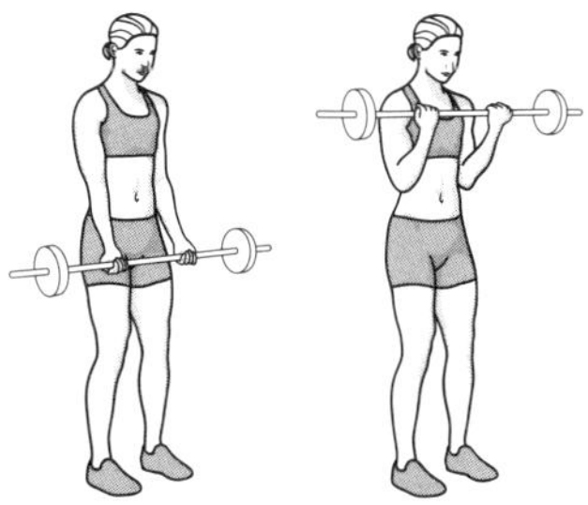

3 Bizeps-Curl mit Langhantel

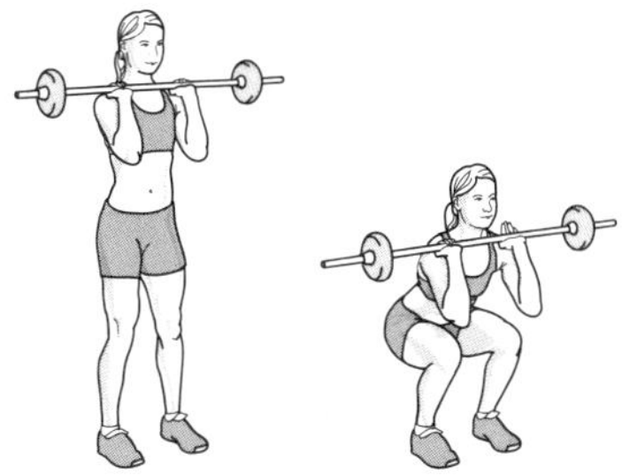

4 Frontkniebeuge mit Langhantel

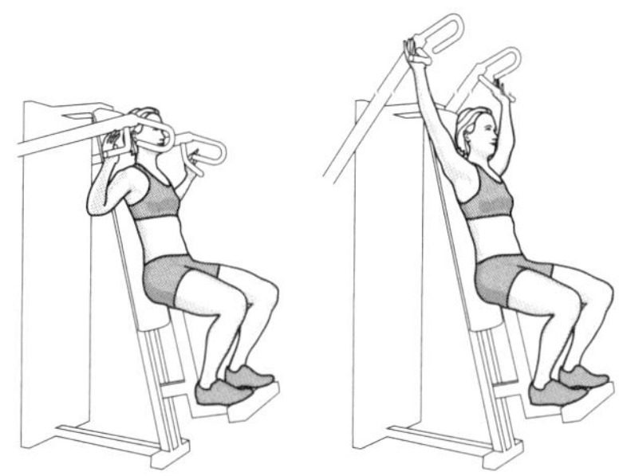

5 Schulterdrücken am Gerät

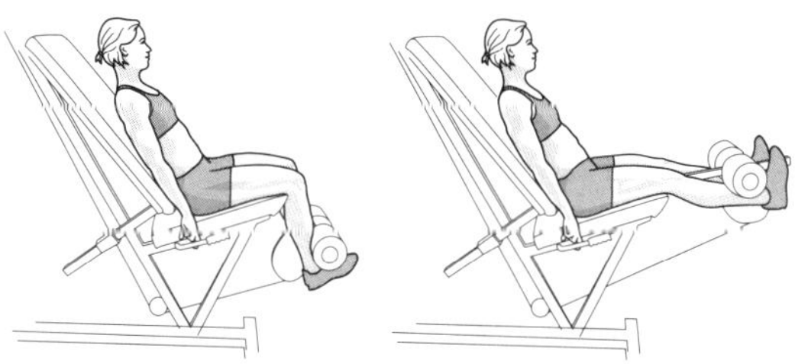

6 Beinstrecken sitzend an der Maschine

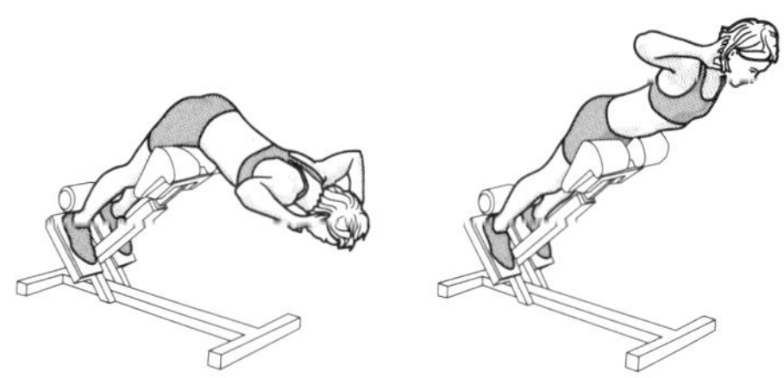

7 Rückenstrecken am Gerät

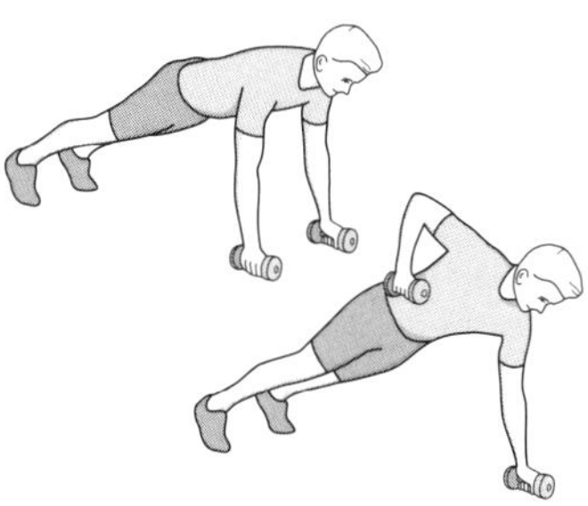

8 Einarmiges Rudern in Liegestützposition

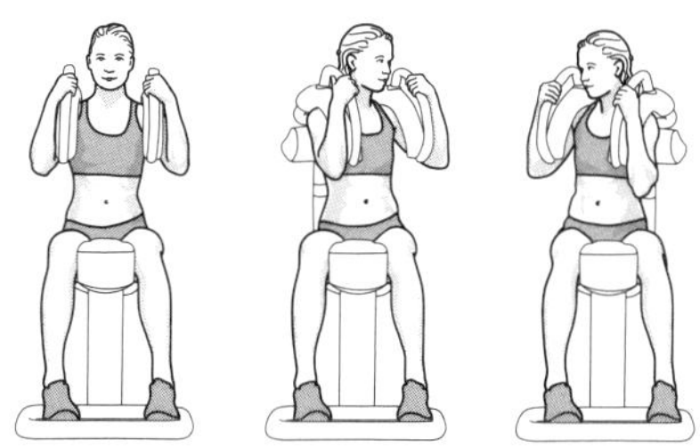

9 Rumpfrotation am Gerät

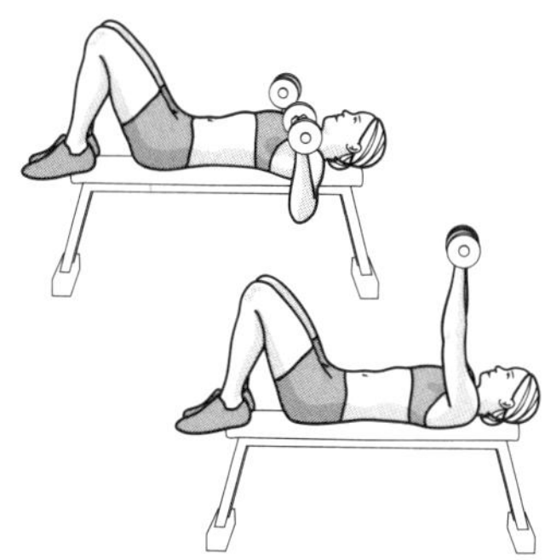

10 Brustdrücken mit Kurzhanteln im Liegen

50 Challenge 2 – die maximale Herausforderung

1 2 **3**

Trainingsdauer: 69–168 Minuten
Trainingsziel: Steigerung der körperlichen Belastbarkeit, Ausdauer und Kraft
Zusätzliches Equipment: Kurzhanteln, Langhantel, Schlingentrainer

	Übung	Sätze	Wdh.	Pause in Sek.	Muskelarbeit/ Frequenz	Seite
1	Kreuzheben mit Langhantel	3–6	30–50	100	konzentrisch/1–0–1	129
2	Seitheben mit Kurzhanteln	3–6	15–18	70	exzentrisch/1–0–2	120
3	Trizepsdrücken am Seilzug	3–6	15–18	70	konzentrisch/2–0–2	133
4	Überzug	3–6	15–18	120	exzentrisch/1–0–3	133
5	Rudern am Gerät	3–6	8–12	100	konzentrisch/3–0–3	122
6	Wadenheben mit Kurzhanteln	3–6	18–30	80	exzentrisch/1–0–2	125
7	Unterstützte Kniebeuge am Schlingentrainer	3–6	18–30	50	konzentrisch/2–0–2	128
8	Abduktion an der Maschine	3–6	18–30	80	exzentrisch/1–0–2	127
9	Flachbankdrücken mit Langhantel	3–6	30–50	70	konzentrisch/1–0–1	138
10	Russian Twist mit gestreckten Armen	3–6	30–50	70	konzentrisch/1–0–1	133

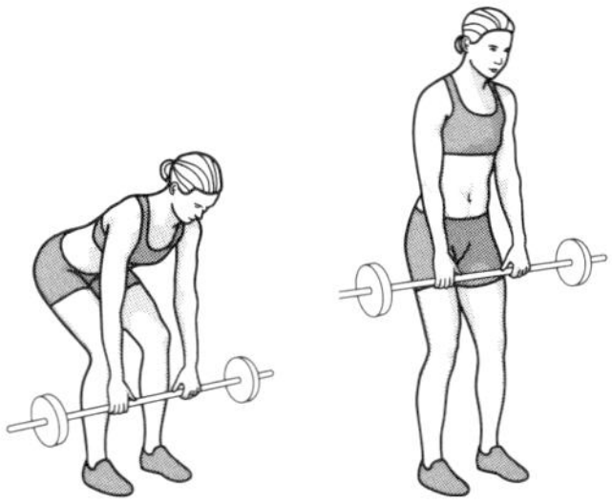

1 Kreuzheben mit Langhantel

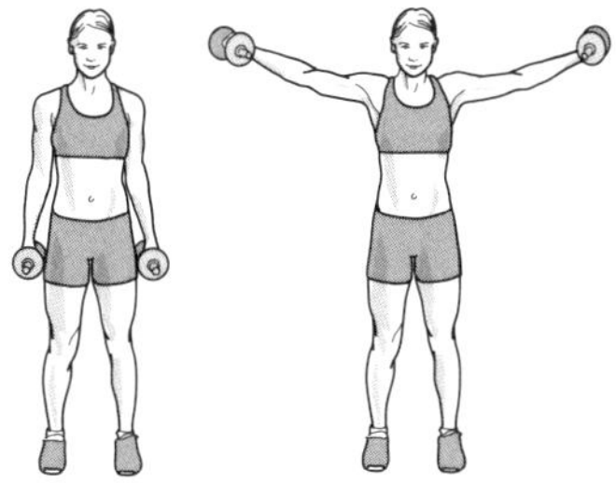

2 Seitheben mit Kurzhanteln

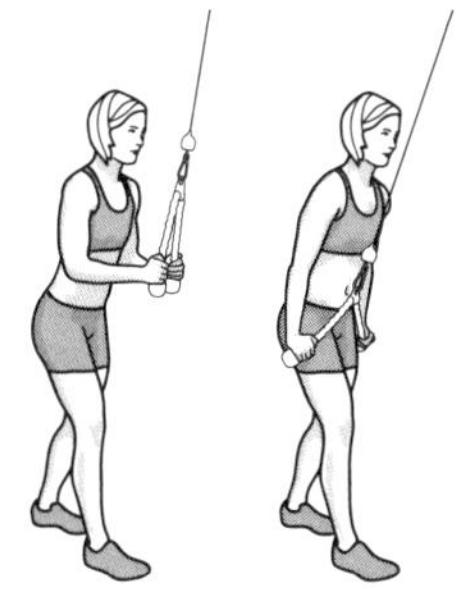

3 Trizepsdrücken am Seilzug

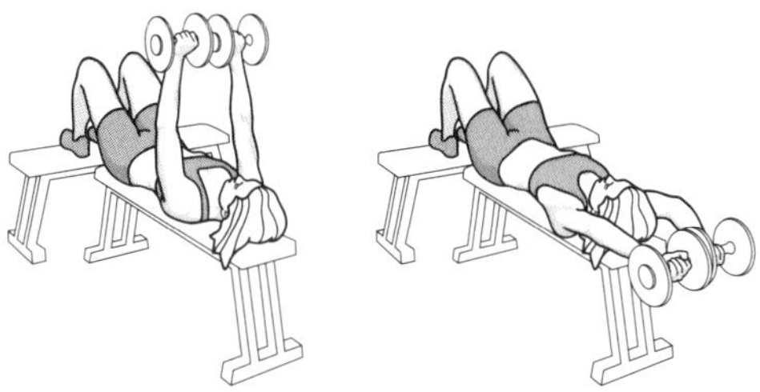

4 Überzug

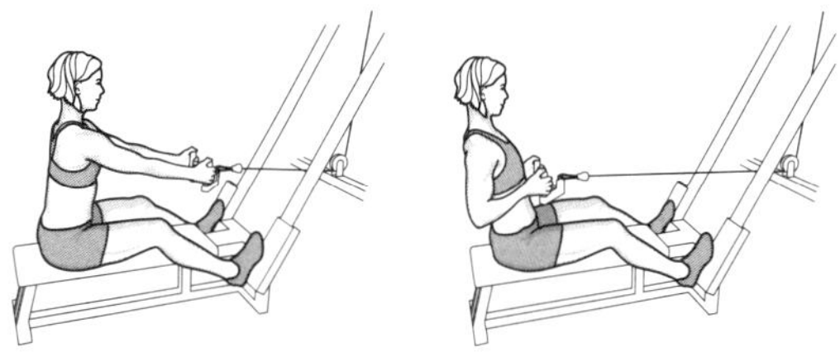

5 Rudern am Gerät

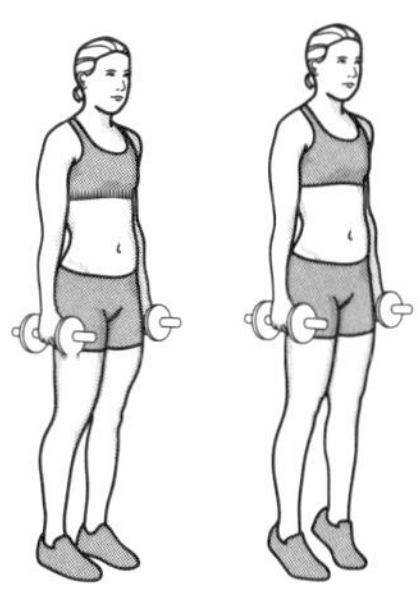

6 Wadenheben mit Kurzhanteln

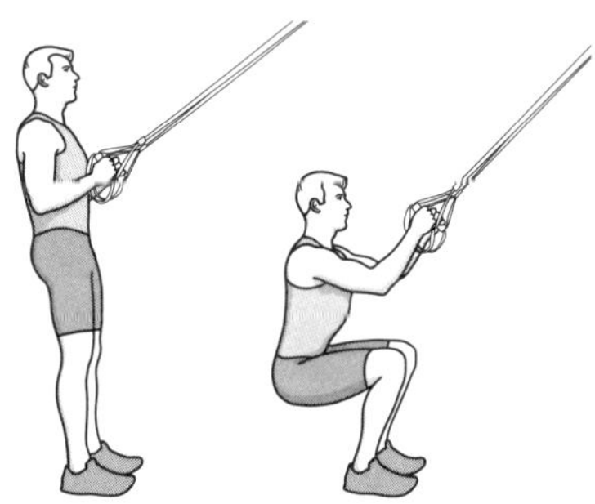

7 Unterstützte Kniebeuge am Schlingentrainer

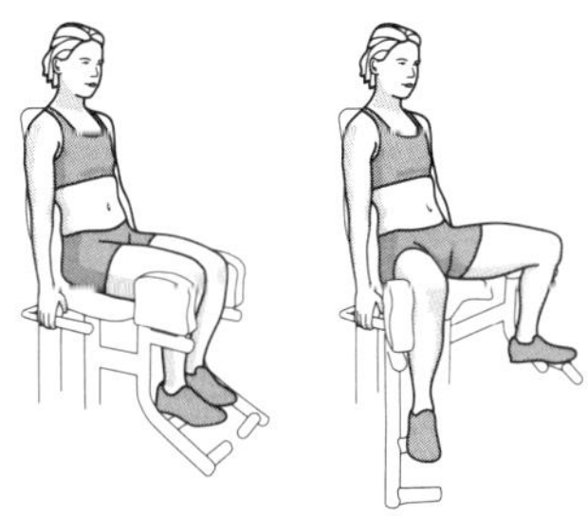

8 Abduktion an der Maschine

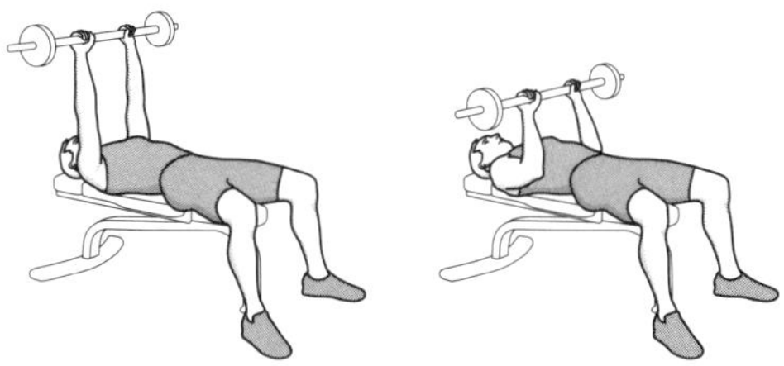

9 Flachbankdrücken mit Langhantel

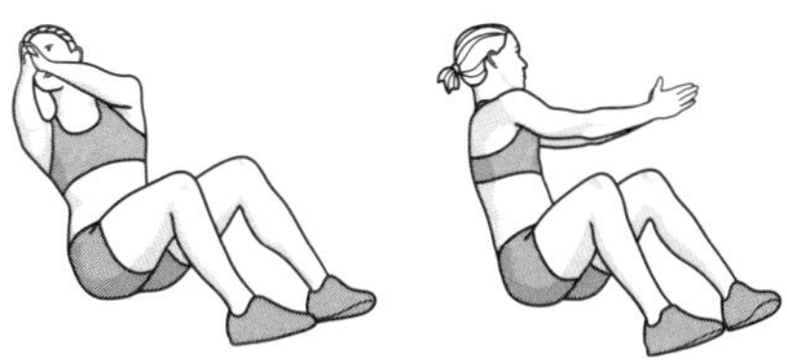

10 Russian Twist mit gestreckten Armen

Die Übungen

3

Übungen für Schulter und Nacken

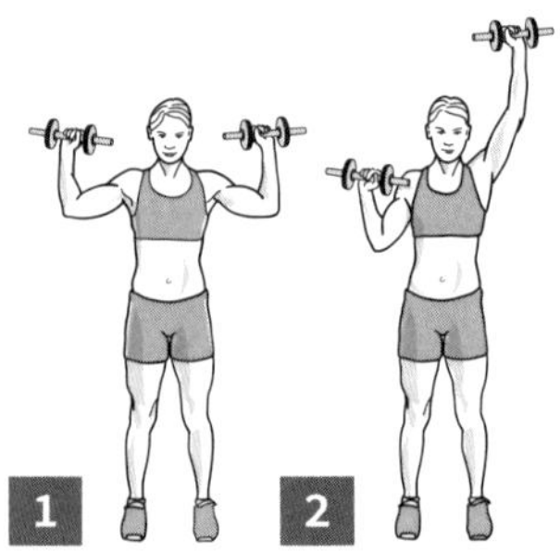

Schulterdrücken mit Kurzhanteln

1. Einen aufrechten Stand einnehmen, die Füße sind hüftbreit geöffnet. Die Arme auf Schulterhöhe anwinkeln, die Handflächen zeigen nach vorn.
2. Rechts und links abwechselnd eine Hantel nach oben drücken.

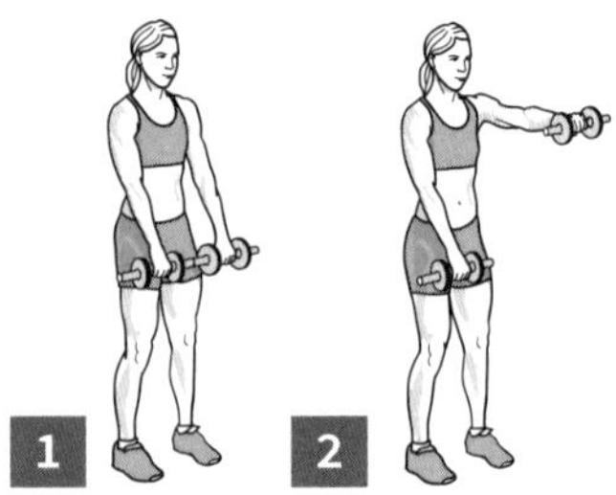

Frontheben mit Kurzhanteln

1. Im aufrechten Stand mit hüftbreit geöffneten Füßen die Hanteln mit leicht gebeugten Ellbogen vor der Hüfte halten.
2. Die Hanteln rechts und links abwechselnd bis auf Schulterhöhe anheben. Die Ellbogen bleiben dabei leicht gebeugt.

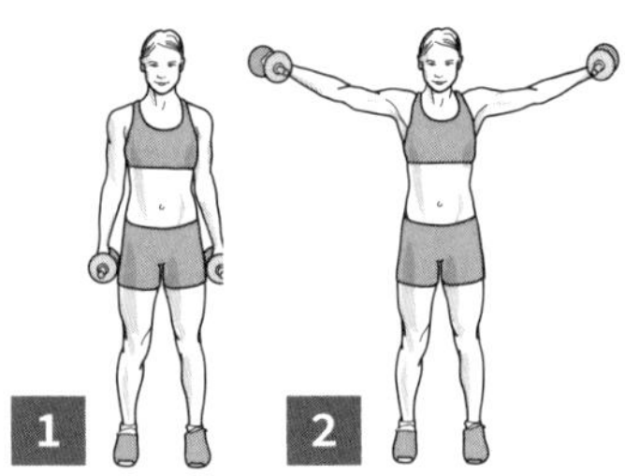

Seitheben mit Kurzhanteln

1. Einen aufrechten Stand einnehmen. Die Füße sind hüftbreit geöffnet. Die Hanteln mit leicht gebeugten Ellbogen seitlich am Körper halten.
2. Die Arme seitlich anheben, bis die Hanteln sich etwas oberhalb der Schultern befinden. Die Ellbogen bleiben leicht gebeugt.

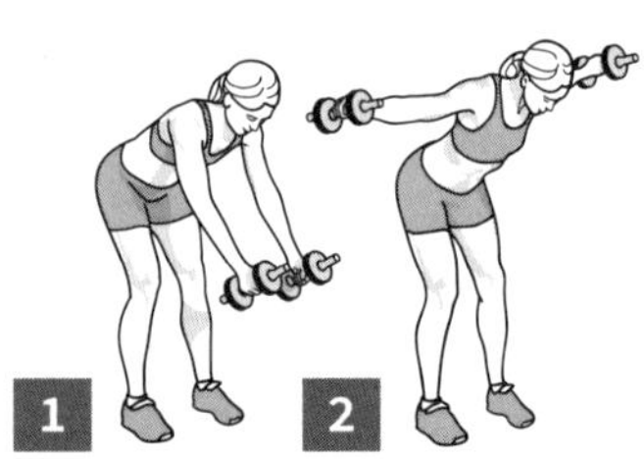

Vorgebeugtes Seitheben mit Kurzhanteln

1. Aus dem hüftbreiten Stand etwas vorbeugen. Die Hanteln befinden sich ungefähr vor dem Brustbein und die Arme in einem 90-Grad-Winkel zum Oberkörper.
2. Die Arme seitlich anheben, bis die Hanteln auf Schulterhöhe sind. Den Oberkörper durch Anspannung der Bauch- und Rückenmuskeln stabilisieren.

Schulter-Nacken-Drücken mit Langhantel

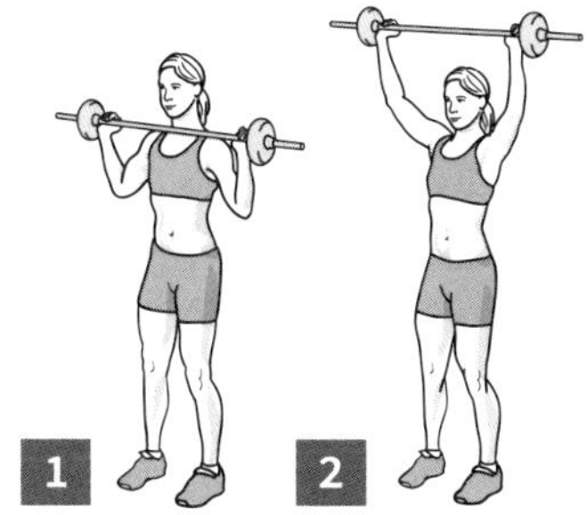

1. Einen aufrechten Stand einnehmen. Die Füße sind hüftbreit geöffnet, die Knie leicht gebeugt. Die Langhantel vor der Brust auf Schulterhöhe anheben. Die Körpermitte durch Anspannung der Bauchmuskeln stabilisieren.
2. Beide Arme nach oben strecken und die Langhantel über den Kopf heben. Danach die Hantel wieder in die Ausgangsposition zurückbringen.

Kurzhantelrudern auf der Schrägbank

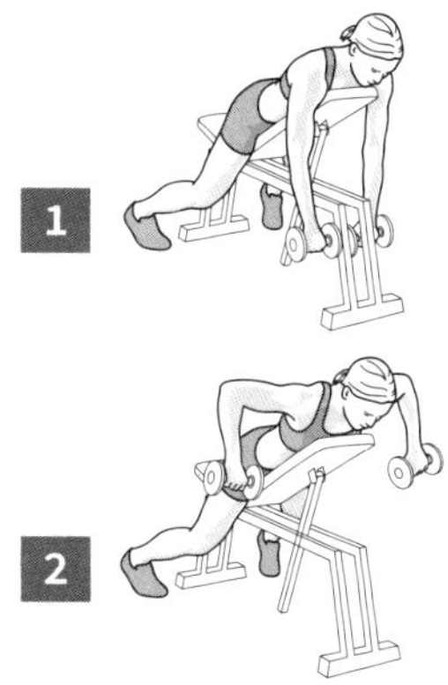

1. Auf der schräg gestellten Trainingsbank in Bauchlage die Hanteln vor den Oberkörper halten.
2. Die Arme mit gebeugten Ellbogen seitlich nach hinten oben ziehen.

Einarmiges Kurzhantelrudern im Stehen

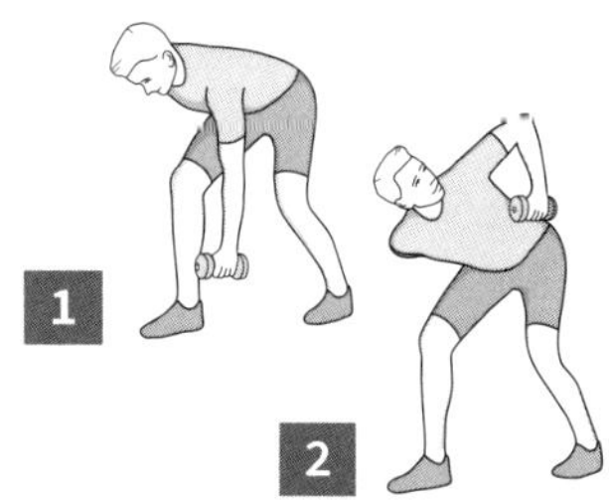

1. In Schrittposition den Oberkörper nach vorn neigen und mit einer Hand auf dem vorderen Oberschenkel abstützen. In der anderen Hand die Hantel seitlich neben dem Oberkörper halten.
2. Die Hantel seitlich anheben. Dabei den Oberkörper zur Hebeseite drehen und den Arm mit gebeugtem Ellbogen nach hinten ziehen. Beim Absenken der Hantel den Oberkörper wieder in die Mitte zurückdrehen.

Frontheben im Stehen

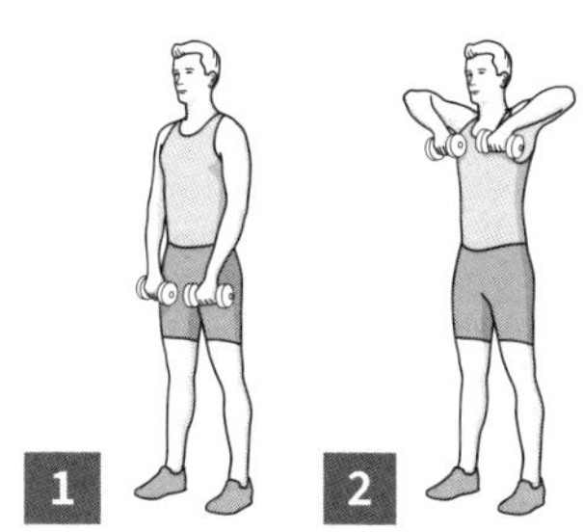

1. Einen aufrechten Stand einnehmen, die Füße sind hüftbreit geöffnet. Die Hanteln vor der Hüfte halten. Die Ellbogen sind leicht gebeugt und die Hanteln berühren sich. Die Körpermitte durch leichte Anspannung der Bauchmuskeln stabilisieren, der Oberkörper bleibt aufgerichtet.
2. Die Hanteln mit gebeugten Ellbogen anheben, bis sie sich zwischen Brustbein und Kinn befinden. In der Endposition sind die Ellbogen höher als die Schultern.

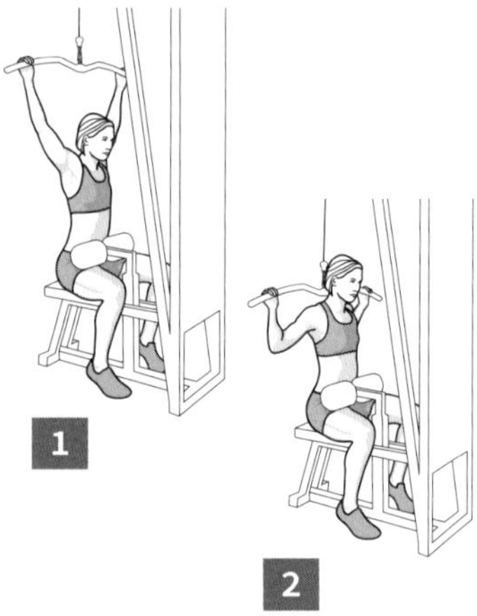

Latzug hinter den Kopf

1. Im Sitzen wird die Stange mit beiden Händen gehalten. Der Oberkörper ist aufgerichtet.
2. Die Stange hinter dem Kopf in den Nacken ziehen. Danach die Stange kontrolliert wieder nach oben führen. Dabei den Kopf nicht zu stark nach vorn drücken.

Tipp: Alternativ kann die Stange auch für einen Satz asymmetrisch gehalten werden (rechts weiter außen, links weiter außen).

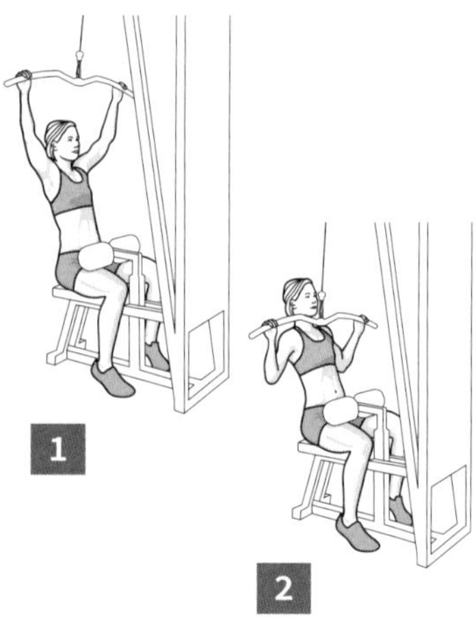

Latzug vor den Kopf

1. Im Sitzen die Stange greifen und den aufgerichteten Oberkörper leicht nach hinten neigen.
2. Die Stange vor dem Kopf auf die Brust ziehen. Durch leichte Anspannung der Bauchmuskulatur die Körpermitte stabilisieren.

Tipp: Auch hier kann die Stange ab und zu asymmetrisch gegriffen werden.

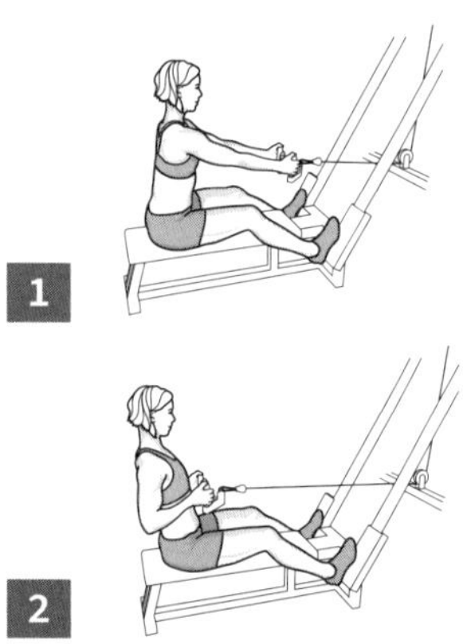

Rudern am Gerät

1. Im aufrechten Sitz die Griffe mit gestreckten Armen greifen. Die Beine sind leicht gebeugt.
2. Den Zug mit beiden Händen halten und an den aufgerichteten Oberkörper heranziehen (zwischen Bauchnabel und Brustbein). Dabei den Oberkörper etwas nach hinten neigen. Zum Ablassen des Gewichts die Arme wieder strecken und in die Ausgangsposition zurückkehren.

Schulterdrücken am Gerät

1. Beide Griffe halten und den Rücken gegen die Rückenlehne pressen. Dabei die Bauchmuskulatur etwas angespannt halten.
2. Beide Griffe nach oben drücken. Dabei durch Anspannung der Bauchmuskulatur die Körpermitte stabilisieren. In der Endposition können die Ellbogen leicht gebeugt bleiben. Bei manchen Geräten lässt sich diese Übung auch abwechselnd einseitig durchführen.

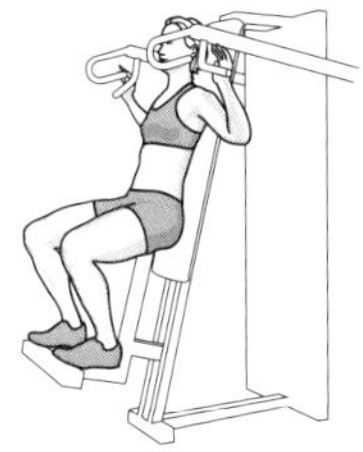

1

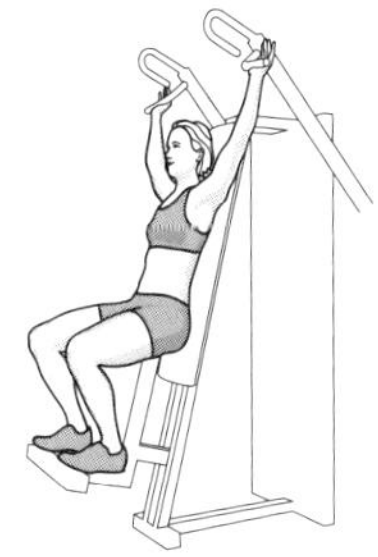

2

Butterfly Reverse

1. Aufrecht sitzend den Oberkörper am vorderen Polster stabilisieren. Beide Arme im 90-Grad-Winkel an die Armpolster halten.
2. Armpolster nach hinten drücken. Dabei gehen die Ellbogen knapp hinter die Schultern und die Schulterblätter bewegen sich aufeinander zu.

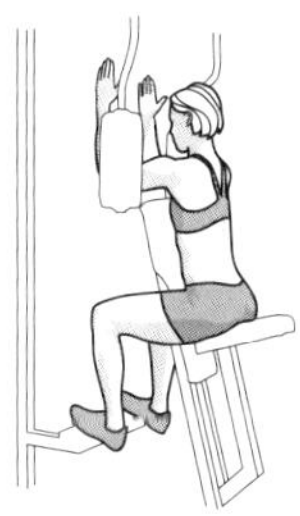

1

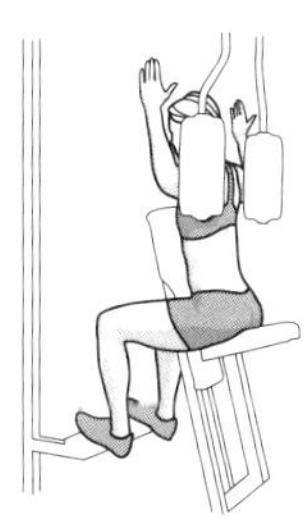

2

Klimmzug am Gerät

1. Aufrecht auf der Plattform stehen und beide Griffe halten.
2. Den Körper nach oben ziehen und kontrolliert wieder hinablassen.

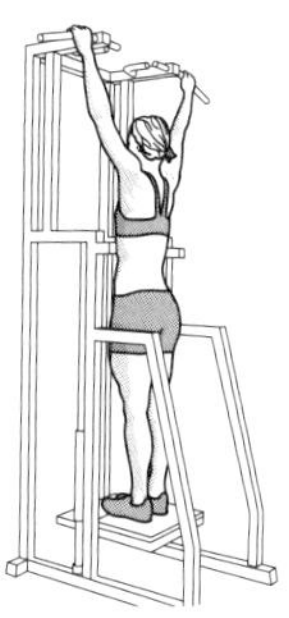

1

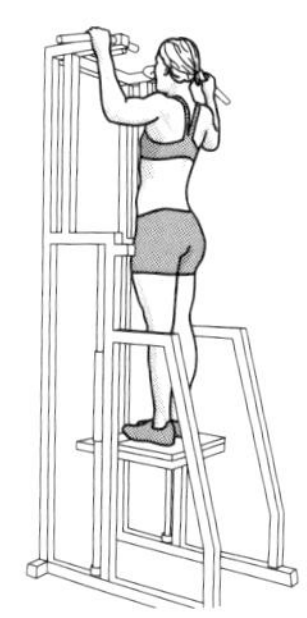

2

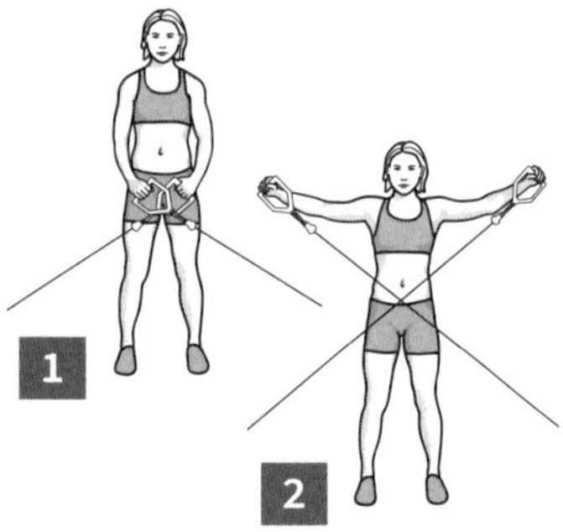

Seitheben am Seilzug

1. Einen aufrechten Stand einnehmen, die Füße sind hüftbreit geöffnet. Die Seilzüge vor dem Körper über Kreuz greifen.
2. Die Arme seitlich bis auf Schulterhöhe anheben. Dabei bleiben die Ellbogen stets etwas gebeugt.

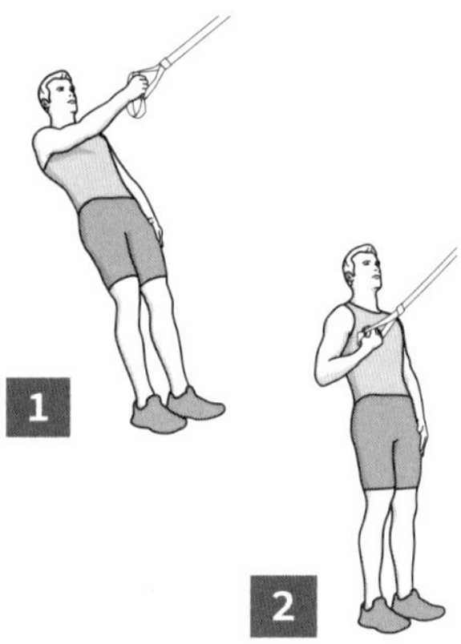

Einarmiges Rudern am Schlingentrainer

1. Im Stand eine Schlinge greifen und halten. Dann den angespannten Körper durch Strecken des Arms nach hinten neigen, sodass das gesamte Körpergewicht an der Schlinge hängt.
2. Den Arm wieder anbeugen und den Körper dabei nach vorn ziehen.

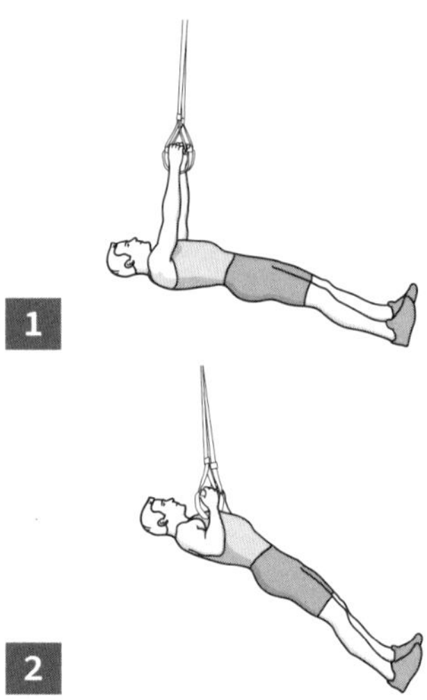

Rudern am Schlingentrainer

1. Unter dem Schlingentrainer liegend mit gestreckten Armen an den Schlingen hängen.
2. Durch Beugen der Ellbogen und aktives Zurückziehen der Oberarme den Körper anheben und nach oben ziehen. Dann kontrolliert zurück in die Ausgangsposition absenken.

Übungen für die Beine

Kniebeuge mit Langhantel

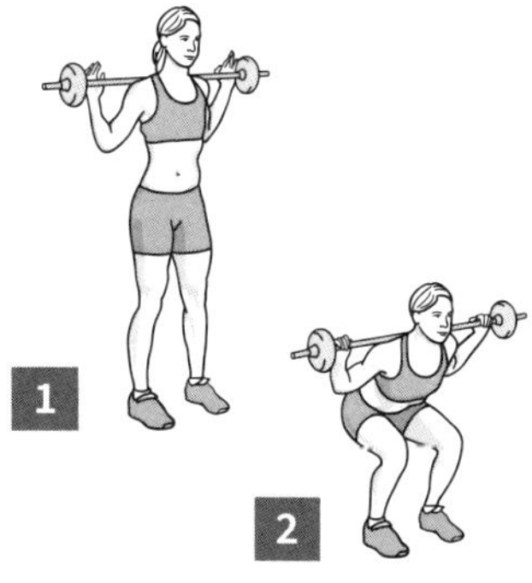

1. Einen aufrechten Stand einnehmen, die Füße sind hüftbreit geöffnet. Die Langhantel hinter dem Kopf auf den Schultern positionieren und halten. Da das Gewicht hinten liegt, wird die vordere Muskelkette stärker aktiviert.
2. Die Knie kontrolliert beugen, bis das Becken sich ungefähr auf Kniehöhe befindet. Dann die Beine wieder strecken und in die Ausgangsposition zurückkehren.

Erhöhte einbeinige Kniebeuge mit Kurzhanteln

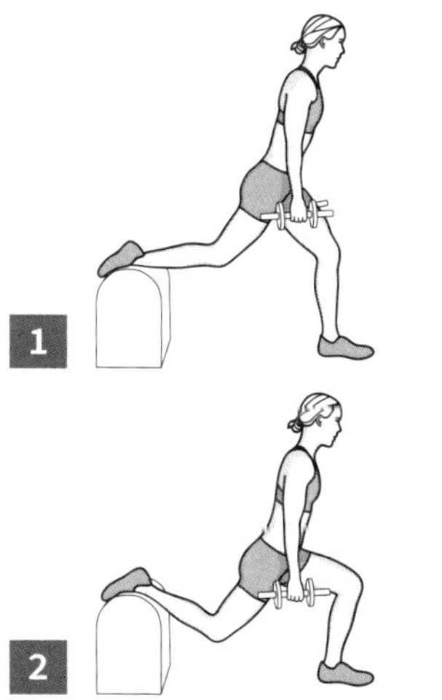

1. In Schrittposition den Fuß des hinteren Beins auf einer Trainingsbank oder Kiste ablegen. Die Hanteln werden seitlich gehalten. Alternativ kann auch mit einer Langhantel auf den Schultern trainiert werden.
2. Das vordere Bein beugen, bis das Becken sich knapp oberhalb des Kniegelenks befindet. Dann Bein wieder strecken bis zur Ausgangsposition.

Wadenheben mit Kurzhanteln

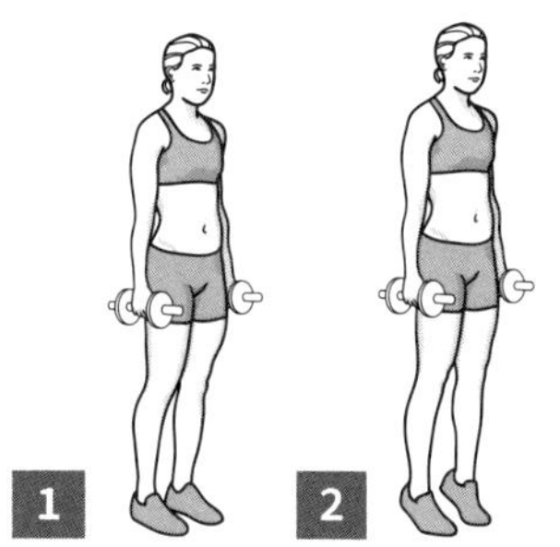

1. Im aufrechten Stand das Trainingsgewicht halten.
2. Mit gehaltenem Kniewinkel die Ferse anheben und den Körper inklusive Trainingsgewicht anheben. Kontrolliert ablassen.

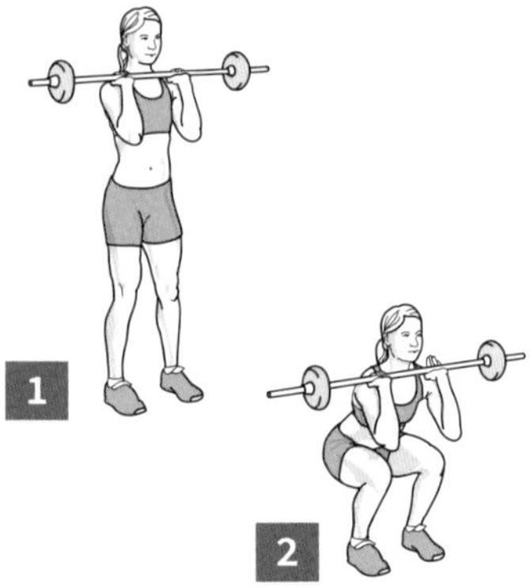

Frontkniebeuge mit Langhantel

1. Einen aufrechten Stand einnehmen, die Füße sind hüftbreit geöffnet. Die Langhantel vor dem Kopf auf den Schultern positionieren und halten. Da das Gewicht vorn liegt, wird die hintere Muskelkette stärker aktiviert.
2. Die Knie kontrolliert beugen, bis das Becken sich in etwa auf Kniehöhe befindet. Dann die Beine wieder strecken und in die Ausgangsposition zurückkehren.

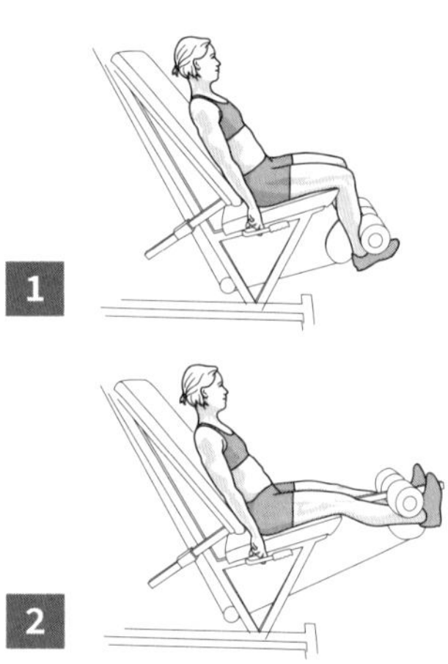

Beinstrecken sitzend an der Maschine

1. Sitztiefe (Rückenlehne) und Polsterhöhe am Unterschenkel so einstellen, dass sich die Kniegelenke am Drehpunkt befinden. Mit den Händen die Griffe halten und den Oberkörper aufrichten.
2. Die Knie strecken und kontrolliert wieder in die Ausgangsposition beugen.

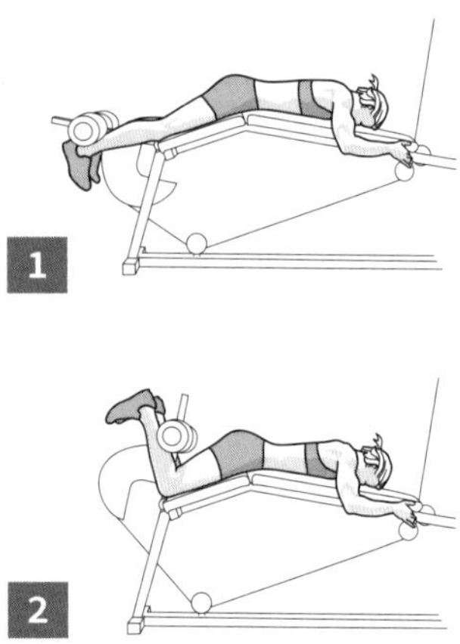

Beinbeugen liegend an der Maschine

1. Das Becken liegt am Knick der Bank, die Fußpolster befinden sich oberhalb der Ferse und die Knie wieder am Drehpunkt.
2. Die Knie beugen, bis das Polster fast das Gesäß erreicht, und kontrolliert wieder strecken.

Beinpresse an der Maschine

1. Die Füße auf die Plattform setzen, das Gesäß in die Kerbe zwischen Sitz- und Rückenpolster bringen.
2. Knie und Hüften strecken und den Schlitten von der Plattform wegdrücken. Dann kontrolliert bis zur Ausgangsposition zurück.

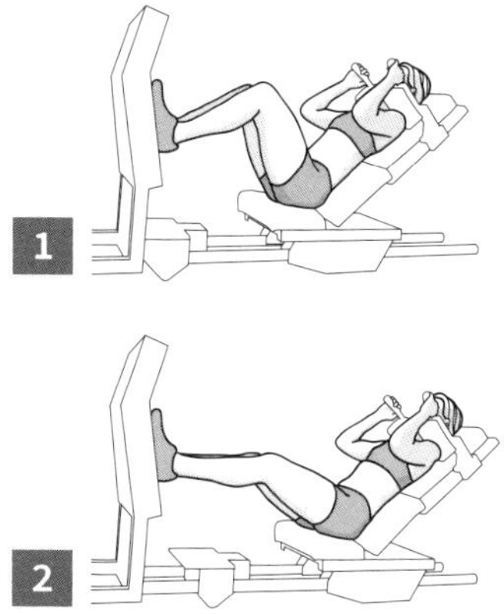

Beinpresse 45 Grad an der Maschine

1. Die Füße auf der Plattform und das Gesäß in der Kerbe zwischen Sitz- und Rückenpolster positionieren. Knie und Hüften sind dabei gebeugt, die Oberschenkel liegen fast am Oberkörper an.
2. Das Gewicht durch Strecken der Knie und Hüften mit den Füßen wegdrücken.

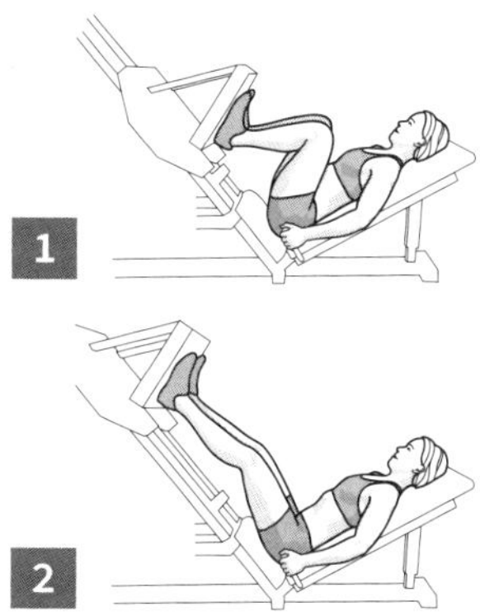

Adduktion an der Maschine

1. Eine aufrechte Sitzposition einnehmen und die Körpermitte durch Anspannung der Bauchmuskeln stabilisieren. Die Polster sind an der Knieinnenseite positioniert. In der Ausgangsposition bilden die Oberschenkel einen Winkel von etwa 90 Grad.
2. Die Beine zusammendrücken (Adduktion) und kontrolliert wieder auseinanderbewegen.

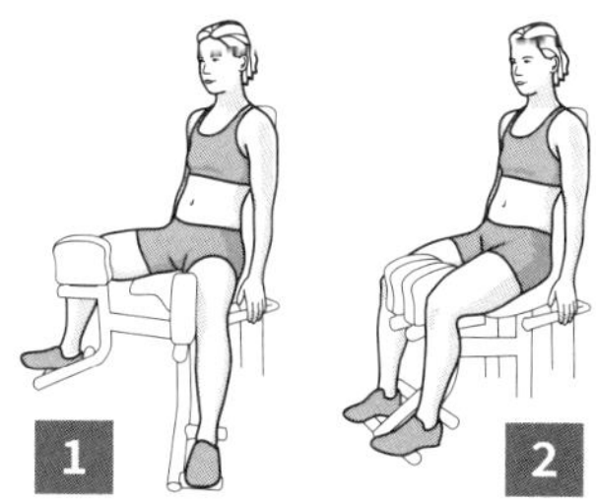

Abduktion an der Maschine

1. Eine aufrechte Sitzposition einnehmen und die Körpermitte durch Anspannung der Bauchmuskeln stabilisieren. Die Polster liegen an der Knieaußenseite. In der Ausgangsposition sind die Oberschenkel geschlossen.
2. Von dort die Beine auseinanderdrücken, bis die Oberschenkel einen 90-Grad-Winkel bilden, und kontrolliert wieder zusammenführen.

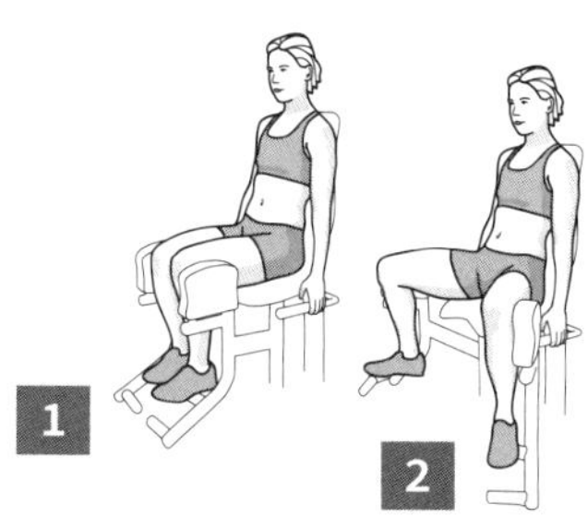

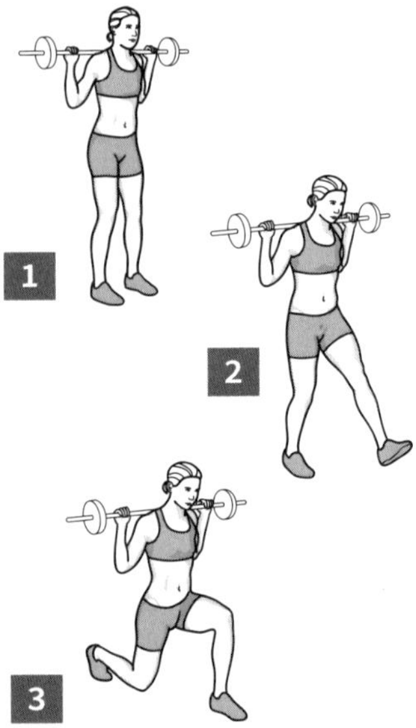

Split-Kniebeuge mit Langhantel

1. Einen aufrechten Stand einnehmen, die Füße sind hüftbreit geöffnet. Die Langhantel hinter dem Kopf auf den Schultern positionieren und halten.
2. Der Ausfallschritt kann aus dem Stand abwechselnd mit dem rechten und linken Bein oder auch dynamisch im Vorwärtsgehen durchgeführt werden.
3. Nach vorn tiefkommen, sodass das hintere Knie fast den Boden berührt.

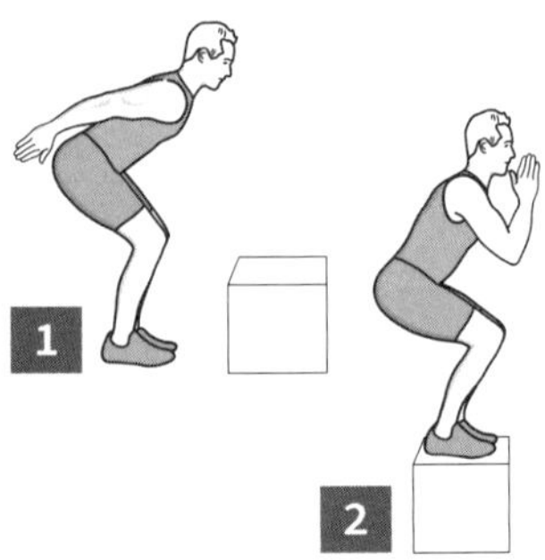

Boxsprung

1. Vor einem Trainingswürfel oder Step stehen.
2. Mit beiden Beinen auf den Würfel oder Step springen. Danach kontrolliert absteigen.

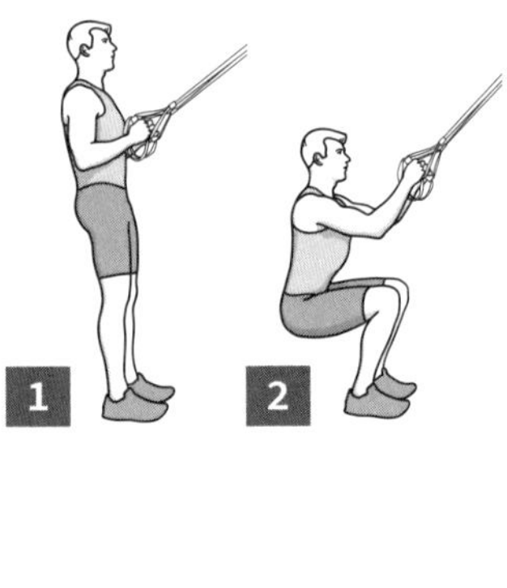

Unterstützte Kniebeuge am Schlingentrainer

1. In der Startposition sind die Füße etwa hüftbreit aufgestellt. Beide Hände halten die Schlaufen des Schlingentrainers.
2. Während der Kniebeuge als Gegengewicht die Arme strecken; so kann auch eine tiefe Hocke besser kontrolliert werden. Durch aktives Beugen der Arme wird das Aufrichten aus der Kniebeuge unterstützt.

Hüftstreckung am Schlingentrainer

1. In Rückenlage sind die Füße in den Schlingen positioniert und die Hüften in einem 90-Grad-Winkel gebeugt. Die Arme stützen den Oberkörper seitlich am Boden.
2. Das Becken anheben und die Hüften strecken, bis Oberschenkel und Oberkörper eine gerade Linie bilden.

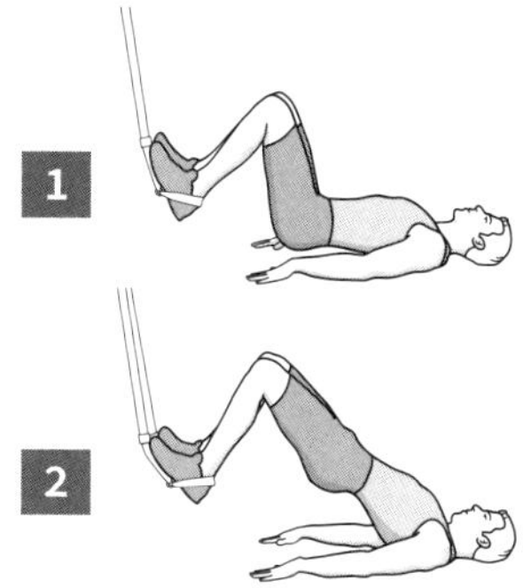

Übungen für den Rücken

Kreuzheben mit Langhantel

1. Die Langhantel knapp unterhalb der Knie mit beiden Händen halten. Den vorgeneigten Oberkörper dabei durch eine kontrollierte Anspannung von Bauch- und Rückenmuskeln stabilisieren.
2. Den Oberkörper aufrichten und dabei die Langhantel am Oberschenkel entlang nach oben ziehen bis kurz vor die Leiste. Dann das Gewicht wieder kontrolliert in die Startposition absenken.

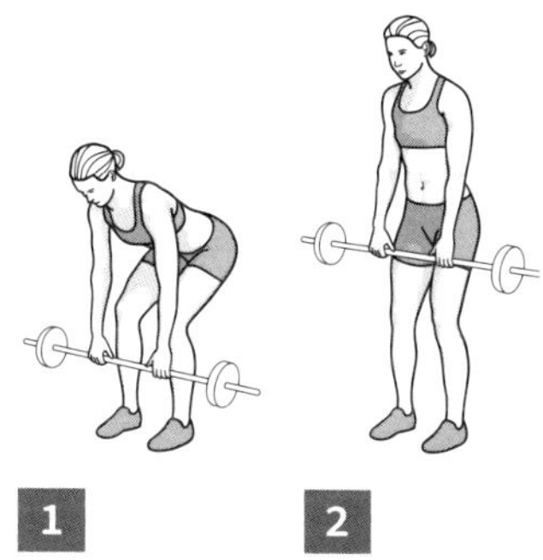

Rückenstrecken am Gerät

1. Die Fußpolster sind knapp oberhalb der Ferse positioniert. Das Hüftpolster sollte so eingestellt werden, dass der Oberkörper in der Leiste (Hüftgelenk) bequem nach vorn abknicken kann. Den Oberkörper in der Startposition gestreckt halten.
2. Den Oberkörper etwas anheben. 15–20 Zentimeter sind ausreichend, für ein intensiveres Training kann der Bewegungsradius aber auch größer gewählt werden.

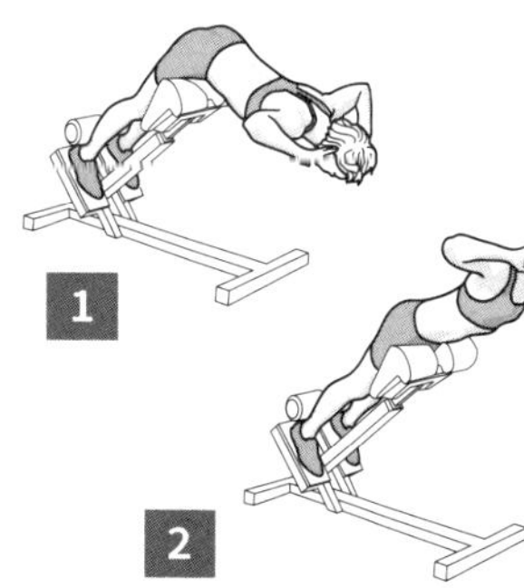

Rückenstrecken sitzend an der Maschine

1. Das Rückenpolster auf der Höhe der Schulterblätter positionieren.
2. Den Oberkörper nach hinten bewegen und dabei das Polster wegdrücken.

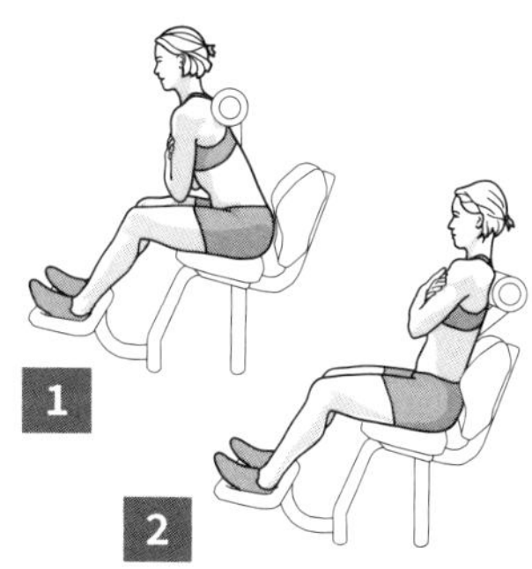

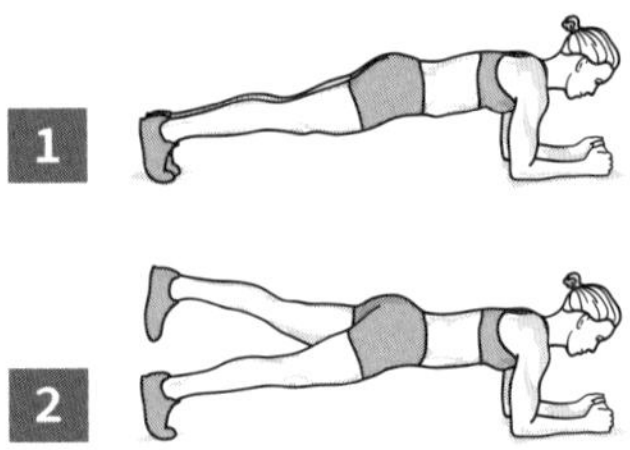

Plank mit Hüftstreckung

1. In der Bauchlage Unterarme und Zehenspitzen auf dem Boden aufstellen. Die Unterarme fest in den Boden drücken und den gesamten Körper anheben. Dabei nicht den Rücken durchhängen lassen, der Körper bildet eine Linie.
2. Abwechselnd ein Bein gestreckt nach hinten anheben.

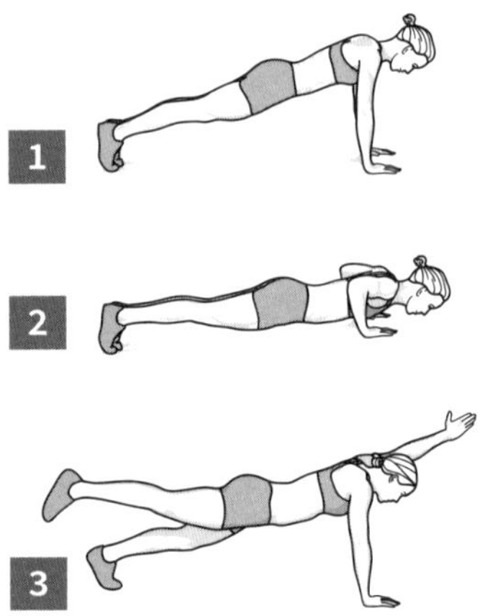

Liegestützkombination

1. Eine Liegestützposition einnehmen. Hände und Füße sind auf dem Boden aufgestützt, die Füße sind hüftbreit geöffnet, die Hände schulterbreit auseinander und etwas oberhalb der Schultern aufgestellt.
2. Den Körper absenken, bis sich die Nase knapp über dem Boden befindet, und wieder nach oben drücken.
3. Diagonal nun gleichzeitig einen Arm und ein Bein anheben. Dies kann wahlweise beim Absenken des Körpers, vor dem Hochdrücken oder nach dem Hochdrücken geschehen.

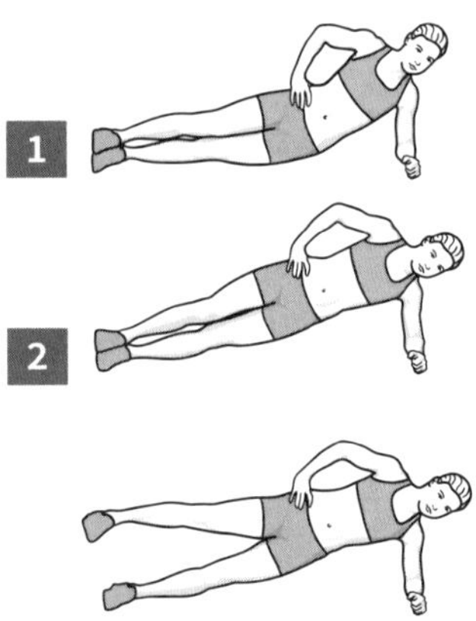

Seitstützkombination

1. Beim seitlichen Liegestütz sind ein Unterarm und eine Fußaußenseite am Boden aufgestützt.
2. Das Becken anheben, bis Beine, Becken und Oberkörper eine gerade Linie bilden.

Variante: Für ein intensiveres Training das obere Bein anheben und wieder absenken.

Einarmiges Rudern in Liegestützposition

1. Eine Liegestützposition einnehmen. Hände und Füße sind auf dem Boden aufgestützt, die Füße sind hüftbreit geöffnet, die Hände schulterbreit auseinander und etwas oberhalb der Schultern aufgestellt. Die Hanteln in den Händen halten.
2. Abwechselnd einen Arm mit Hantel gebeugt nach hinten oben anheben.

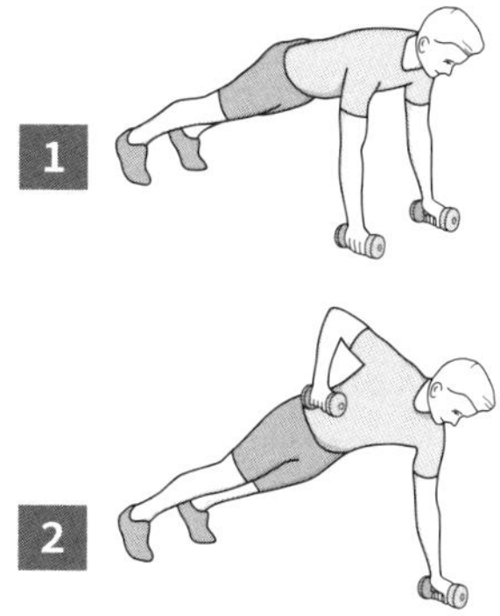

Übungen für die Arme

Trizepsdrücken

1. Die Arme sind nach hinten auf einem Würfel oder einer Trainingsbank aufgestützt, die Füße in den Boden gestemmt. Das Becken nun anheben.
2. Mit der Beugung der Ellbogen den Körper kontrolliert absenken. Durch das Strecken der Ellbogen wird der Körper wieder angehoben.

Hinweis: Je weiter die Füße von Würfel oder Trainingsbank entfernt sind, desto schwerer wird die Übung.

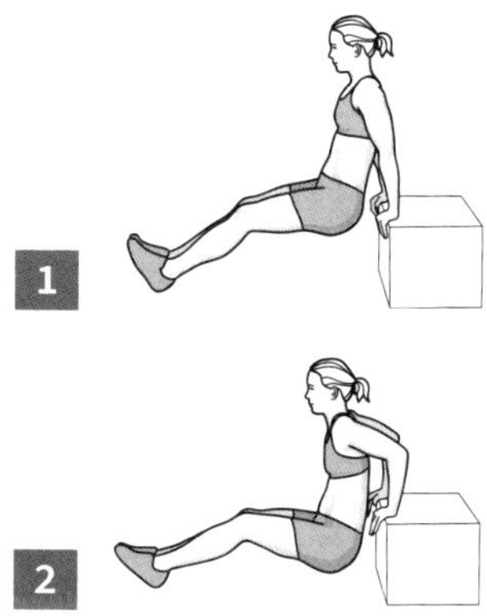

Einarmiges Trizepsdrücken mit Kurzhantel

1. Einen aufrechten Stand einnehmen, die Füße sind hüftbreit geöffnet. Eine Kurzhantel hinter dem Kopf halten. Der zweite Arm kann den aktiven Oberarm stabilisieren.
2. Mit der Streckung des Ellbogens die Hantel über den Kopf heben. Durch kontrolliertes Absenken die Hantel wieder in die Ausgangsstellung zurückbringen.

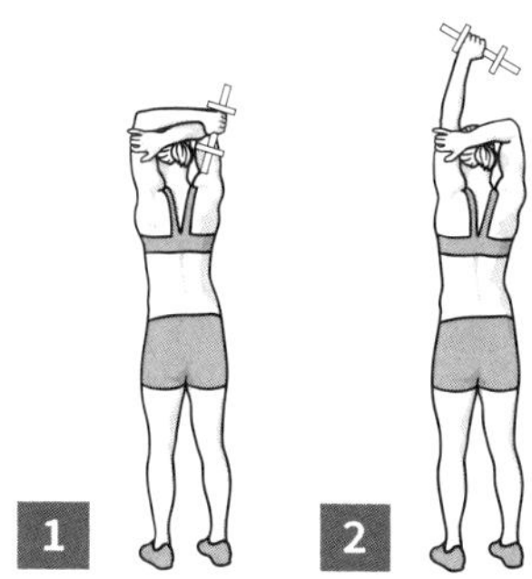

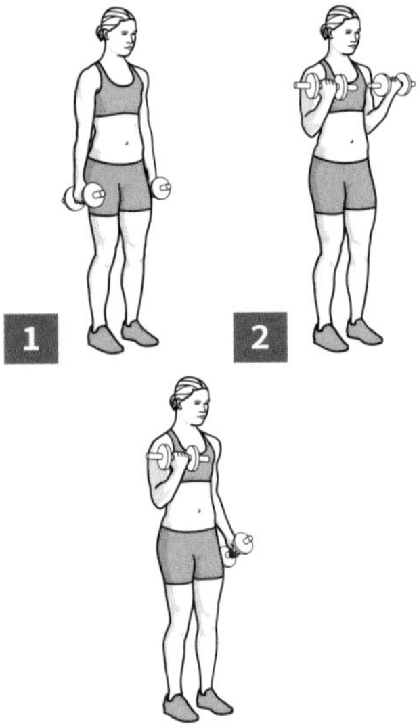

Bizeps-Curl mit Kurzhanteln

1. Einen aufrechten Stand einnehmen, die Füße sind hüftbreit geöffnet. Die Kurzhanteln seitlich am Körper halten.
2. Die Ellbogen beugen und die Hanteln ungefähr auf Schulterhöhe anheben. Während der Beugung kann der Unterarm auch nach außen gedreht werden (Supination), das verstärkt die Kontraktion der Muskulatur.

Variante: Den einseitigen Bizeps-Curl abwechselnd rechts und links durchführen.

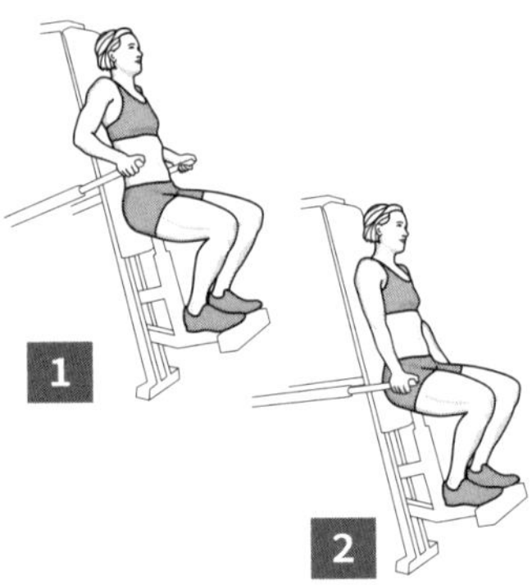

Trizepsdrücken am Gerät

1. Aufrecht im Gerät sitzen, die Hände an den Griffen.
2. Die Griffe durch Streckung der Ellbogen nach unten drücken. Dann kontrolliert in die Ausgangsstellung zurückbringen.

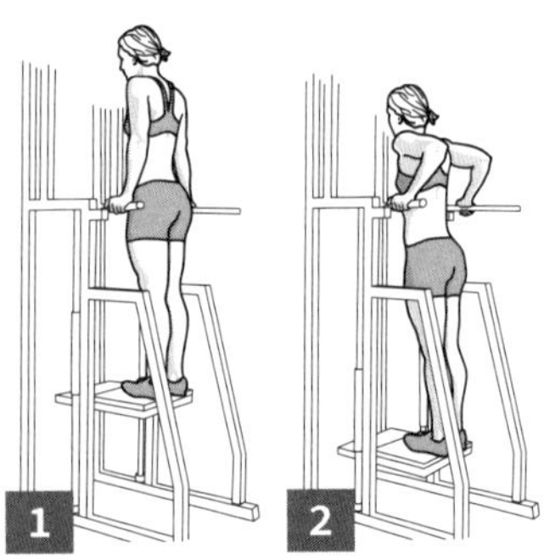

Unterstütztes Trizepsdrücken am Gerät

1. Aufrecht auf der Plattform stehend mit gestreckten Ellbogen das Körpergewicht halten.
2. Kontrolliert die Ellbogen beugen und den Körper nach unten absenken. Mit dem Strecken der Ellbogen wird der Körper wieder nach oben gedrückt.

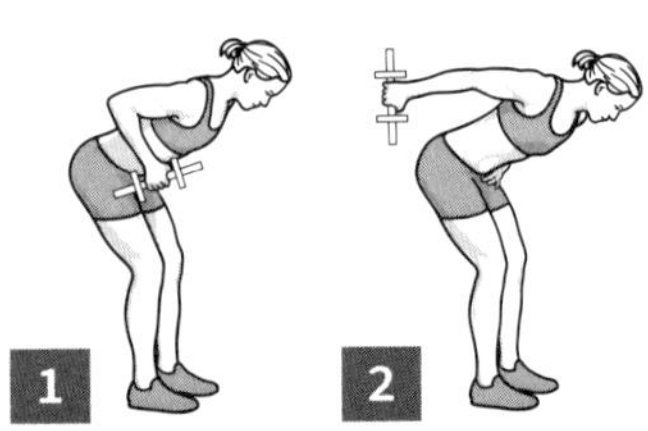

Vorgebeugtes einarmiges Trizepsdrücken

1. Mit leicht gebeugten Knien den Oberkörper nach vorn neigen. Der Oberarm wird eng am Oberkörper gehalten, der Ellbogen ist gebeugt.
2. Den Arm am Ellbogen durchstrecken und die Hantel dadurch nach hinten anheben.

Bizeps-Curl mit Langhantel

1. Einen aufrechten Stand einnehmen, die Füße sind hüftbreit geöffnet. Die Langhantel wird mit beiden Händen auf Hüfthöhe vor dem Körper gehalten.
2. Durch Anbeugen der Ellbogen die Hantel bis vor die Brust anheben und wieder absenken.

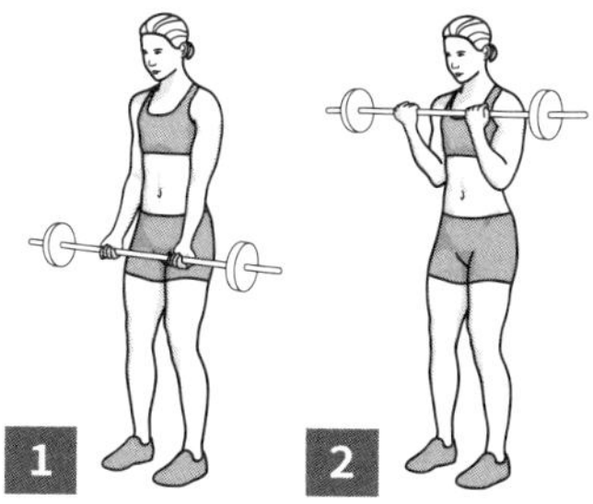

Trizepsdrücken am Seilzug

1. Am Seilzug stehend sind die Ellbogen ungefähr in einem 90-Grad-Winkel gebeugt. Beide Hände umfassen das Seil.
2. Durch Strecken der Ellbogen das Gewicht anheben. Danach die Ellbogen wieder kontrolliert in die Ausgangsposition zurückbewegen.

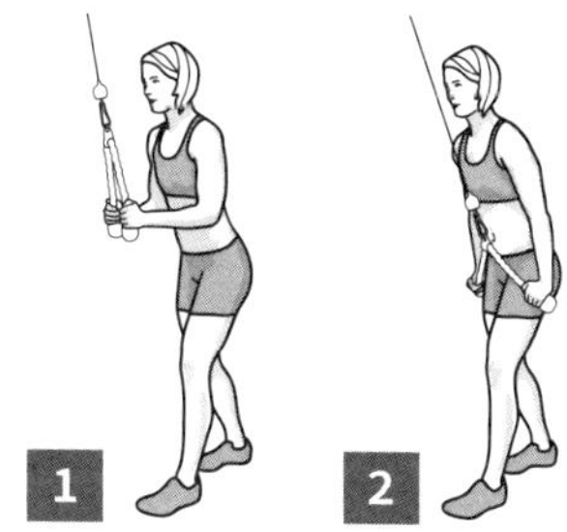

Übungen für den Bauch

Gerader Crunch

1. In Rückenlage die Füße aufstellen. Die Fußrücken sind geflext.
2. Den Oberkörper so weit anheben, dass beide Schulterblätter von der Unterlage losgelöst sind. Dabei die Arme nach vorn über die Knie strecken. Dann den Oberkörper kontrolliert wieder in die Ausgangsposition zurückbringen.

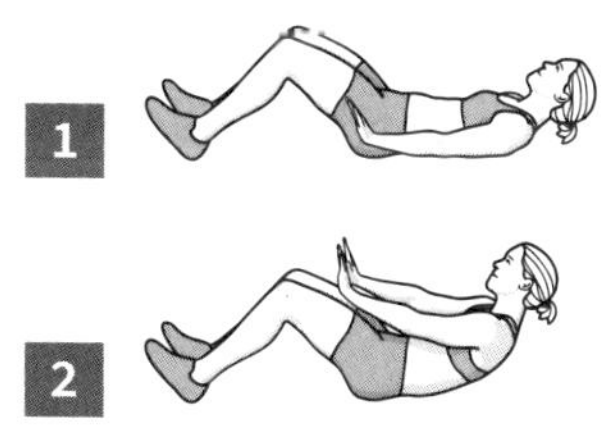

Russian Twist mit gestreckten Armen

1. Auf den Boden setzen und die Beine aufstellen. Den Oberkörper kontrolliert nach hinten neigen und zusammen mit den gestreckten Armen zu einer Seite rotieren. Beide Arme zeigen zur selben Seite, die Hände sind aneinandergepresst. Position für 1 bis 2 Sekunden halten.
2. Den Oberkörper und die gestreckten Arme auf die andere Seite drehen.

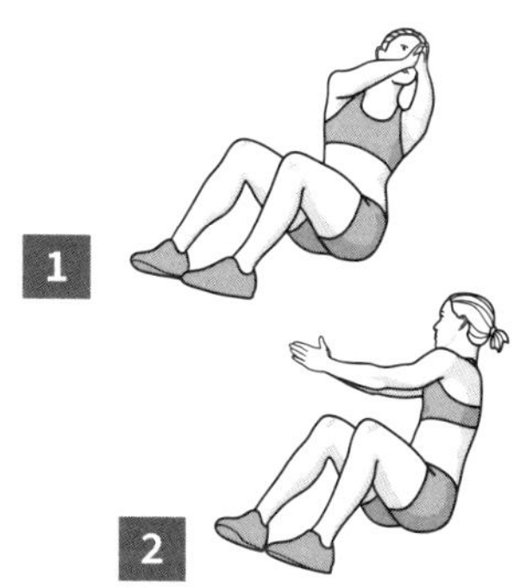

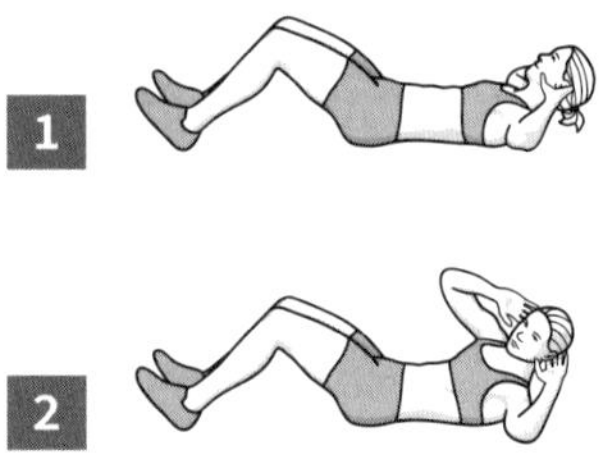

Diagonaler Crunch

1. Auf den Rücken legen und die Füße aufstellen. Die Hände seitlich am Kopf positionieren.
2. Den Oberkörper so weit anheben und drehen, dass ein Schulterblatt sich von der Unterlage löst. Dann den Oberkörper in Richtung des noch am Boden aufliegenden Schulterblatts anheben und wieder absenken. Dieselbe Bewegung zur anderen Seite durchführen.

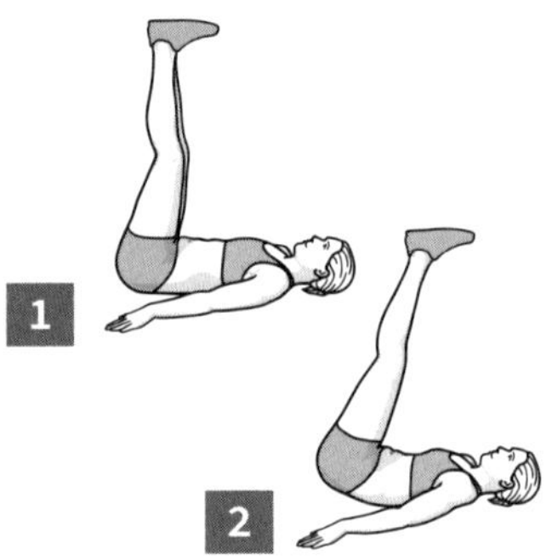

Beckenheben

1. In Rückenlage beide Beine in der Hüfte um 90 Grad abwinkeln und nach oben strecken. Die Arme stabilisieren den Oberkörper durch Abstützen am Boden.
2. Das Becken vom Boden abheben und etwas nach oben bewegen. Langsam und kontrolliert absenken.

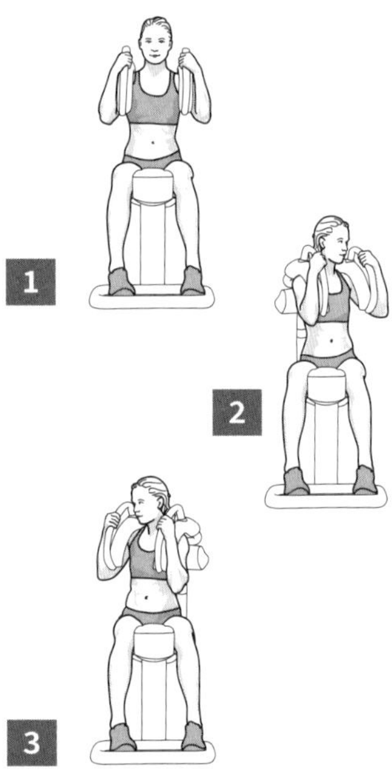

Rumpfrotation am Gerät

1. Im aufrechten Sitz die Polster an Nacken und Schulter heranziehen.
2. Den Oberkörper zuerst zu einer Seite drehen.
3. Über die Mitte dann zur anderen Seite drehen und im Wechsel fortfahren.

Crunch am Seilzug

1. Vor dem Seilzug knien und das Halteseil mit beiden Händen greifen.
2. Den Oberkörper einrollen und das Seil mit dem Rumpf nach unten ziehen, bis der sich Kopf knapp über dem Boden befindet. Dann den Oberkörper langsam und kontrolliert wieder in die Ausgangsposition aufrichten.

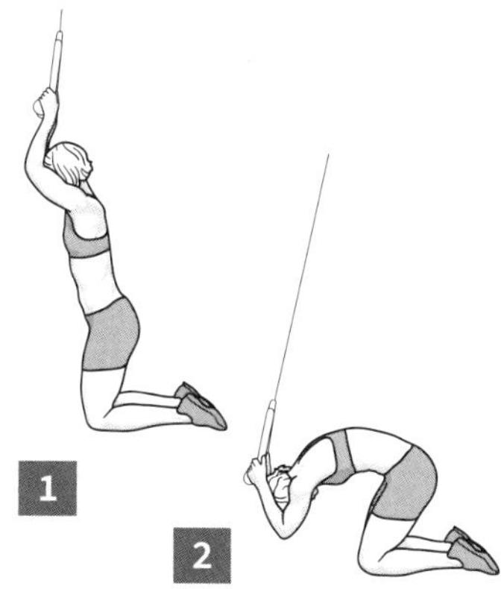

Crunch in der Schlinge im Unterarmstütz

1. In Bauchlage die Unterarme aufstützen und die Füße in den Schlingen positionieren.
2. Beide Knie gebeugt unter den Oberkörper ziehen und wieder strecken.

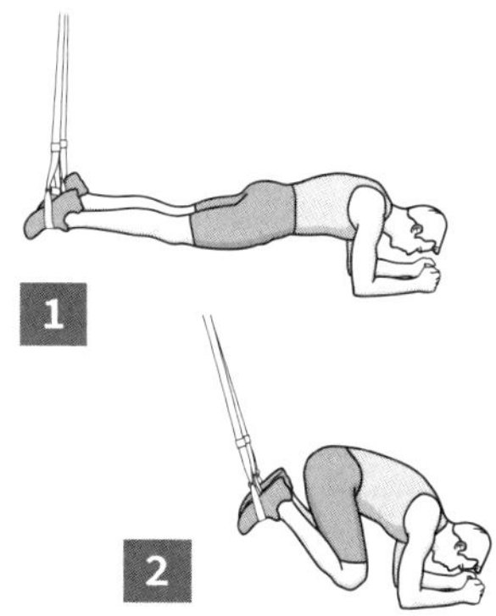

Bergsteiger in der Schlinge

In den Vierfüßlerstand gehen und die Füße in den Schlingen positionieren. Abwechselnd ein Bein in Knie und Hüfte anbeugen und unter den Oberkörper ziehen.

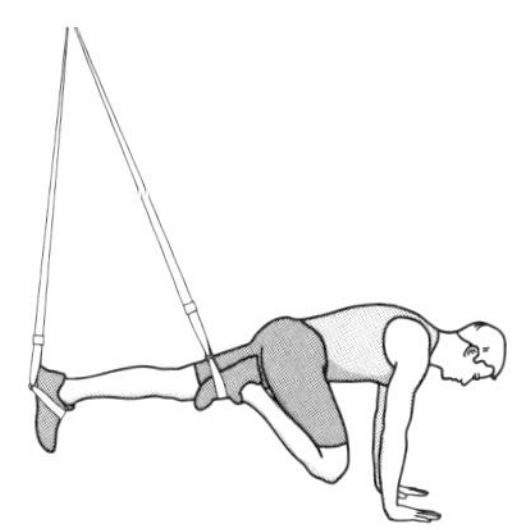

Seitlicher Crunch in der Schlinge im Stütz

1. In den Vierfüßlerstand gehen und die Füße so in den Schlingen positionieren, dass die Knie gebeugt sind und frei herabhängen können. Beide Knie zu einer Seite am Oberkörper vorbei nach vorn ziehen.
2. Über den Vierfüßlerstand zur anderen Seite ziehen und im Wechsel fortfahren.

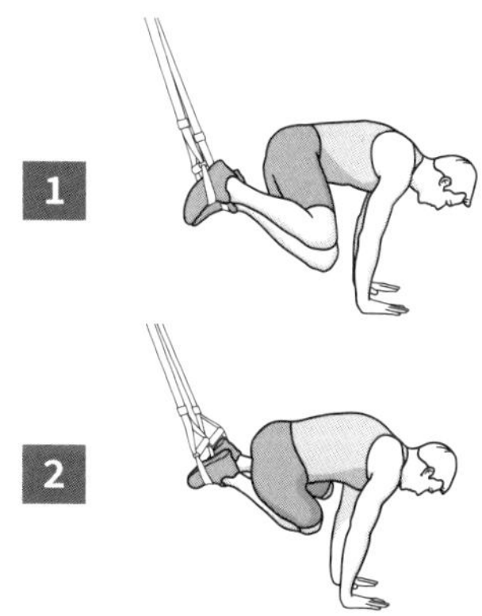

Übungen für die Brust

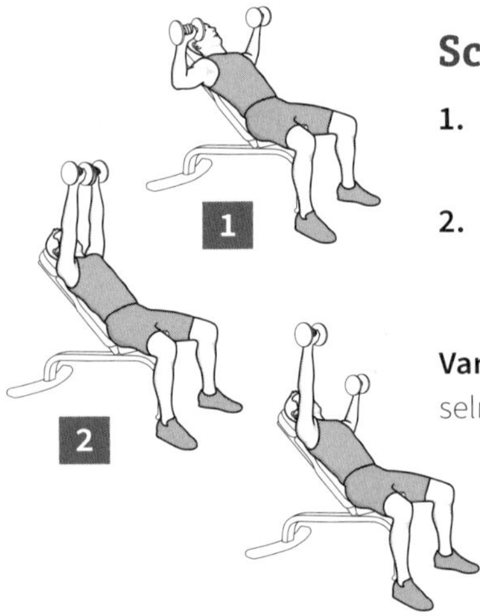

Schrägbankdrücken mit Kurzhanteln

1. Die Rückenlehne der Trainingsbank auf die gewünschte Position stellen. Die Hanteln werden auf Schulterhöhe gehalten.
2. Beide Arme strecken und das Gewicht nach oben anheben, bis sich die Kurzhanteln über dem Oberkörper berühren.

Variante: Für mehr Stabilität des Rumpfes können die Hanteln abwechselnd mit dem rechten und linken Arm einzeln nach oben gedrückt werden.

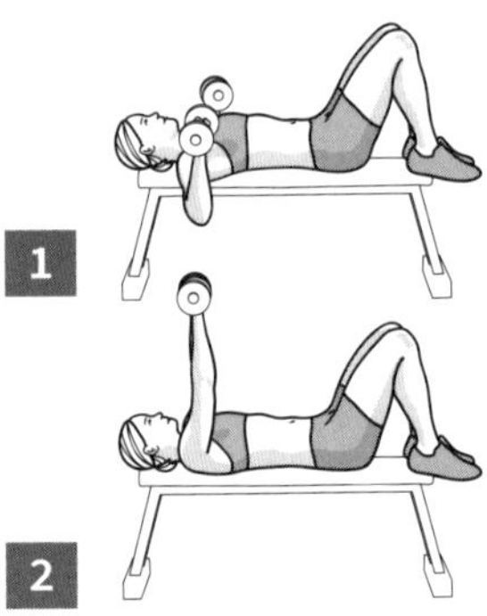

Brustdrücken mit Kurzhanteln im Liegen

1. Auf der flach eingestellten Trainingsbank in Rückenlage die Hanteln mit gebeugten Ellbogen auf Schulterhöhe halten.
2. Beide Arme nach oben strecken und die Hanteln über dem Brustkorb zusammenführen. Dann kontrolliert wieder in die Ausgangsposition absenken.

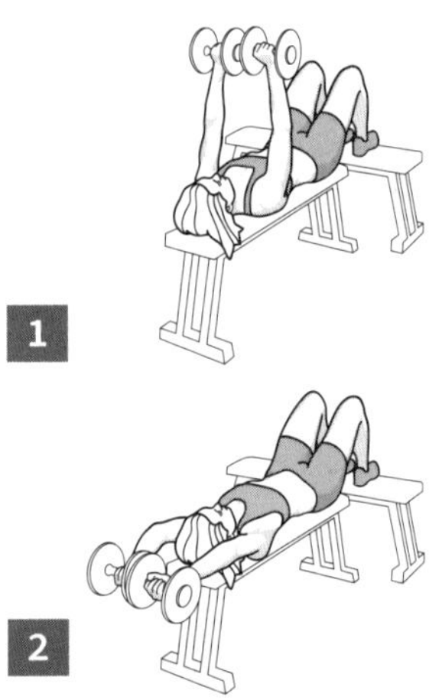

Überzug

1. Auf der flach eingestellten Trainingsbank in Rückenlage die Hanteln mit nicht ganz gestreckten Armen über dem Oberkörper halten (die Ellbogen sind noch leicht gebeugt). Die Beine können auf einer Bank aufgestellt werden.
2. Beide Arme über den Kopf führen, bis die Hanteln auf Kopfhöhe angekommen sind. Dann wieder in die Ausgangsposition anheben. Geübte können die Hanteln auch unter Kopfniveau absenken.

Fliegende mit Kurzhanteln auf der Schrägbank

1. Auf der schräg eingestellten Trainingsbank in Rückenlage die Hanteln über dem Oberkörper auf Brustbeinhöhe halten.
2. Die Arme kontrolliert seitlich nach unten absenken, bis sich die Hanteln etwa auf Schulterhöhe befinden. Dabei sind die Ellbogen leicht gebeugt.

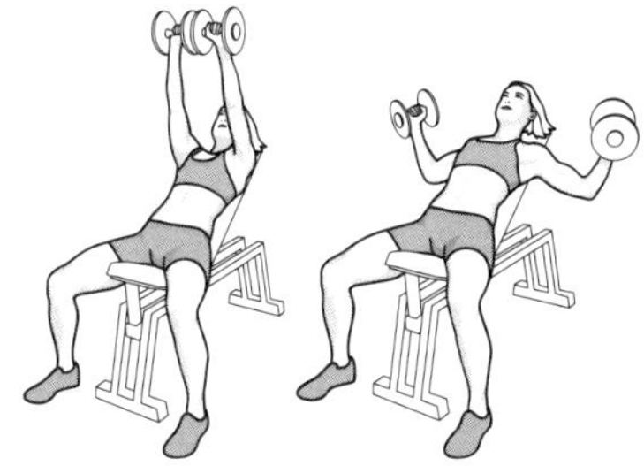
1 2

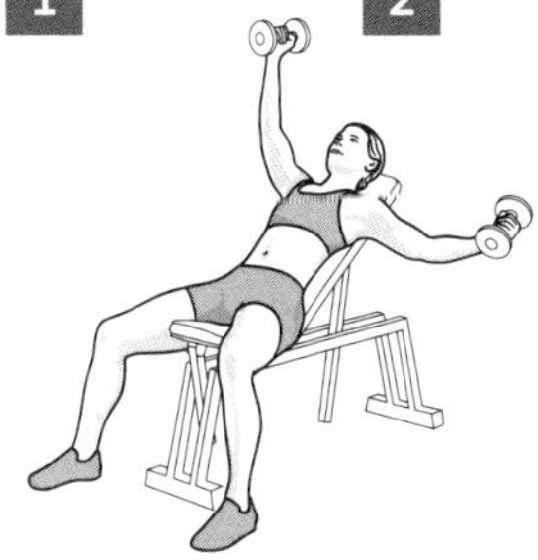

Variante: Fliegende Bewegungen mit den Kurzhanteln können auch einseitig durchgeführt werden. Dabei muss immer ein Arm über dem Brustkorb gehalten werden, während sich der andere nach unten außen bewegt

Brustdrücken am Gerät

1. Die Sitzhöhe so einstellen, dass die Druckrichtung etwas nach vorn unten verläuft. Beide Griffe festhalten.
2. Die Griffe durch Strecken der Arme nach vorn schieben und dann kontrolliert wieder in die Ausgangsposition zurückbringen. Die Körpermitte dabei durch Anspannung der Bauchmuskulatur stabilisieren.

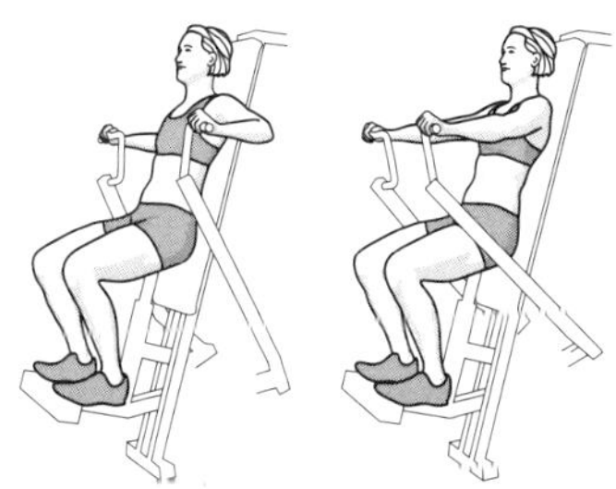
1 2

Butterfly

1. Die Sitzhöhe so einstellen, dass sich die Polster auf Schulterhöhe befinden. Die Arme hinter die Polster bringen.
2. Die Polster nach vorn zusammendrücken und kontrolliert wieder in die Ausgangsposition zurückführen.

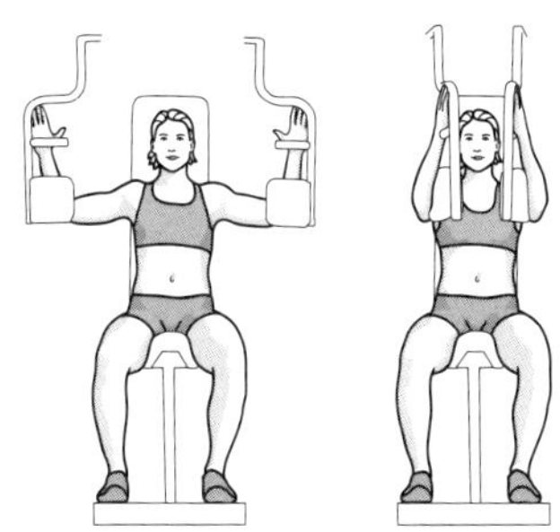
1 2

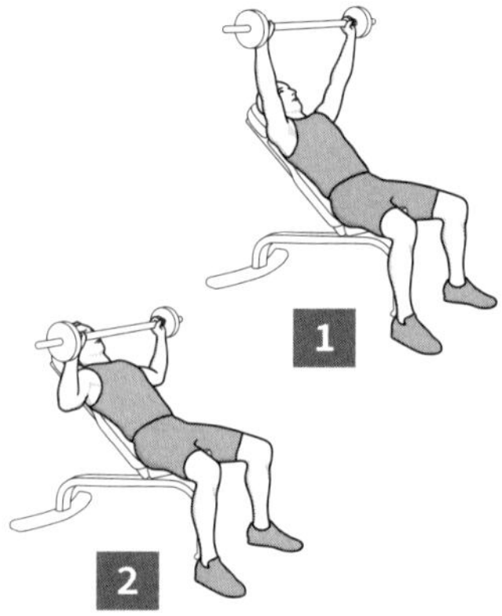

Schrägbankdrücken mit Langhantel

1. Auf der schräg eingestellten Trainingsbank die Langhantel mit beiden Händen so greifen, dass beide Hände gleich weit von der Stangenmitte entfernt sind.
2. Die Hantel langsam und kontrolliert auf die Brust absenken und wieder anheben.

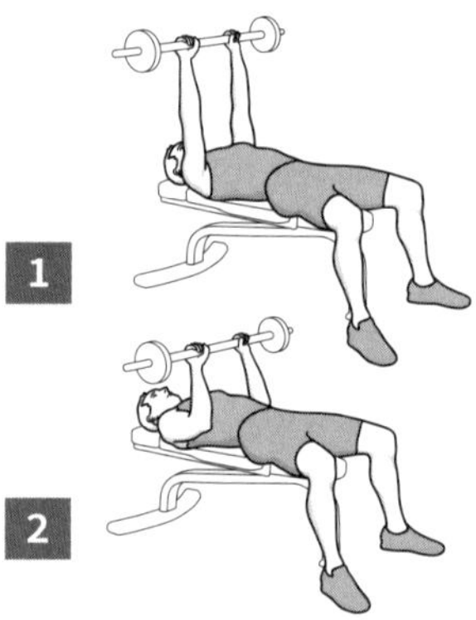

Flachbankdrücken mit Langhantel

1. Auf der flach eingestellten Trainingsbank die Langhantel mit beiden Händen so greifen, dass beide Hände gleich weit von der Stangenmitte entfernt sind.
2. Die Hantel langsam und kontrolliert auf die Brust absenken und wieder anheben.

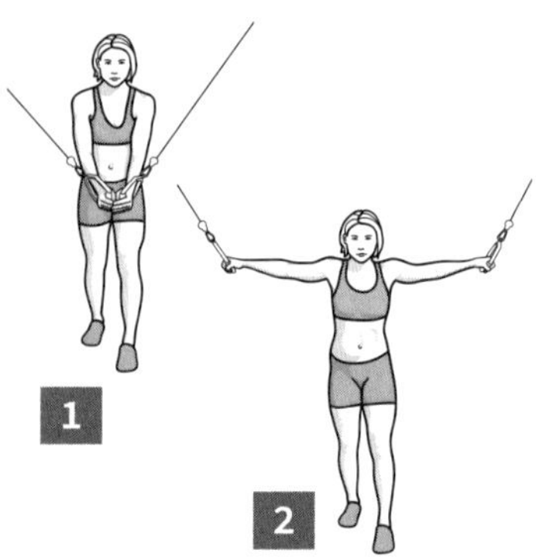

Fliegende am Seilzug

1. Die Seilzüge vor dem Körper etwa auf Bauchnabelhöhe halten.
2. Nun beide Arme seitlich anheben, bis die Seilzüge etwa auf Schulterhöhe sind, und direkt wieder in die Ausgangsposition zurückbringen.

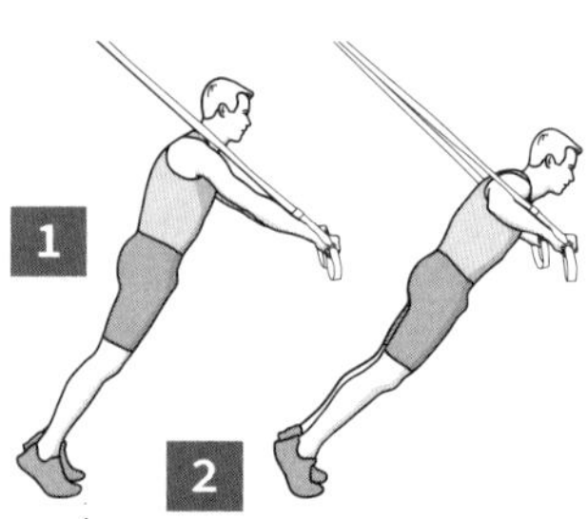

Brustpresse am Schlingentrainer

1. Mit gestreckten Armen die Schlingen greifen und den ganzen Körper nach vorn neigen. In dieser Position stabilisieren und halten.
2. Die Arme beugen und seitlich am Körper nach hinten bewegen. Dabei verstärkt sich die Vorneigung des Körpers. Durch Strecken der Arme nach vorn den Körper wieder in die Ausgangsposition zurückbringen.

Mobilitätsübungen

Rumpfrotation

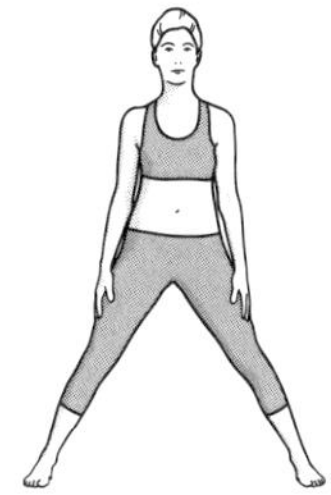

1

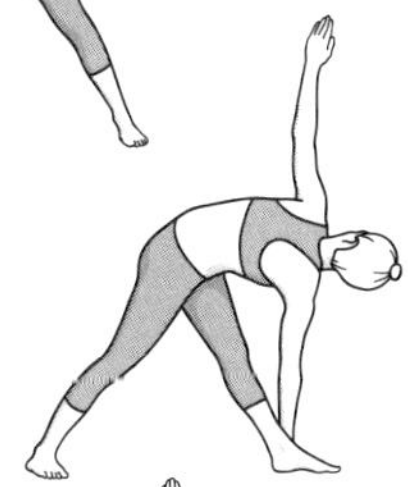

2

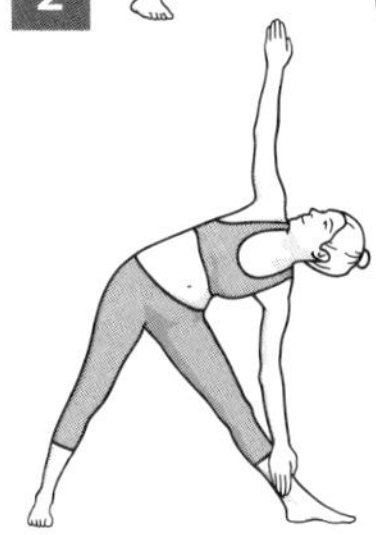

3

1. Einen aufrechten Stand einnehmen, die Beine sind gegrätscht.
2. Die rechte Hand zum linken Fuß bewegen, dabei den Oberkörper nach links drehen und neigen. Den linken Arm nach oben strecken.
3. In derselben Seitneigung den Oberkörper nach rechts drehen – nun ist die linke Hand beim linken Fuß und der rechte Arm wird nach oben gestreckt. Danach die Seite wechseln, also die linke Hand zum rechten Fuß bewegen und dann in der Beugung die rechte Hand zum rechten Fuß führen. Die Bewegungen sollten dynamisch ausgeführt werden.

Rumpfdehnung im Grätschsitz

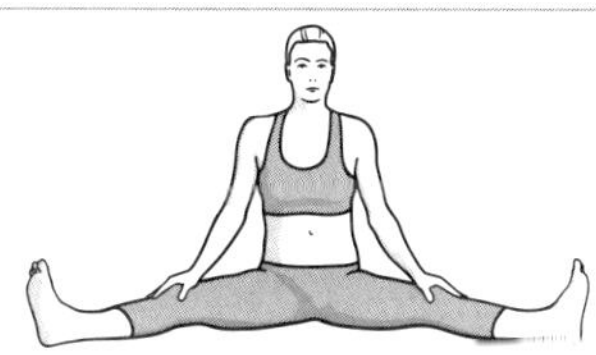

1

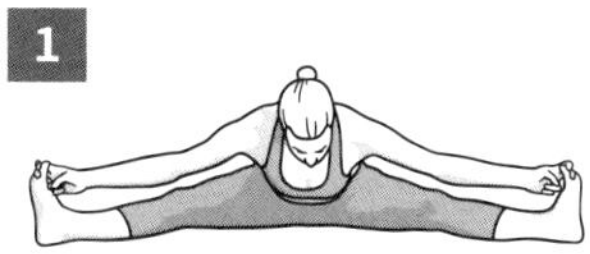

2

1. Eine aufrechte Sitzposition einnehmen, die Beine sind gegrätscht. Die Weite des Grätschsitzes hängt von der individuellen Beweglichkeit ab. Die Hände auf die Oberschenkel auflegen.
2. Den Oberkörper nach vorn neigen, die Hände auf den Beinen nach vorn in Richtung Füße schieben und, wenn möglich, jeweils die Großzehe greifen. Am Ende der Bewegung dynamisch nachfedern.

Flankendehnung im Sitzen

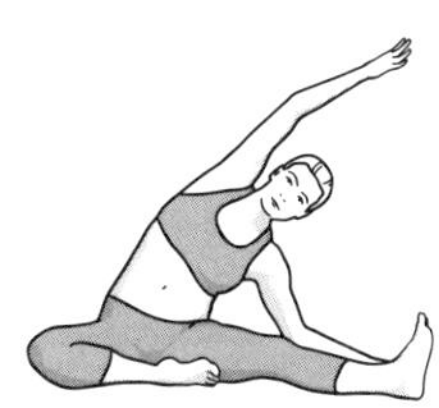

Eine aufrechte Sitzposition einnehmen. Ein Bein ist angewinkelt, das andere gestreckt, eine Hand liegt auf dem gestreckten Bein. Nun den Oberkörper zum gestreckten Bein neigen. Dabei die auf dem Bein abgelegte Hand in Richtung Fuß schieben und den anderen Arm nach oben strecken. Diese Position für 10 bis 20 Sekunden halten. Danach dieselbe Bewegung auf der anderen Seite ausführen.

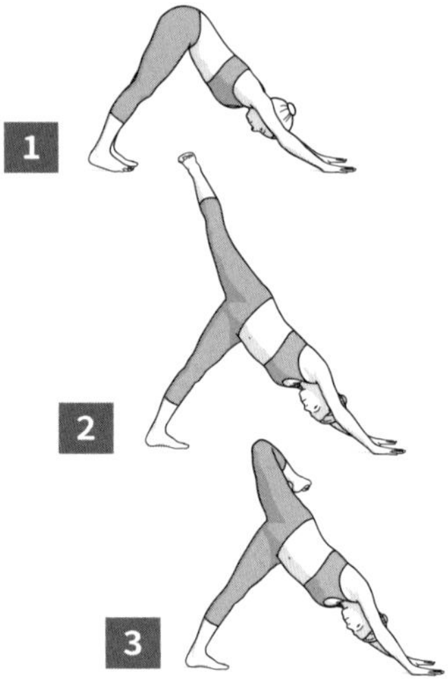

Beckentwist

1. Ein umgekehrtes V einnehmen (im Yoga herabschauender Hund genannt).
2. Ein Bein gestreckt nach hinten oben anheben, sodass es in einer Linie mit dem Oberkörper ist.
3. Das Knie beugen und das Becken weit aufdrehen. Die Schultern bleiben parallel zum Boden ausgerichtet. Am Ende der Bewegung kann etwas nachgefedert werden.

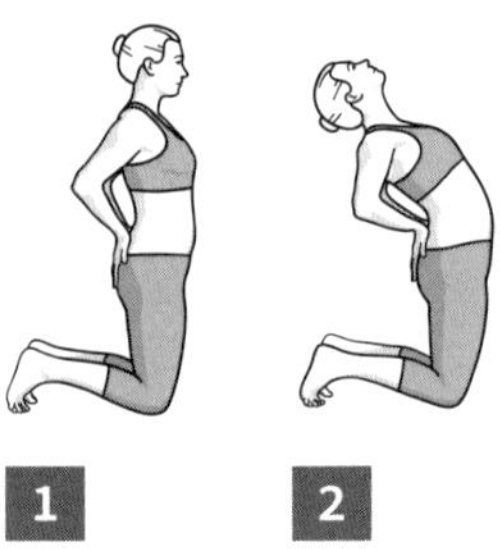

Rückenstreckung

1. Im Kniestand die Hände auf dem Gesäß abstützen und den Oberkörper nach hinten strecken.
2. Den Oberkörper nach hinten neigen, die Körpervorderseite dabei lang machen. Die Hände stützen den Oberkörper weiterhin am Gesäß.

Hinweis: Am Ende kann der Oberkörper dynamisch 4- bis 8-mal nach hinten gefedert werden.

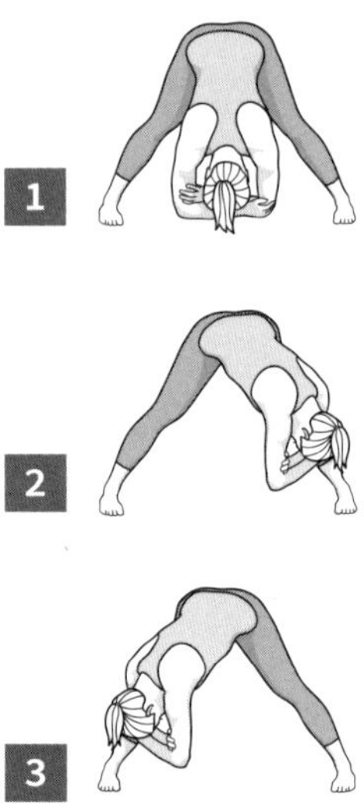

Rumpfpendel

1. Im Grätschstand den Oberkörper nach vorn absenken. Die Arme sind gebeugt, der Oberkörper kann frei baumeln.
2. Den Oberkörper dynamisch nach links drehen und zur Seite neigen, sodass der Oberkörper sich vor dem linken Bein befindet.
3. Den Oberkörper nun nach rechts drehen, sodass er sich vor dem rechten Bein befindet. Die Oberkörperbewegungen sanft pendelnd durchführen.

Oberschenkeldehnung

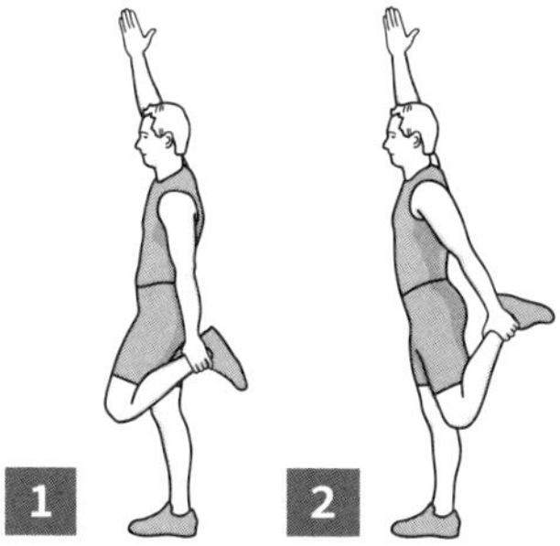

1. Auf dem rechten Bein stehen. Mit der linken Hand an den linken Knöchel greifen und den rechten Arm nach oben strecken.
2. Den Fuß zum Gesäß ziehen und den Oberschenkel etwas nach hinten bewegen (Hüftstreckung). Diese Position dynamisch federnd oder auch statisch (ohne Bewegung) für 15 bis 20 Sekunden halten. Mit dem anderen Fuß wiederholen.

Schultermobilisation

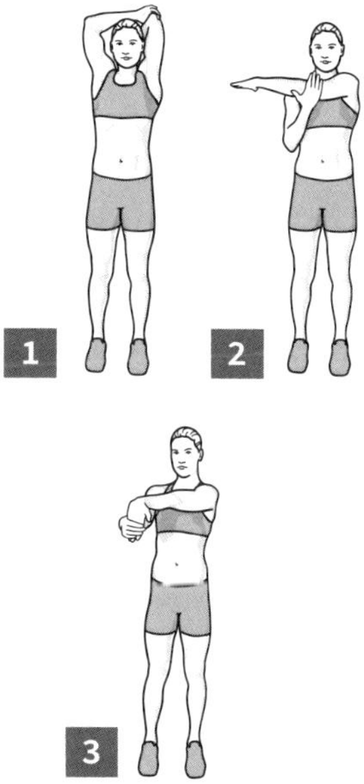

1. Im aufrechten Stand den linken Arm hinter den Kopf bringen. Mit der rechten Hand den Ellbogen umfassen und die Dehnung mit federnden Bewegungen etwas verstärken. Diese Position 15 bis 20 Sekunden halten. Mit dem anderen Arm wiederholen.
2. Dann den linken Arm vor dem Brustkorb nach rechts strecken. Mit der rechten Hand den Ellbogen umfassen und die Dehnung mit federnden Bewegungen verstärken. Alternativ die Position 15 bis 20 Sekunden halten. Mit dem anderen Arm wiederholen.
3. Als Letztes mit der rechten Hand die Finger der linken Hand umfassen (die Handfläche der linken Hand zeigt vom Körper weg nach vorn). Durch Strecken des linken Arms das Handgelenk strecken und mit vier bis acht federnden Bewegungen in der Dehnung halten. Der nach vorn gestreckte linke Arm kann zusätzlich noch über die Körpermitte nach rechts bewegt werden. Mit dem anderen Arm wiederholen.

Übungsregister

A

Abduktion an der Maschine 22 f., 46 f., 52 f., 76 f., 96 f., 100 f., 116, 127

Adduktion an der Maschine 30 f., 56 f., 76 f., 96 f., 100 f., 127

B

Beckenheben 70 f., 80 f., 94 f., 134

Beckentwist 40 ff., 70 f., 74 f., 82 f., 140

Beinbeugen liegend an der Maschine 20 f., 28 ff., 56 f., 96 ff., 108 f., 126

Beinpresse 45 Grad an der Maschine 28 f., 44 f., 52 f., 66 f., 84, 96 f., 104, 108 ff., 127

Beinpresse an der Maschine 18 f., 34 f., 72 f., 127

Beinstrecken sitzend an der Maschine 18 f., 28 f., 40 f., 46 f., 56 f., 66 f., 96 ff., 108 ff., 114 f., 126

Bergsteiger in der Schlinge 32 f., 46, 56 f., 70 f., 94 f., 135

Bizeps-Curl mit Kurzhanteln 20, 24, 30 f., 50 ff., 60 f., 84, 88 ff., 98, 112 f., 132

Bizeps-Curl mit Langhantel 32 f., 44 f., 52 f., 62 f., 74 f., 82 f., 88 ff., 100 f., 104 f., 114, 133

Boxsprung 22 f., 68 f., 74 f., 96 f., 128

Brustdrücken am Gerät 18 f., 26 f., 36 f., 46 f., 50 f., 74 f., 92 f., 108 f., 137

Brustdrücken mit Kurzhanteln im Liegen 26 f., 34 f., 48 f., 58, 106 f., 114, 136

Brustpresse am Schlingentrainer 36 f., 70 f., 82 f., 92 f., 138

Butterfly 14, 18 f., 26 f., 34 f., 46 f., 50 f., 72 f., 84 f., 92 f., 98 f., 137

Butterfly Reverse 22 f., 28 ff., 40 f., 54 f., 66 f., 86 f., 98 f., 123

C

Crunch am Seilzug 32 f., 94 f., 102 f., 135

Crunch in der Schlinge im Unterarmstütz 64 f., 70 f., 84, 135

D

Diagonaler Crunch 26 f., 44 f., 72 f., 94 f., 98 f., 134

E

Einarmiges Kurzhantelrudern im Stehen 32 f., 46 ff., 60, 86, 121

Einarmiges Rudern am Schlingentrainer 106 f., 124

Einarmiges Rudern in Liegestützposition 46, 58, 68 f., 74 f., 82 f., 88, 102 f., 114, 131

Einarmiges Trizepsdrücken mit Kurzhantel 24, 54, 58, 80, 98, 106, 131

Erhöhte einbeinige Kniebeuge mit Kurzhanteln 58, 68, 84, 125

F

Flachbankdrücken mit Langhantel 20 f., 34 f., 44 f., 62 ff., 92 f., 98 f., 104 f., 108 ff., 116 f., 138

Flankendehnung im Sitzen 42 f., 48 f., 70 f., 139

Fliegende am Seilzug 20 f., 76 f., 92 f., 100 f., 138

Fliegende mit Kurzhanteln auf der Schrägbank 44, 60, 92 f., 104, 108, 110, 137

Frontheben im Stehen 50 f., 54 f., 60 f., 66 f., 86 f., 121

Frontheben mit Kurzhanteln 58, 102 f., 120

Frontkniebeuge mit Langhantel 62 f., 80 f., 96, 114, 126

G

Gerader Crunch 20 f., 26 f., 94 f., 133

H

Hüftstreckung am Schlingentrainer 40 f., 68 f., 96 f., 129

K

Klimmzug am Gerät 28 f., 32 f., 74 f., 123

Kniebeuge mit Langhantel 22 f., 28 f., 44 f., 56 f., 62 f., 96 f., 108 f., 125

Kreuzheben mit Langhantel 32 f., 52 f., 62 f., 78 f., 88 f., 100 f., 116 f., 129

Kurzhantelrudern auf der Schrägbank 60 f., 121

L

Latzug hinter den Kopf 44 f., 52 f., 86 f., 106 f., 122

Latzug vor den Kopf 18 f., 24 f., 30 f., 38 f., 46 f., 54 f., 66 f., 72 f., 84 ff., 98 f., 104 f., 110 f., 114 f., 122

Liegestützkombination 68 f., 102 f., 130

O

Oberschenkeldehnung 40 ff., 56 f., 141

P

Plank mit Hüftstreckung 68 f., 80 f., 88 f., 102 f., 130

R

Rückenstrecken am Gerät 20 ff., 38 f., 46 ff., 64 f., 84 f., 88 f., 102 f., 114 f., 129

Rückenstrecken sitzend an der Maschine 18 f., 22 f., 38 ff., 66 f., 74 f., 88 f., 98, 129

Rückenstreckung 22 f., 38 ff., 52 f., 56 f., 140

Rudern am Gerät 18 f., 22 ff., 30 f., 50 ff., 86 f., 90 f., 104 f., 112 f., 116 f., 122

Rudern am Schlingentrainer 32 f., 78 ff., 106 f., 124

Rumpfdehnung im Grätschsitz 38 f., 42 f., 139

Rumpfpendel 38 f., 42 f., 140

Rumpfrotation 26 f., 38 ff., 48 f., 66 f., 84 f., 88 f., 94 f., 102 f., 114 f., 134, 139

Rumpfrotation am Gerät 26 f., 40 f., 48 f., 66 f., 84 f., 88 f., 94 f., 102 f., 114 f., 134

Russian Twist mit gestreckten Armen 70 f., 74 f., 94 f., 100 ff., 116 f., 133

S

Schrägbankdrücken mit Kurzhanteln 36 f., 60 f., 70 f., 136

Schrägbankdrücken mit Langhantel 26 f., 36 f., 62 f., 92 f., 106 f., 112 ff., 138

Schulterdrücken am Gerät 20 f., 28 f., 36 f., 76 f., 114 f., 123

Schulterdrücken mit Kurzhanteln 28 f., 34 f., 48 f., 54 f., 58 f., 86, 104 f., 112 f., 120

Schultermobilisation 20 f., 24 f., 38 f., 42 f., 54 f., 86 f., 141

Schulter-Nacken-Drücken mit Langhantel 36 f., 62 f., 66 f., 86, 106, 110 f., 121

Seitheben am Seilzug 32 f., 82 f., 124

Seitheben mit Kurzhanteln 20 f., 44 f., 58 f., 72 f., 76 ff., 84 ff., 100, 104 ff., 112 f., 116 f., 120

Seitlicher Crunch in der Schlinge im Stütz 68 f., 82 f., 94 f., 135

Seitstützkombination 70 f., 76 f., 80 f., 88 f., 130

Split-Kniebeuge mit Langhantel 28 f., 44 f., 56 f., 62 f., 96 f., 108 f., 128

T

Trizepsdrücken 15, 20 f., 24 f., 34 ff., 44 ff., 54 f., 58 ff., 64 f., 70 ff., 78 ff., 90 f., 98, 100 f., 104 ff., 112 f., 116 f., 131

Trizepsdrücken am Gerät 36 f., 64 f., 72 f., 78 f., 84 f., 90 f., 112 f., 132

Trizepsdrücken am Seilzug 20, 24, 36, 46, 82 f., 90, 100 f., 104, 106, 116, 133

U

Überzug 48 f., 60 f., 92 f., 108 f., 116 f., 136

Unterstützte Kniebeuge am Schlingentrainer 64, 78, 82, 116, 128

Unterstütztes Trizepsdrücken am Gerät 72 f., 78 f., 90, 132

V

Vorgebeugtes einarmiges Trizepsdrücken 36, 60, 90, 106, 132

Vorgebeugtes Seitheben mit Kurzhanteln 58 f., 76 f., 84 ff., 100, 106, 112 f., 120

W

Wadenheben mit Kurzhanteln 44 f., 56 ff., 64 f., 78 f., 96, 104, 116, 125